精神卫生科专科护理手册

U0350078

主 编 杨 辉 张文光 李素萍

副主编 赵 娟 陈 琳 向玉仙

编 者（按姓氏笔画排序）

王 波（山西医科大学第一医院）　　　李云雁（山西医科大学第一医院）

尤晓霞（山西医科大学第一医院）　　　李素萍（山西医科大学第一医院）

石 娟（山西医科大学第一医院）　　　李晓俞（山西医科大学第一医院）

史俊芳（山西医科大学第一医院）　　　李琳波（山西医科大学第一医院）

白艳红（山西医科大学第一医院）　　　杨 辉（山西医科大学第一医院）

白莉莉（山西医科大学第一医院）　　　张文光（山西医科大学第一医院）

向玉仙（山西医科大学第一医院）　　　陈 琳（山西医科大学第一医院）

刘晓梅（山西医科大学第一医院）　　　陈洋洁（山西医科大学第一医院）

刘梦玥（山西医科大学第一医院）　　　赵 娟（山西医科大学第一医院）

杜凤梅（山西医科大学第一医院）　　　贺子玲（山西医科大学第一医院）

李 英（山西医科大学第一医院）　　　程俊香（山西医科大学第一医院）

人民卫生出版社
·北京·

图书在版编目(CIP)数据

精神卫生科专科护理手册 / 杨辉,张文光,李素萍
主编 . -- 北京:人民卫生出版社,2024. 10. -- ISBN
978-7-117-36879-7

Ⅰ. R473.74-62

中国国家版本馆 CIP 数据核字第 2024PG7635 号

人卫智网	www.ipmph.com	医学教育、学术、考试、健康, 购书智慧智能综合服务平台
人卫官网	www.pmph.com	人卫官方资讯发布平台

精神卫生科专科护理手册

Jingshen Weishengke Zhuanke Huli Shouce

主   编:杨　辉　张文光　李素萍
出版发行:人民卫生出版社(中继线 010-59780011)
地   址:北京市朝阳区潘家园南里 19 号
邮   编:100021
E - mail:pmph @ pmph.com
购书热线:010-59787592　010-59787584　010-65264830
印   刷:三河市尚艺印装有限公司
经   销:新华书店
开   本:787 × 1092　1/16　　印张:16
字   数:389 千字
版   次:2024 年 10 月第 1 版
印   次:2024 年 10 月第 1 次印刷
标准书号:ISBN 978-7-117-36879-7
定   价:49.00 元
打击盗版举报电话:010-59787491　E-mail:WQ @ pmph.com
质量问题联系电话:010-59787234　E-mail:zhiliang @ pmph.com
数字融合服务电话:4001118166　E-mail:zengzhi @ pmph.com

前　言

当前我国正处在社会转型期,社会发展的高速度、快节奏、多变化带来了更强烈的情绪冲击,心理、社会压力,群众心理健康问题日益凸显。正如心理学家阿诺兴所言:"人类进入了情绪重负的时代"。有学者甚至指出,人类已由"躯体疾病的时代"悄然进入"精神疾病的时代"。按照世界卫生组织的定义,健康不仅是没有疾病或虚弱,而是身体、精神和社会适应能力的健康状态。因此,迫切需要精神科护理的发展与之相适应,需要精神科护士不断学习新知识和新技能,以适应精神科护理的发展。

在国家的重视与引导下,全社会的心理健康意识进一步增强,民众对精神心理健康的关注度不断提高,但是仍面临认知率比较低、防治知识缺乏、服务水平参差不齐、服务质量有待提高的客观挑战。及时、科学、合理、有效的护理,能够在患者治疗期间起到非常重要的辅助作用,能够及时发现患者病情的"异常"反应,最大限度地降低临床护理风险。因此,对精神科护理工作者提出了更高的要求,从事精神科护理的工作人员,不仅要掌握扎实的医学基础理论知识和过硬的护理技术,还要通过综合职业道德、人文知识、伦理知识及法律法规的学习,获得应有的精神科护理专业知识和技能,以适应精神护理学科的发展和建设要求。

本书编写集科学性、针对性、实用性为一体,内容丰富,涉及面广,力求做到全面,突出重点及难点,具有较强的临床指导意义和推广价值。精神科护理工作涵盖精神健康的预防、治疗、康复以及健康教育等内容。本书包括绪论、专科护理基础、专科疾病护理常规、专科护理技术、专科意外事件与急诊处理、专科疾病的康复护理、附录。本书在编写过程中,得到了山西省卫生健康委员会、山西医科大学第一医院精神卫生科各位领导以及编者的大力支持,在此深表感谢。

由于编者水平所限,不足之处请各位同仁批评指正。

编者

2024 年 3 月

目　录

第一篇　绪　论

第二篇　专科护理基础

第三篇　专科疾病护理常规

第一篇
绪　论

第一节 精神医学发展简史

精神医学是研究精神障碍病因、发病机制、临床表现、疾病发展规律、治疗、预防及康复的一门临床医学。精神医学的发展在时代的更迭中经历了漫长而曲折的过程,也在当代科学技术发展的浪潮中取得了飞跃式发展。

不同时代,不同民族的医学家们用自己的行医理念为精神医学的病因、治疗和康复等奠定了基础。西方精神医学起源于古希腊医学家希波克拉底(Hippocrates,公元前460—前377)的理论。他认为脑是思维的器官,提出了精神病的体液病理学说,认为身体是由痰液、黄胆汁、黑胆汁、血液四种体液组成,并建立了第一个精神障碍分类:癫痫、躁狂、忧郁、偏执。古罗马医生盖伦(Claudius Galenus,129—199)传承并扩展了希波克拉底的"体液说",并注意到了精神对躯体的影响。18世纪法国大革命以后,社会结构发生了变化,唯物主义思想也开始占统治地位,法国精神病学家比奈尔(Pinel,1754—1826)提出去掉患者身上的枷锁和以人道主义态度对待精神病患者,被认为是现代精神医学的奠基人。

随着自然科学的发展,19世纪末至20世纪初涌现出许多精神病学史上的杰出人物及其经典理论和著作。德国最杰出的精神病学家克雷丕林(Kraepelin,1856—1926)于1883年出版了《精神病学纲要》,坚定了自己研究精神病学的决心。通过总结归纳前人的工作,提出了一个精神疾病的分类系统,成为现在世界精神疾病的分类基础。通过临床观察和统计,提出了两种主要的精神病,即早发性痴呆和躁狂抑郁性精神病。奥地利的弗洛伊德(Freud S,1856—1936)是精神分析学派创始人,扩展了从病理心理领域来探讨某些精神疾病的病因和治疗方法。俄国生理学家巴甫洛夫(1849—1936)提出了条件反射学说,在生理学和精神病学之间架设了桥梁。瑞士医学家麦尔(Meyer,1866—1950)提出了精神生物学说,强调形成个性或精神疾病的现实社会因素,其观点积极体现了生物 - 心理 - 社会医学模式。

整个20世纪是精神病学高度发展的时期,电休克治疗的应用使精神病患者自杀人数大幅度减少;第一个抗精神病药物氯丙嗪开始用于精神疾病的治疗,极大地促进了精神疾病的防治工作。20世纪末起,随着众多基础学科的迅速发展,分子遗传学和神经影像学技术等在精神病学中的应用,精神医学在基础研究上不断深入,同时在生物 - 心理 - 社会现代医学模式的转变过程中,精神卫生服务模式也在不断发展和完善。精神医学不仅要服务于精神病院内,也要逐步回归综合医院和走向社区。

我国医学对精神疾病的病因和治疗也早有记载。早在公元前11世纪,《尚书·微子》中"我其发出狂",已记载"狂"这一病名。我国最古老的医典《黄帝内经》中将人的精神活动归因于"心神"的功能,并论述了剧烈的情感变化能引起躯体功能异常。秦汉时期,《素问》《难经》《伤寒论》《金匮要略》等医书中记载了"狂""躁""谵妄""癫""痴""痫"等病名,并对这类疾病的病因、发病原理与症状进行了宏观论述。治疗方面我国一直是针灸和方药并用,唐代《千金药方》中记载了用针灸治疗癫痫和狂症的穴位和朱砂酸枣仁乳香散治疗失眠等方法。医药学家李时珍著名的《本草纲目》一书中也记载了许多治疗精神疾病的药物和方剂。但我国在精神医学理论上未有突破性发展。

19世纪末开始,我国广州、北京、大连和上海等地建立了精神病患者的收容机构和精神病医疗与教学机构,西方的精神医学理论逐步传入我国。中华人民共和国成立后,精神疾病的防治工作主要致力于建立新的精神病院及康复医院,收容和治疗无家可归或影响社会治安的精神病患者。改革开放后我国精神医学发展进入黄金时期,翻译和编写了大量专业著作和教材,开始注重精神病学的高级人才的培养,精神医学的临床、教学、科研工作也开始繁荣起来。

21 世纪以来,国家在精神病学的基础建设、临床研究以及人才培养方面,跨越式地加大投入。2013 年 5 月 1 日《中华人民共和国精神卫生法》的实施,表明了国家发展精神卫生事业,规范精神卫生服务,维护精神障碍患者的合法权益的决心,揭开了精神医学依法发展的重要一页。在《全国精神卫生工作规划(2015—2020 年)》的推动下,我国严重精神障碍的救治救助、常见精神障碍的防治、心理健康促进工作的开展能力都有了明显提升。近年来国家致力于完善精神卫生服务体系,提升精神卫生工作水平也为我国精神医学的发展提供了更大的平台。

第二节 精神科护理学发展简史

精神科护理学是随着精神医学的发展,以及政治、经济、社会文化等因素的转变而独立发展起来的一门学科,以护理程序为核心,对精神障碍患者进行维护、促进,达到恢复精神健康的目的。由于公众对精神疾病认知的不足和偏见,精神科护理正式形成相对较晚,且经历了漫长而艰辛的发展路程。

一、国外

19 世纪中叶,弗洛伦斯·南丁格尔(Florence Nightingale)在伦敦开办了第一所护士学校,由此开创了专业的护理工作,其在《人口卫生与卫生管理原则》一书中强调要注意患者的睡眠与对患者的态度,防止精神疾病患者伤人、自伤行为。精神科护理基本模式的形成追溯到 1873 年,美国的"第一位精神科护士"琳达·理查兹(Linda Richards)主张精神障碍患者应和内科患者一样受到完善的照顾,要重视对患者躯体和精神方面的护理与生活环境的改善。美国第一所培养精神科护理人员的护理学校创建于 1882 年,在马萨诸塞州的马克林医院,规定有两年的护理课程,但护理工作仍局限于照顾。

直至 20 世纪初期,精神疾病的治疗手段发展起来,如睡眠疗法、胰岛素休克疗法、药物痉挛和电痉挛、精神外科治疗,以及精神药物的相继问世,精神科护理工作在精神科治疗开始变得重要起来。到 20 世纪中叶,精神科护理职能也由单纯地照顾患者的生活,保护患者的安全,扩展为协助医生观察患者的症状行为、运用基础护理技术协助对精神障碍患者进行治疗等。1954 年,苏联医生普金撰写的《精神病护理》详细描述了精神病院的组织管理、对精神病患者的基础护理和症状护理,强调要尊重、关心、爱护患者,同时强调废除约束,组织患者的工娱活动,精神科护理进入了新的发展阶段。现代精神科护理学逐渐从责任制护理模式发展到兼顾生物-心理-社会三方面的整体护理模式,罗伊、奥瑞姆等是这一护理模式的代表人物。这种模式要求在非精神科也要重视精神方面的护理,以及在精神科要注重躯体方面的护理,同时更要关注患者的社会功能的康复。

二、国内

我国古代关于精神科专科护理的记载极少。19世纪随着西方精神医学传入我国,逐渐建立了护士培训机构和精神障碍患者收容机构,受过专业训练的护士开始进入收容机构提供专业服务。新中国成立前,我国只有极少数的精神病床,能够有条件住进医院接受治疗的人数很少,大多数精神病患者只能流落街头,受专业训练的护理人员几乎没有。中华人民共和国成立后,精神科护理学事业逐渐受到重视,一批又一批接受过专业训练的护理人员充实了临床护理岗位。这不仅使患者获得了接受治疗的住院条件,而且制订了保证治疗、安全、生活舒适的完善的管理制度和护理常规,患者的权利得到尊重和保护,由此我国精神科护理进入文明和科学化的时代。

为了活跃精神科护理的学术交流,1990年成立了中华护理学会精神科护理专业委员会,定期举行全国性精神护理工作的学术交流;护理界与国际护理界的交流日益增多。同时,精神科护理教学工作发展迅速,为了加强护理教育的实用性,护理人员已经承担了全部的教学任务。围绕提高临床护理质量为中心的护理研究工作得到充分的开展。精神科护理理念、临床实践及基础研究逐渐与国际接轨,先后引进了责任制护理、整体护理、临床路径护理模式,并取得了丰硕的成果。

进入21世纪,随着社会的发展,人们对精神卫生服务的需求不断提高,精神科护理人员要不断提高自己的专业知识和技术水平,进一步加强以"人"为中心的整体护理,夯实精神科护理学内涵,提高精神专科护理质量。

第三节 精神科护士角色功能和职业素质

一、精神科护士的角色功能

精神科护士的角色功能是由精神科护理工作的性质、任务以及工作范围所决定的。美国护理教育家佩普洛(Peplau Hidegard)认为护理是一种人与人关系发展的过程,这种过程不是一种具有治疗性和教育性的人际关系。在生物-社会-心理医学模式下,精神科护士的角色逐渐发展成为生理、心理、社会兼顾的整体护理的实施者,以纠正患者的不信任感,矫正患者病态的行为,促进患者社会功能的康复。

随着现代医学日新月异的发展,护理专业内涵的加深,使护理学科面临着多元化的变更,护理工作的内涵不仅仅是照顾患者,而是要与其他专业人员为人民预防保健的目标共同工作。这种工作任务要求精神科护士的角色功能应该是多方位的。

(一)管理者

不同于领导者的行政管理工作,精神科护士在临床中的管理以护理操作安全、患者安全及护理质量管理为主。护士应该能够提供一个舒适、安全的治疗性环境,能够制订和实施保证治疗和护理工作正常进行的规章制度及进行合理的人力安排,能够组织管理患者,使患者在舒适、轻松、安全的环境中生活。

(二)治疗者

精神科护士既是药物治疗、无抽搐电休克治疗的执行者,更是心理治疗的实施者。佩普洛认为,精神科护士最核心的概念是心理治疗的角色。作为与患者接触更密切的精神科护士,及时发现问题,可以达到最直接、最有效的治疗目的,虽不承担专业的心理治疗工作,但是可以进行一般性心理干预,如良好的护患关系的建立、支持性心理治疗、认知行为治疗等。

（三）照护者

对于部分不能料理生活的患者,护士应为患者提供基本的生活照护,照顾患者的卫生、饮食、睡眠和大小便,并保证他们的安全。对住院感到恐惧、焦虑的患者,护士应该给予支持和安慰,使他们获得安全感和信任感,安心住院治疗。

（四）辅导者

护士承担着辅导者的角色,包括帮助患者矫正其病态行为,恢复社会功能,出院后的健康指导,如帮助患者建立合理的作息时间、进行自我照护,鼓励其参加集体活动,学会与人交往、建立信任,获得重返社会的能力等。

（五）教育者

精神疾病是一种复发率高的慢性疾病,给患者本人、家庭以及社会带来沉重的负担。因此,护士应向患者和家属进行健康教育,使他们了解科学的治疗和护理的知识,并承担起向社会健康人群宣传保持心理健康教育的责任,从而使精神病患者能及早地接受科学的诊断和系统化的治疗,帮助其得到良好的照顾和支持,提高治疗依从性,减少疾病的复发。

（六）协调者

随着生物学、心理学、社会学联合的医学模式的深入推进,强调对精神疾病患者实施整体治疗,即在药物治疗的基础上,同时重视心理、社会治疗,往往需要由若干学科的专业人员协同工作,包括精神科医生、护士、心理治疗师、社会工作者等。护士要在这个团队中,与其他专业人员协同工作,相互学习,共同分享,发挥各自的专业的特点和技能。

（七）研究者

护理科研是推动护理学科发展的重要手段,培养及提高护理人员的科研意识,有利于提高精神科护理质量。近年来,各大医院对护理研究重视力度不断加大。精神科护士需要重视并承担精神专科护理的科研,及时发现临床问题,并负责科研成果的传播与落实,以促进护理质量及水平的提升。

二、精神科护士的职业素质

护士的职业素质是护理职业内在的规范和要求,是在护理职业过程中表现出来的综合品质,不仅表现在礼仪、行为上,更体现在护理品格、道德、技能等方面。随着医学模式和护理模式的转变,对精神科护士的职业素质提出了更高的要求。要切实做好护理工作,更应充分注意心理素质的培养,提高职业素质。

（一）无微不至的人文关怀

作为社会文明的重要内涵,人文关怀体现了时代精神与先进理念。"以人为本"的护理理念,强调以患者为中心,关注患者所处的家庭和社会环境,关注患者心理需求的满足和人格、尊严的完整。

（二）良好的心理品质

作为一名精神科护士要适应时代要求,在日常护理工作中,不断对自身内在的、外在的各个方面进行历练和培养,提高综合素质水平,运用护理程序的科学方法,把患者作为完整的"社会人",给予生理、心理、社会、文化等全方位的护理,使患者真正得到人文的关爱和服务。

（三）敏锐的观察力

精神科护士不单纯是用专业知识和技术为患者解除疾病痛苦,还要有敏锐的观察能力,要善于从患者的言语、表情、行为、姿势和眼神等,预知患者的心态,从而防止意外事件的发生。

（四）治疗性沟通能力

有些精神疾病患者住院后会感到陌生,甚至产生恐惧感。护理人员应及时与患者沟通,及时掌握患者心理动态,帮助患者消除顾虑,安心接受治疗,促进患者康复。

（五）扎实的专业技能

娴熟的专业技能是护理效果的关键,不仅能提高工作效率,强化护理效果,还能增强护士的自信心。临床护理要做到动作轻柔、协调、灵巧、稳妥、有条有理,严格按照操作规程,准确无误进行操作,操作过程中动作要熟练、手疾眼快、干净利落,达到高质量的护理效果。

（六）有丰富的知识和广泛的兴趣

在精神科临床护理工作中,技术操作较少,更多的是与患者之间的沟通交流。但是这种沟通有时并不一定顺畅,甚至存在一定的难度,因为患者的背景各不相同,因此护士必须具有丰富的知识,才能理解患者的心理状态和需求,并且为患者提供帮助。此外,精神科护士还应该兴趣广泛,例如了解或擅长音乐、舞蹈、绘画、诗歌、体育运动等,组织患者开展丰富多彩的工娱活动,更有利于患者的康复。

第四节 展 望

精神健康与身体健康关系密切,两者相互依存、相互促进。身体健康是精神健康的前提,精神健康是身体健康的条件和动力。社会发展的高速度、快节奏、多变化给人带来了更强烈的情绪冲击,更大的心理、社会压力。在经济、文化、价值观等社会因素急剧变化的时代,人们所面对的精神方面的问题也愈来愈突出。正如心理学家阿诺兴说:"人类进入了情绪重负的时代"。有学者甚至指出,人类已由"躯体疾病的时代"悄然进入"精神疾病的时代"。随之而来的有心理问题及各种精神活动异常的个体必然增多,心理服务需求也会进一步扩大。

现今,临床各科都在倡导心理护理,精神科专业护理在护理学中的学术地位已显著提升,大大提高了躯体疾病科室对精神心理障碍的识别率,综合医院建立了精神科联络会诊机构,需要专门的精神科护理人员参与临床各科出现的精神障碍的防治工作。然而,我国精神科护士数量不足,公众接受度低、社会地位低、收入水平低、工作风险系数大等问题让许多护理专业学生望而却步,高校增设精神科护理专业有望能为精神卫生事业输送专业的高质量人才,促进精神专科护理的发展。

精神科专科护理服务的范畴主要是为患者提供良好的休养环境,提供专业的、及时的治疗措施,观察患者用药后反应和病情变化,加强安全管理,保证其睡眠和饮食,加强基础护理等。精神科病房的管理模式也由原来封闭式管理向社会化、综合性、开放式转变,亟须大力发展多种形式的护理模式,如康复护理、社区护理、工娱治疗护理等。此外,还需要多学科、跨部门协作,组织和动员全社会力量参与,发挥家庭在监护方面的积极作用,共同促进精神疾病的防治。

　　社区精神卫生服务体系亟待健全及完善。在美国,随着精神病房床位明显减少,住院时间缩短,精神疾病患者的非住院化运动已开展30多年,大量精神疾病患者转入社区。目前,我国精神疾病的康复很大一部分是在医院内进行,社区精神卫生服务体系正处于建立健全之中,与国外还有很大的差距。社区精神卫生人员极度匮乏,常身兼数职,这种现象随着国家的重视和经济的发展必将得到很大的改善。健全和发展精神疾病社区护理势在必行。

　　随着社会的发展,精神卫生服务对象、服务重点的转变,各种适应不良行为、轻型精神障碍、心身疾病、儿童和老年精神卫生问题、精神康复将会受到重视。精神科将会进一步细化和专业化,对精神科护理提出了新的要求,精神科护理人员要根据医学亚专科特色发展专科特色护理,这就需要更多精神专科护理人才来凸显精神科护理的专业性,这会使精神科护理人员的工作环境、社会地位得到明显改善。

　　21世纪精神健康问题已成为影响经济社会发展的重大公共卫生问题和社会问题。世界卫生组织预测,精神疾病可能成为仅次于心脏病、癌症的全球人类第三大疾病。数据显示,精神障碍在我国疾病总负担排名中居首位,约占疾病总负担的20%。由此可见,精神科护理学越来越受到临床护理同道以及社会的关注和重视,也成为全民健康的关键内容。

(李素萍)

第二篇
专科护理基础

第一章

精神专科护理评估

在实施以患者为中心的护理实践过程中,以护理程序为基础的整体护理模式是临床护理工作的主要模式。护理程序是由评估、诊断、计划、实施和评价等步骤组成的动态的护理过程,护理评估是该过程重要且关键的一步,它既是执行护理程序的基础,又贯穿于整个护理过程中。护理评估是评估者通过已掌握的专业知识对服务对象的健康状况包括生理,心理、社会的主客观资料进行采集,并对资料进行整理、综合、分析、判断的过程,为做出正确的护理诊断制订护理措施提供依据。

第一节　专科护理评估

精神科专科的护理评估是对患者认知、情感以及意志行为等精神活动的评估。在护理评估过程中护理人员应注意伦理及法律的相关要求,需遵守伦理准则:尊重患者的自我决定;保密;不伤害;有利;公平,这些准则要求护理人员在实施护理的过程中时刻注意以保护患者权利。

一、精神科护理评估的方法

常用的评估方法包括观察法、交谈法、心理测量法和医学检测法,综合应用这些方法,会使收集到的资料更完整、全面,使评估结果更科学、可信。

(一)观察法

通过直接观察和记录护理对象所表现出来的行为与表情,从而获得其心理健康资料的方法,是心理-社会状况评估的基本方法之一。观察法分为自然观察法与控制观察法两种。

1. **自然观察法**　是指在自然情境中观察被评估者的行为表现和心理活动的外部表现。其优点是方法简便,可观察到的行为范围较广,收集的资料与生活实际贴近;缺点是费时、费力,观察结果具有偶然性,对观察者的要求较高。护士在日常护理工作中对被评估者行为与心理反应的观察就是一种自然观察,护理心理评估以自然观察法为宜。

2. **控制观察法**　是指在预先控制的情境与条件下,按既定的程序对每一个接受观察的个体进行同样的刺激,观察个体对特定刺激的反应,又称实验观察法。其优点是其观察结果带有一定的规律性与必然性,具有较强的可比性和科学性。缺点是受人为因素影响,实验结果的客观性降低。

(二)交谈法

交谈法是一种通过面对面的谈话方式所进行的有目的的评估,由于是面对面的言语交往较灵活,可以较轻易地获得计划外的信息,消除模棱两可的说法和误解。一般有两种形式,包括正式交谈和非正式交谈。交谈法是心理-社会状况评估最基本、最常用的一种方法。

1. **正式交谈** 是结构化的交谈方式,在评估时要求患者逐一回答一系列有组织的项目。正式交谈可提高效度以及护士与患者间的信度,但其灵活性较少,所获信息在范围和深度方面都不如非正式交谈,量表评估、各种术前评估中就会采用正式交谈。

2. **非正式交谈** 是完全随意的,无固定的格式。交谈进行的方式完全看患者的反应以及评估者对这些反应所可能有的假设而定。患者个人的倾向和人格对评估者有较大的影响。对评估者的技能和耐心有较高的要求,在临床中最常使用。

(三)心理测量法

依据心理学的原理和技术,通过对个体的心理现象或行为进行数量化测定,从而确定心理现象在性质和程度上的差异,是心理评估常用的标准化手段之一,所得到的结果比较客观、科学。

1. **心理测量法** 是在标准情形下,用统一的测量手段(如仪器)测试个体对测量项目所作出的反应。

2. **评定量表法** 是指用一套已标准化的测试项目(量表)来测量某种心理品质。量表的基本形式包括自评和他评两种。自评可比较真实地反映被评估者内心的主观体验,而他评则是评定者对被评定者心理反应的客观评定。常用的量表有二择一量表、数字等级量表、描述评定量表、Likert评定量表、检核表、语义量表及视觉类似物量表等。在选用量表时应根据测量的目的和被评估者的具体情况而定。

3. **医学检测法** 包括体格检查和实验室检查。医学检测法的主要用途是对通过交谈法和心理测量法所收集到的资料的真实性和准确性进行验证,为心理评估提供客观资料。

二、精神科护理评估中的注意事项

1. 护理评估是动态、连续贯穿于每个护理行为之中的。重要的是护士要具有护理风险评估意识,并将这种意识融入日常护理行为中。

2. 评估要有整体性、全面性,要有护理的侧重点、疾病的侧重点,不同时间的侧重点不同。

3. 护理评估时一般采用开放式提问与封闭式提问相结合的方式。开放式提问不提示可能的回答,如"您能告诉我您的感觉如何吗?"封闭式提问希望得到范围限定的回答,如"您的心境是高还是低,好还是坏?"评估一般总是以开放式提问来开始,逐渐转向封闭式提问,以澄清细节或具体事实点。如果患者情绪不佳或明确表示不愿谈下去,则不应勉强患者,接纳患者当时的状态。

4. 尊重、理解、接纳患者的精神病性症状和性格特点。患者无论是怎样的性格特点护士都不能有拒绝、厌恶、嫌弃或不耐烦的态度,承认每个人有其独特的和相当稳定的个性。不要企图改变,更不能把意见强加于别人。

5. 交谈中的技巧很重要。语气、语调、表情、姿势、提问的方式都应表示护理人员愿意倾听,让患者感觉是在帮助自己。评估结束的环节有不可忽视。护理评估结束阶段的重要性很容易被忽视,部分护士常在没有任何铺垫的情况下以"今天就这样吧你回房间吧"或者"时间到了,今天就这样吧"的方式结束,这让患者的感觉很不好,像是审问结束。前面和患者建立起来的良好的护患关系可能顷刻间就消失殆尽。

6. 评估中沟通技术要注意,在与患者交谈结束时一定要了解患者的需求,根据患者的困惑给予必要的解释、告知和鼓励,提供支持。

第二节　心理社会评估

心理因素主要指个体的性格、认知与价值观,对外界事物的情感态度,个体的行为方式及社会、家庭支持系统等。社会因素指社会制度、社会生活条件、医疗水平、经济状况等。作为精神刺激的心理因素和社会因素是密切结合在一起的。按精神刺激的强度和持续时间,可将心理 - 社会状况分为两大类:一类是强烈的、突然产生的创伤性生活事件,即所谓"天灾人祸",如洪水、地震、空难、海难、车祸、战争;另一类是个人的特殊遭遇,如患癌症、经济破产、被强暴、拘捕等,人际关系、就业升学、离职退休、遭受社会歧视等可促发神经症、心因性精神障碍或诱发抑郁、物质滥用等精神障碍。

心理 - 社会状况是精神障碍的诱发因素,对患者的治疗、康复起着很大的作用,对患者的日常生活也会造成困惑。而心理 - 社会状况恰恰也是医疗手段无法帮助患者解决的。如果患者发病存在很强的心理社会因素,护士在进行风险评估时应十分注意,评估心埋 - 社会状况对患者疾病康复及正常生活的影响及影响程度,如果患者在精神症状的影响下出现自杀、自伤、伤人等意念时,应将心理 - 社会状况作为这些风险的促发因素进行评估。增加风险等级,加强心理护理,减少心理 - 社会状况对患者的影响,必要时加强专业的心理治疗,促进疾病的康复。

心理 - 社会状况的评估内容主要包括心理和社会两个方面。心理评估包括自我概念、认知功能、情绪情感、个性、压力与压力应对等方面的评估,社会评估包括角色和角色适应、家庭、文化、环境等方面的评估。

一、心理评估

(一)自我概念评估

1. **自我概念**　指个体通过对自己的内在与外在特征,以及反应的感知与体验所形成的自我认识和评价,是个体在与其心理社会环境相互作用过程的动态的、评价性的"自我肖像"。

2. **自我概念的构成**　由身体自我、社会认同、自我认同组成。

(1)身体自我(body self):即体像,是人们对自己身体外形以及身体功能的认知和评价,是自我概念的主要组成部分之一,包括外表、感觉反馈及内在的感觉,即整体的像。体像是自我概念中最不稳定的部分,较易受疾病、手术或外伤的影响。

(2)社会认同(social identity):是个体对自己的社会人口特征的认识,年龄、性别、职业、社会团体成员资格及社会名誉和地位等。

(3)自我认同(personal identity):指个体对自己的智力、能力、性情、道德认识与判断。

3. **自我概念的形成**　自我概念是个体在生活中与他人相互作用的社会化产物,在与他人交往过程中产生的。在婴儿期,人便开始建立对自我的感受。随着年龄增长和与周围人交往的增多,个体逐渐把自己观察和感知到的自我与他人对自己的态度整合到自己的判断中,从而形成自我概念。

4. 影响自我概念因素

（1）早期生活：早期生活经历中，得到的身心、社会反馈是积极的，建立的自我概念就是良好的、积极的。

（2）生长发育过程中的正常生理变化：如青春期第二性征的出现、妊娠、衰皮肤弹性的丧失和脱发等生理变化，均可影响个体对自我的感知。

（3）健康状况：如疾病、手术、外伤等可造成自我概念，尤其是体像的暂时性或永久性改变，影响自我调节和适应。

（4）其他：如文化、环境、人际关系和社会经济状况。

5. 评估方法、内容与评估工具

（1）交谈法：与被评估者从身体自我、社会认同、自我认同等方面进行交谈，采用开放式和非开放式的问题进行询问。例如：你最喜欢你身体哪些部位？如发生改变对你的影响有哪些？你对自己满意吗？你觉得你是怎样的一个人？你对自己的个性、心理素质和社会能力满意吗？你的朋友、同事、领导如何评价你？

（2）观察法：用于收集被评估者的外表、非语言行为以及与他人互动关系等与自我概念有关的客观资料。

1）外表：外表是否整洁，穿着打扮是否得体，身体哪些部位有改变。

2）非语言行为：是否有目光交流，面部表情如何？是否有不愿见人、想隐退、不愿与他人交往、不愿看身体形象有改变的部位、不愿与别人讨论伤残或不愿听到这方面的谈论等行为表现。

3）语言行为：是否有"我怎么什么都做不好"等语言流露。

4）心理反应：是否有焦虑、抑郁、恐惧等不良心理反应。

（3）自我概念常用的评估工具有：田纳西自我概念量表（Tennessee self-concept scale，TSCS）、Pierr-Harries 儿童自我意识量表（children's self-concept scale）、自我描述问卷（self description questionnaire，SDQ）、自我和谐量表（self consistency and congruence scale，SCCS）等。每个量表都有其特定的适用范围。

（二）个性评估

1. 个性的定义 指一个人在其生活、实践活动中经常表现出来的、比较稳定的、带有一定倾向性的个体心理特征总和，也称人格（personality）。

2. 个性的特征 是人的整个心理面貌，一个统一的整体结构，其特征如下：

（1）稳定性和可变性：个性稳定性是指一个人在长期社会实践中经常稳定表现出来的心理倾向和心理特征，表明一个人的个性。个性可变性指个性特征会随着现实的多样性和多变性发生或多或少的变化，个性具有稳定性的特点。两者不相互排斥。

（2）独特性和共性：个性的最大特点是其独特性，即个性差异。个性差异是在个性的一般心理特征基础上表现出来的属于每个人自己的独特性。人的个性的独特性并不排斥人与人之间在个性上的共性。实际上每个人的个性中都包含人类共有的心理特征、民族特征、职业特征、性别特征等。

（3）整体性：个性是人的心理全貌，是能力、气质、性格构成的有机整体。个人的各种个性倾向、心理过程和个性心理特征是在比较一致标准的基础上有机的结合，不是偶然性的集合。

（4）生物性和社会性：个性形成过程中，既有生物遗传因素作用，也受后天社会因素的影响。如果只有人的生物学属性而脱离人类社会实践活动,不可能形成人的个性。因此,个性既有生物学属性又有社会属性。

3. **个性的结构** 个性主要由个性倾向性、个性心理特征和自我意识三部分组成。

(1)个性倾向性:是指决定一个人的态度、行为的动力系统,包括需要、动机、理想、信念和世界观等,这些成分相互联系、相互影响和相互制约。

(2)个性心理特征:指人的多种心理特点的一种独特结合,并形成其特有的个性,包括能力、气质和性格。能力指人们完成某种活动所必备的心理特征。能力在活动中形成和发展,并在活动中表现出来;气质是稳定的、典型的心理活动的动力特征,也就是性情、秉性和脾气。气质与人的生物学素质有关;性格指人在对现实的态度和行为方式中表现出来的比较稳定的、具有核心意义的心理特征。根据性格类型不同现代心理学家将性格分为内外倾向型、场独立型与场依存型、A 型性格和 B 型性格等。根据性格中不同的特质现代心理学家将性格分为稳定 - 内向型、稳定 - 外向型、不稳定 - 外向型和不稳定 - 内向型。

(3)自我意识:指个体对自己作为客体存在的各方面的意识,包括自我感知、自我分析、自我观念、自我评价等认识成分,以及自我体验、自尊、自信、自豪等情感成分和自我监督、自我命令、自我控制等意志成分。

4. **评估方法、内容及工具**

(1)交谈法:通过询问被评估者了解其在各种情况下的态度和行为表现。例如:面对困难,你一般采取什么态度和行为? 遇到不愉快或伤心的事,你是尽量说出来还是闷在心里?

(2)观察法:观察被评估者的言行、情感、意志、态度的外部表现,如开朗还是活泼、感情外露还是内藏、意志脆弱还是坚强。

(3)常用的性格测评量表:明尼苏达多项人格测验(Minnesota multiphasic personality inventory,MMPl)、艾森克个性问卷(Eysenck personality questionnaire,EPQ)、卡特尔 16 种个性因素测验(Catell l6 personality factor test,16PF)等,人格测验常用"罗夏墨迹测验"和"主题统觉测验"进行。

(三)压力与压力应对评估

1. **压力** 压力的概念不同的学者对压力有不同的解释。美国生理学家坎农(Cannon)认为:压力就是外部因素影响下的一种体内平衡紊乱,在危险未消失的情况下,机体处于持续的唤醒状态,最终会损害健康。加拿大生理学家塞里(Selye)认为:压力是人或动物等有机体对环境刺激的一种生物学反应现象,并且是非特异性的。目前普遍认为:压力是个体察觉各种刺激对其生理、心理及社会系统构成威胁时出现的整体现象,它所引起的反应可以是适应或适应不良。

2. **压力源** 压力源(stressor)是指能够引起个体产生压力的各种因素。常根据压力源的属性,将其分为躯体性、心理性、社会性、文化性压力源。

(1)躯体性压力源:指直接作用于躯体而产生压力的刺激物,包括理化因素、生物因素和疾病因素等。例如冷、热、噪声、机械损伤、细菌、病毒、放射性物质等均属于躯体性压力源。

(2)心理性压力源:主要指导致个体产生焦虑、恐惧和抑郁等情绪反应的各种心理冲突和心理挫折。心理冲突是一种心理困境,因个体有两种动机无法同时获得满足而引起。心理挫折是指个体在从事有目的的活动过程中,遇到无法克服的障碍或干扰,致使个体动机不能实现,个体需要不能满足的情绪状态。常见的心理性压力源有因患重病而不能工作、婚事遭到父母反对、经济困难而不能上学等。

(3) 社会性压力源:社会性压力源范围极广,如战争、天灾人祸、亲人去世、子女生病、家庭冲突等都属于此类。社会性压力源是人类生活中最普遍的压力源,它与人类的许多疾病有着密切联系。

(4) 文化性压力源:指一个人从熟悉环境到陌生环境,由于生活方式、语言环境、价值观念、风俗习惯的变化所引起的冲突和挑战。文化性压力源对个体的影响持久且深刻。

3. 压力反应　指个体由于压力源存在而出现的各种生理、心理、行为变化。生理反应可出现失眠或嗜睡、厌食或暴食、疲乏、头痛、气短、心率增加、心律失常、收缩压升高、应激性溃疡等;情绪反应方面个体可产生紧张、焦虑、恐惧、抑郁、过度依赖和失助感、自怜、愤怒等;认知反应方面可出现思维活跃、判断力、解决问题能力增强,也可出现注意力分散、思维迟钝、记忆力下降、感知混乱、判断失误、定向障碍等;行为反应方面机体常采取逃避、依赖、敌对、自怜、物质滥用等行为。

4. 压力应对　当人的内外部需求难以满足或远远超过其所能承受的范围时,个体采用持续性的行为、思想和态度改变来处理这一特定情形的过程,称为压力应对。

(1) 应对方式:人们常用的压力应对方式可归纳为情感式和问题式两类。前者指向压力反应,倾向于采用心理防御,如否认机制或过度进食、用药、饮酒、远离压力源等行为,回避和忽视压力源,用于处理压力所致的情感问题;后者指向压力源,倾向于通过有计划地采取行动,寻求排除或改变压力源所致影响的方法,把握压力情境中的积极特征,用于处理导致压力的情境本身。

(2) 应对效果判断:不论采用什么应对方式,只要能提高机体对压力的适应水平和耐受力,即为有效应对。常用的判断标准包括压力反应是否维持在可控制的限度内、希望和勇气是否被激发、自我价值感是否得到维持、人际社会以及经济处境是否改善、生理功能康复是否得以促进。

(3) 影响应对的因素:影响个人应对压力有效性的因素有多种。

1) 压力源:人们面临的压力越大、压力源越多、持续时间越长,所产生的压力就越难应对。

2) 应对经历:一般有成功应对经验的人,再次面对压力时,应对能力就增强。

3) 支持系统:有良好家庭、社会支持的人能正确处理并能适应压力。

4) 个性特征:意志坚强、自信、视压力为动力的人可适应并能正确处理压力。

5) 其他:压力应对还与健康、精力、处理问题的能力、沟通技能、性别、年龄、文化、职业等有关。

5. 评估方法、内容及工具

(1) 交谈法:通过交谈、提问了解被评估者面临的压力源、压力感知、压力应对方式以及压力缓解情况。例如,近来你的生活有哪些改变? 目前,让你感到有压力或紧张焦虑的事情有哪些? 你是否感到工作压力很大? 这件事对你意味着什么,是否有能力应付? 你通常采取哪些措施减轻压力,措施是否有效?

(2) 观察法:观察被评估者有无失眠、厌食、胃痛、疲乏、气短、心悸等生理方面的反应;有无焦虑、恐惧、抑郁等情绪反应;有无注意力分散、记忆力下降、解决问题能力下降等认知反应;有无自杀或暴力倾向等行为。

（3）压力评估常用的评估工具：包括压力测评量表和应对方式问卷两大类。压力测评量表是以定量和定性的方法来衡量压力对个体健康的影响。常用的有生活事件量表（life event scale，LES）、青少年生活事件量表（adolescent self-ratinglife events check list，ASLEC）、住院患者压力评定量表；应对方式问卷常用于评估个体采取应对方式的类型。常用量表有应对方式问卷（ways of coping questionnaire，WCQ）、防御方式问卷、特质应对问卷、简易应对方式问卷（simplified coping style questionnaire，SCTQ）、医学应对问卷（medical coping modes questionnaire，MCMQ）等。

二、社会评估

（一）角色和角色适应评估

1. **角色概念** 称社会角色，是指社会所规定的一系列与社会地位相对应的行为模式，以及社会对处于某一特定位置的个体的行为期待。

2. **角色特征**

（1）角色之间相互依存：任何角色在社会中都是与其他角色相互依存而存在的。个体要完成某一角色，必须有一个或一些互补的角色存在，这些互补的角色统称为"角色丛"。任何角色都是在"角色丛"中进行工作、学习和生活。

（2）角色行为由个体执行并完成：只有个体存在，才会拥有某一角色。社会对每一个角色均有"角色期待"，如护士要有护士的行为规范、教师要有教师的形象。这种"角色期待"所形成的价值体系，经由社会化过程，融入每个人的认知系统中，使个体按照社会"角色期待"的相关内容来执行并完成角色行为。

（3）角色之间相互转变，复式角色现象普遍存在：每个人的一生中会获得多种角色，在不同的时间、空间，执行不同的角色并相互转变。如一位中年男性，在家里可能是父母的儿子、妻子的丈夫、孩子的父亲；在单位可能是医生、教师；在商店购物时可能是顾客；患病后又是患者角色。这种集多种社会角色于一身的现象称为复式角色。个体在复式角色中，主要承担与家庭、职业相关的角色。

3. **角色分类**

（1）第一角色：也称基本角色，它决定个体的主体行为，是由每个人的年龄、性别所赋予的角色，如儿童角色、妇女角色、老人角色等。

（2）第二角色：又称一般角色，是个体为完成每个生长发育阶段的特定任务，由所处社会情形和职业所确定的角色，如母亲角色、护士角色等。

（3）第三角色：也称独立角色，是为完成某些暂时性发展任务而临时承担的角色。大多是可选择的，但有时是不可选择的，如患者角色。

4. **角色的形成** 是一个由认识到成熟的过程。角色认知是个体认识自己和他人身份、地位以及各种社会角色的区别与联系的过程。角色的成熟过程也就是个体为达到自己所认识的角色要求而采取行动的过程。

5. **患者角色** 当一个人一旦确定自己患病，不管是否得到医生证实，就开始扮演患者角色。患者角色有其特定的行为模式和义务。

（1）患者角色概念：患者角色是社会对患者所期望的行为模式，即社会对个体患病时的权利、义务及行为所作的规范。一般认为，患者角色是由于某些原因引起生理、心理变化或有阳性体征出现而导致个体行为发生改变且得到社会承认的一种行为模式。

(2)患者角色特征:美国社会学家帕森斯(T.Parsons)提出患者角色特征应该包括可免除一般社会角色所应承担的责任;在情理上不需对自己的疾病负责;应该主动寻求适当的帮助;有恢复健康的义务等四个方面。

(3)患者角色适应不良:当人们从患病前的其他社会角色向患者角色转化或患病后的患者角色向常态角色转变时,常会在角色适应上出现许多心理和行为的改变,即患者角色适应不良。常见的患者角色适应不良主要有患者角色冲突、患者角色缺如、患者角色消退、患者角色强化、患者角色恐惧。

1)患者角色冲突:指患者在适应患者角色过程中,与其患病前的各种角色发生心理冲突而引起的行为不协调。此时患者常表现为焦虑不安。如一位患病的女教师,因惦记自己的学生而不能安心治病,造成教师角色与患者角色的冲突。

2)患者角色缺如:指患者没有进入角色,不愿意承认自己是患者。表现为患者自我感觉良好,认为医生的诊断有误,否认有病,或认为症状不严重而无须治疗,采取等待观望的态度等,多见于自信心较强、初次生病、初次住院患者。

3)患者角色消退:指患者已经适应患者角色后,由于家庭、工作环境的变化对其提出新的角色要求,而使患者从患者角色中退出。如家属突发急病,工作单位发生事故等均可导致患者角色减退。

4)患者角色强化:是指进入患者角色并接受一定治疗后,过分认同疾病状态,出现行为固执、对康复后要承担的其他社会角色感到恐惧不安的状况。主要表现为对所患疾病过分关心,过度依赖医院环境,不愿承认病情好转或治愈,不愿脱离医护人员的帮助等。

5)患者角色恐惧:患病后不能正确认识和接受疾病,夸大疾病影响和可能的严重后果,对治疗缺乏信心,对自己的健康状况悲观失望,在疾病过程中有较多的担心、害怕、恐惧等消极情绪反应。

(4)影响患者角色适应的因素:不同的人对患者角色的适应与否与疾病性质、年龄、性别、家庭背景、经济状况等因素有关。恶性肿瘤患者、慢性病、疾病较重的患者容易发生角色强化;年轻人对患者角色相对淡漠,而老年人则容易发生角色强化;女性患者较男性患者更容易发生角色强化、消退、冲突等角色适应不良反应;家庭、社会支持系统强的患者较容易适应患者角色;经济状况差的患者容易产生角色消退或缺如。其他,环境、人际关系、病室氛围等也可影响患者的角色适应。

6. 评估方法及内容

(1)交谈法:通过提问、交谈了解被评估者所承担的角色数量、角色的感知和满意度以及是否存在角色紧张等。例如:患者目前从事什么职业、担任什么职务、目前在家庭、单位或社会所承担的角色与任务有哪些等。住院后发生的变化,对个体的影响。患者能否安心养病,有无头痛、头晕、睡眠障碍、紧张、抑郁等表现等。

(2)观察法:主要观察患者有无疲乏、心悸、易激惹、忽略自己和疾病、缺乏对治疗护理的依从性等角色适应不良的身心反应。

(二)家庭、文化、环境评估

1. 家庭

(1)家庭的定义:家庭是社会生活的基本单位,以婚姻关系、血缘关系或收养关系为基础,通常由夫妻、父母、子女、兄弟姊妹和其他近亲形成。个体的健康与家庭的健康密切相关,家庭成员彼此间也在潜移默化中影响个体的健康知识、健康信念、健康行为等的形成,家庭对个体健康感知和健康管理信念的影响不容忽视。家庭也是个体获得支持的重要来源,来自家庭的支持能有效减轻被评估者的恐惧、焦虑和抑郁,增强其自尊和自信以及对医疗护理的服从和配合,并能提高被评估者的自理能力和自理活动的参与,甚至还可激活机体的免疫和防御功能。护理人员将家庭评估与干预纳入对个体的评估与照顾中,才是真正做到对个体的全面评估和整体护理。

(2)家庭成员基本资料:包括家庭成员的姓名、性别、年龄、教育、职业、健康史(尤其是家族遗传病史)等。

(3)家庭类型:又称家庭规模,指家庭的人口组成。家庭人口构成影响着家庭功能的正常发挥,如单亲家庭自然缺乏夫妻间的情爱与呵护,无子女家庭夫妻患病就得不到子女的照顾。

(4)家庭结构:指家庭成员间相互关系和相互作用的性质,包括权利结构、角色结构、沟通类型、世界观四个方面。权利结构是指家庭中夫妻间、父母和子女间在影响力、控制权和支配权方面的相互关系;角色结构是指家庭对每个占有特定位置的成员所期待的行为和规定的权力、责任与义务。如父母有抚养未成年子女的义务,也有要求成年子女赡养的权力。沟通类型最能反映家庭成员间的相互作用与关系,也是家庭和睦和家庭功能正常的保证。良好的沟通表现为家庭成员间能进行广泛的情感交流,沟通过程中尊重对方的感受和信念,能坦诚地讨论个人和社会问题。评估时应注意成员间的沟通方式是直接还是间接,是开放式还是封闭式,沟通网络是横向(同辈间)还是纵向(不同辈间),是否存在沟通不良或无效沟通;价值观是指家庭成员判断是非的标准以及对特定事物的价值所持有的信念与态度。价值观决定着被评估者在健康保健、生活方式、家庭支持等方面的态度。

(5)家庭功能:家庭的主要功能有满足家庭成员和社会的需求;建立家庭关爱气氛,使每个成员享受家庭的温馨、快乐,有归属感、安全感、亲密感和家庭幸福感;培养家庭成员的社会责任感,社会交往意识与技能,促进健全人格发展;维护家庭成员的安全与健康,为健康状态不佳的成员提供良好的支持与照顾。

(6)家庭资源:指家庭为了维持其基本功能、应对压力事件和危机状态所需的物质、精神与信息等方面的支持。家庭资源是否充足,影响着成员及家庭调试压力和危机的能力。家庭资源可分为内部资源和外部资源。前者包括经济支持,如医疗费用的分担;情感支持,如对家人的关心、爱护、鼓励和安慰等;信息支持,如提供医疗服务信息、保健知识等;结构支持,如居家装修、改变家中设备等以方便家人的生活。后者包括社会资源,如亲朋好友和社会支持;文化资源,如艺术欣赏、参观文物展览等,可陶冶情操、改善心境;医疗资源,如医疗保健机构等。评估时应注意被评估者具备哪些方面的家庭资源。

(7)家庭压力:家庭是个体获取支持的重要来源,也是压力的主要来源。家庭压力包括家庭状态的改变,如失业、搬迁、破产等;家庭成员关系的改变,如离婚、分居、丧偶等;家庭成员角色的改变,如初为人夫、人父、收养子女、退休等;家庭成员道德颓废,如吸毒、赌博、乱伦等;家庭成员生病、受伤、残障等。家庭压力可引起家庭生活发生重大改变,造成家庭功能失衡。

2. 文化

(1) 文化的定义:指特定人群为适应社会环境和物质环境而共有的行为和价值模式,包括知识、艺术、价值观、信念与信仰、习俗、道德、法律与法规等多方面,具有民族性、继承性、获得性、共享性等特征,是社会及其成员所特有的物质和精神财富的总和。由于价值观、信念、习俗、语言等文化因素可直接影响健康和健康保障,评估者必须了解被评估者的文化背景,理解人群的文化差异性,从被评估者的文化角度出发思考问题,理解其思想行为,避免文化固执和偏见。

(2) 文化要素:文化的核心要素包括价值观、信念和信仰、习俗。其中价值观是一个社会或群体中的人们在长期社会化过程中通过后天学习逐步形成和共有的对于区分事物的好与坏、对与错、符合或违背人的愿望、可行与不可行的观点、看法与准则。

1) 价值观:与健康保健密切相关。如价值观可影响人们对健康问题的认识、左右人们处理健康、影响人们对于治疗手段的选择等。信念是认为可以确信的看法,人的健康信念与个体健康密切相关,我国大多数人长期以来把有无疾病作为健康与不健康的界限,将健康单纯理解为"无病、无伤、无残",很少从心理、社会等方面综合、全面衡量自己的健康水平。

2) 信仰:是人们对某些事物或思想、主义的尊崇和信服,并把它作为精神寄托和行为准则。信仰是人们精神生活的重要组成部分,与个体的精神健康密切相关,是护理评估中不可忽略的内容之一。

3) 习俗:或称风俗,是指人们在饮食、沟通、婚姻与家庭等物质文化生活上的共同喜好和禁忌。与健康相关的习俗主要有饮食、语言和非语言沟通方式,以及求医用药习俗等。对于这些习俗的了解、使用情况及信任度,有助于被评估者在不违反治疗原则的前提下选择熟悉而又乐于接受的护理措施。

3. 环境 狭义的环境指环绕所辖的区域,如病室、居室;广义的环境指人类赖以生存、发展的社会与物质条件的总和。绝大多数护理理论认为评估者通过调节和控制护理对象与环境的相互作用促进愈合和健康。护理活动包括对护理对象与环境相互作用以及与持续监测、调控、维持和促进。

4. 评估工具 角色、家庭、文化、环境等社会评估可通过访谈,以及观察方法获得,护理人员可通过相关内容做结构式或半结构式问卷。家庭评估部分内容可通过量表进行评定,其中以 Smilkstein 的家庭功能量表以及 Procidano 和 Heller 的家庭支持量表较常用,得分越高,表示家庭功能越健全。

常用的社会和生活功能量表有社会功能缺陷筛选量表(SDSS)、日常生活能力量表(ADL)、个人和社会功能量表(PSP)、健康状况调查问卷(SF-36)、世界卫生组织生命质量测定量表(WHOQOL)、生活质量综合评定问卷(GQOLI)、生活事件量表(LES)、社会支持评定量表(SSRS)和领悟社会支持量表(PSSS)。

第三节 精神状况和行为评估

认知(cognition)一词有多种含义,可指认知过程、认知结构或认知能力(智力)。认知过程一般称为信息加工过程,包括信息的输入、变换、加工、存储和使用的全过程,涉及感知觉、记忆、思维、想象等认知活动;认知结构是指个体通过认知建构在头脑中形成的一系列认知项目的有机组合;认知能力或智力是指接收、加工、储存和应用信息的能力,如知觉、记忆、注意、思维和想象等能力。

(一)感觉和知觉

感觉(sensation)是人脑对直接作用于感觉器官的客观事物个别属性的反映。知觉(perception)是人脑对直接作用于感觉器官的事物整体属性的反映。感觉是知觉的基础,知觉是感觉的深入。

(二)思维

思维(thought)是指人脑对客观现实间接的、概括的反应,是人类认识活动的最高形式。思维过程是人脑对事物的分析、综合、比较、抽象和概括,是对事物本质特征及内在规律的理性认知过程。反映思维水平的主要指标是抽象思维、洞察力和判断力。

1. **抽象思维(abstract thinking)** 是思维的核心品质,是以注意、记忆、理解、概念、判断、推理的形式反映事物的本质特征与内部联系的过程。

2. **洞察力(perspicacity)** 是指人们识别和理解客观事物真实性的能力,与精确的自我感知有关。

3. **判断力(judgment)** 是指人们比较和评价客观事物及其相互关系并作出结论的能力。

(三)记忆

记忆(memory)是过去的经验在人脑中的反映,是一种积极能动的心理活动。记忆过程主要包括识记、保持、再认或回忆,即人脑对外界信息的编码、存储和提取的过程。可分为瞬时记忆、短时记忆和长时记忆。

1. **瞬时记忆(immediate memory)** 是将信息材料短暂保存于感觉器官中。大脑对此类信息不做加工和重复,形成的痕迹是表浅的,又称感觉记忆。感觉记忆中登记的材料受到特别注意就转入短时记忆,如未受注意,则很快就消失。

2. **短时记忆(short-term memory)** 是将信息材料短暂保存于意识中。短时记忆是保持在一分钟以内的记忆,它起着少量信息临时仓库的作用,也称初级记忆。

3. **长时记忆(long-term memory)** 是将信息材料长期保存,甚至终身保存在大脑中。大脑对此类需长时记忆的信息进行了储存前的主动、积极加工,形成的痕迹大都是结构的、牢固的,又称二级记忆。

(四)注意

注意(attention)是指人的心理活动对某种事物的指向与集中。注意包括无意注意、有意注意、有意后注意三种类型。

(五)定向力

定向力(orientation force)是人们对现实的感觉,对过去、现在、将来的察觉以及对自我存在的意识,包括时间定向、地点定向、空间定向及人物定向等。

(六)自知力

自知力(insight)是患者对自我所患疾病的认识和判断能力。

(七)情绪和情感

情绪和情感(emotion and feeling)是人对客观事物是否符合自身需要而产生的态度和体验。需要是情绪、情感产生的基础,当需要获得满足产生积极的情绪和情感,反之则导致消极的情绪和情感。

1. 情绪和情感的区别与联系　情绪和情感既有区别又有联系。情绪是情感的表现形式;情感是情绪的本质内容。情绪具有明显冲动性的外在表现,是与生理需求满足与否有关的心理活动,具有较强的情境性、激动性和暂时性;而情感比较内隐,是与社会性需求满足与否相联系的心理活动,具有较强的稳定性、深刻性和持久性,是人类特有的心理活动。

2. 情绪和情感的作用　情绪和情感的作用包括适应、动机功能、组织和信号功能。适应作用指调节个人情绪是适应社会环境的一种重要手段;动机功能指情绪和情感是驱使个体行为的动机;组织功能指情绪和情感是心理活动的组织者;信号功能指情绪和情感具有传递信息、沟通思想的功能。

3. 情绪和情感的种类

(1) 快乐、悲哀、愤怒、恐惧是情绪的基本的形式。快乐是指愿望得以实现时的情绪体验。快乐的程度可以从满意、愉快到欢乐、大喜、狂喜。悲哀与失去所盼望、追求的东西有关。悲哀的程度与所失去的事物的价值有关。愤怒是指由于目的和愿望不能达到,一再受挫,内心的紧张逐渐积累而产生的情绪体验;恐惧是指面临或预感危险而又缺乏应付能力时所产生的情绪体验。

(2) 心境、激情、应激是情绪的三种状态。心境是一种比较持久而微弱的具有渲染性的一种情绪状态。心境具有弥散性、强度小、时间长的特点。影响心境的原因多种多样,如事业的成败、机体的健康状况等都可对心境产生影响。激情是短时间猛烈而暴发的情绪状态,具有强度大,时间短的特点,通常由生活中的重大事件、对立意向冲突、过度的兴奋或抑制等因素引起。应激是由意外的紧张情况所引起的紧张情绪状态,具有意外性、强度大的特点,现实生活中一些突如其来、意想不到的危险事情都可导致应激。

(3) 常见的异常情绪:焦虑、恐惧和抑郁是较常见的异常情绪状态。

1) 焦虑(anxiety):是人们对即将来临、可能会造成危险而又难以应付的情况所产生的紧张不安的情绪状态。焦虑在生理方面表现为心率增快、呼吸加深加快、出汗、面色苍白、口发干、大小便频率增加等;心理方面表现为注意力不集中、坐立不安、来回走动甚至发抖等现象。由于焦虑的原因不同、个体的承受能力不同,临床焦虑的表现具有较大的差别。

2) 抑郁(depression):是一组以情绪低落为特征的情绪状态。①抑郁心境:是抑郁症患者最主要的特征。轻者心情不佳、苦恼、忧伤,终日唉声叹气;重者情绪低沉、悲观、绝望,有自杀倾向。②快感缺失:对日常生活的兴趣丧失,对各种娱乐或令人高兴的事体验不到乐趣。轻者尽量回避社交活动,者闭门独居、疏远亲友、杜绝社交。③疲劳感:轻者感觉自己身体疲倦,生活和工作丧失积极性和主动性;重者甚至连吃、喝、个人卫生等都不能顾及。④睡眠障碍:常表现为入睡无困难,但数小时后即醒,故称清晨失眠症,醒后又处于抑郁心情之中。

(八) 意志行为

1. 意志(will)　是指个体在生活和社会实践中自觉地确定目的,并根据目的调整自己的行为,克服困难以达到预定目标的心理活动。意志活动包括做出决策和执行决策两个阶段,前者包括有意识地确定目标,选择合理有效的方法及制订切实可行的行动计划;后者指克服各种困难执行计划并在执行计划过程中对决策进行适当的修正与调整,以达到最终目标。意志活动具有如下特征:目的性、果断性、顽强性、自制性、独立性。意志活动的这些特征在不同个体身上表现不同,意志障碍时这些特征也不同程度地受到损害。临床常见的意志障碍包括如下。

（1）意志增强（hyperbulia）：在病态动机和目的的支配下，出现意志活动增多与意志力量的增强。

（2）意志减弱（hypobulia）：指意志活动的减少和意志力量的普遍减退。

（3）意志缺乏（abulia）：意志活动的缺乏或极度减少，以及意志力量的极度减退。

（4）意向倒错（parabulia）：指意志行为违背常情让人难以理解。

（5）矛盾意向（ambitendence）：指个体同时表现出两种截然相反，相互矛盾的意志活动。

（6）强迫意向（compulsive intention）：指个体难以自控，反复出现想做某一违背自己意愿的行为的强烈的内心冲动（但不会付诸行动）。

2. 行为　是个体心理活动的外部表现。在心理学中关于行为及与行为有关的运动有一系列相互联系但意义不同的概念。机体在受到内环境刺激后出现的由肌肉收缩产生的反射性活动称运动。它是机体的一种功能，是动作和活动的基础，包括随意运动和不随意运动两类。由一系列动作组成的机体外部活动称作行为，在人类主要为有目的、有意识、有动机的意识行为。由共同的目的所联合，完成一定社会职能的各种动作的总和称为活动，包括游戏、学习、工作、社交等，是个体心理赖以发展的基础。临床常见的行为障碍包括如下。

（1）精神运动性兴奋（psychomotor excitement）：指行为动作和言语活动的显著增加，包括躁狂性兴奋、青春性兴奋、紧张性兴奋、器质性兴奋、谵妄性兴奋、心因性兴奋。

（2）精神运动性抑制（psychomotor inhibition）：指行为动作和言语活动的显著减少，包括木僵、蜡样屈曲和缄默症。

（3）违拗症（negativism）：患者对别人提出的要求没有相应的行为反应，而且表现出无意义的不自主的对抗。

（4）被动服从（passive obedience）：患者被动地接受旁人的任何指令，即使会引起痛苦的后果也照样服从。

（5）模仿动作（echopraxia）：患者不自主地、刻板地模仿他人的行为。

（6）刻板动作（stereotyped act）：患者机械刻板地重复做某一个毫无意义和目的的动作，患者并无痛苦情绪和摆脱的愿望。

（7）持续动作（perseveration）：患者在新的要求提出后仍然持续重复刚做过的动作。

（8）强迫动作（compulsive act）：一种违反患者意愿但难以自控而不得不反复进行的动作。

（9）强制性动作（forced act）：出现一些非自己意愿的，不受自己支配的带有强制性质的动作。

（10）作态（mannerism）：患者行为举止矫揉造作，装腔作势，给人以装相做作之感，但并不离奇。

（11）怪异行为：患者表现离奇古怪，不可理解的行为。

（12）抽动症状（tics）：不自主快速无目的的刻板重复的肌肉收缩性运动。

（13）冲动行为（impulsive behavior）：突如其来的无明显动机和目的的行为。

（14）攻击性行为（aggressive behavior）：在幻觉妄想或其他病态心理活动的支配下突然出现对他人进行袭击伤害的行为。

（15）自杀（suicide）：自愿而有计划地伤害或毁灭自己的行为，多由严重的已与绝望情绪幻觉妄想等病态心理引起。

（九）精神状况评估方法及工具

精神认知可通过开放式、非开放式提问了解被评估者感知觉有无异常，对时间、地点、空间和人物的定向力如何。

1. 观察法　主要用于对被评估者注意的评估，收集被评估者的情绪、情感有关的客观资料，如面部表情、动作表情及语言表情等。

（1）注意的评估

1）无意注意：观察被评估者对周围环境的变化有无反应，如对所住病室的新患者有无反应。

2）有意注意：请被评估者叙述其入院以前的治疗经过，填写入院时有关的记录，同时观察其执行任务时的专注程度。对儿童或老人，应着重观察其能否有意识地将注意力集中于某一具体事物。

（2）情绪、情感的评估

1）面部表情：观察被观察者面部肌肉的活动变化，如是眉开眼笑、双眉紧锁还是怒目而视、目瞪口呆等。

2）动作表情：观察不同的情绪状态下不同的动作表现。例如高兴时手舞足蹈、兴奋时拍手鼓掌、着急和懊恼时捶胸顿足、哭泣时用手掩面等。

3）语言表情：说话的声调、节奏、音质、音量等常表达不同的情绪。例如，言语轻快、笑声代表愉快情绪，呻吟代表痛苦情绪，尖锐、短促、时高时低的声音表达一种紧张兴奋的情绪等。

2. 测验法　用于对被评估者记忆、思维、语言的评估。

（1）记忆：让被评估者重复一句话或一组由 5~7 个数字组成的数字串来评估短时记忆，让被评估者说出其家人的名字，或叙述孩提时代的事件等来评估长时记忆。

（2）思维：可从思维的概念、理解力、推理能力、洞察力和判断力等方面评估。①概念：让被评估者概括其所患疾病的特征、进行自我护理所需的知识等，从中判断被评估者对这些知识进行概念化的能力。②理解力：让被评估者按指示做一些从简单到复杂的动作，判断被评估者能否理解和执行指令。③推理能力：是由已知判断推出新判断的思维过程，包括演绎、归纳两种形式。评估时，评估者必须根据被评估者年龄特征提出问题。④洞察力：让被评估者描述其对病房环境的观察，再与实际情形比较有无差异来评估洞察力。⑤判断力：评估时，展示实物让被评估者说出其属性，评估患者的判断力。

（3）语言：让被评估者重复评估者说过的一些简单词句或诵读单个词、数个词、短句或一段文字；要求被评估者随便写出一些简单的字、短句或抄写一段字句等来检测被评估者的语言表达及对文字符号的理解能力。

3. 交谈法　采用开放式和非开放式的提问方式与被评估者交谈，收集有关情绪、情感的主观资料。例如，有什么事情使你感到特别高兴、忧虑或沮丧？这样的情绪存在多久了？

4. 常用的评估量表

（1）精神认知评估量表：常用的有神经精神病学临床评定量表（SCAN）、简明国际神经精神访谈（MINI）、简明精神病量表（BPRS）、阳性和阴性症状量表（PANSS）、谵妄评定方法（CAM）、简易智力状态检查（MMSE）、常识 - 记忆 - 注意测验（IMCT）、痴呆简易筛查量表

（BSSD）、自知力与治疗态度问卷（ITAQ）、自知力评定量表（SAUMD）。

（2）情绪、情感评估量表：常用的有情感量表（affect scales）、医院焦虑抑郁量表（hospital anxiety and depression scale，HAD）、状态 - 特质焦虑问卷（state-trait anxiety inventory，STAl）、焦虑自评量表（self-rating anxiety scale，SAS）、贝克焦虑量表（Beck anxiety inventory，BAl）、汉密顿焦虑量表（Hamilton anxiety scale，HAMA）、抑郁自评量表（self-rating depression scale，SAS）、老年抑郁量表（thegeriatricdepressionscale，GDS）、汉密顿抑郁量表（Hamilton rating scale for depression，HRSD）；Bech-Rafaelsen 躁狂量表（BRMS）；Young 躁狂评定量表（YMRS）等。

（程俊香）

第二章

精神专科护理风险评估

护理风险是指护理人员在临床护理过程中可能导致患者或护理人员本身发生的与护理目的无关的不良事件。精神疾病患者在行为、语言、思维、感知、认知、自知力方面都存在不同程度的障碍,需要对其进行风险评估,评估目的在于确定患者可能会出现的不良后果;可能会诱发患者出现危险行为的因素;确定可能会阻止患者出现危险行为的因素;从而采取相应的预防措施。

护理风险评估是指在对护理服务过程中客观存在的及潜在的各种风险进行系统地识别归类为基础的定量分析和描述。通过对此类资料的和数据的处理分析发现可能存在的风险因素及可能造成的后果,并确认其性质、程度和发生率,为风险管理决策提供依据。精神科常见的护理风险有自杀自伤、冲动暴力行为、外走、噎食、跌倒坠床、压力性损伤等。

第一节 自杀自伤风险评估

世界卫生组织对自杀的定义为"一个人有意识地企图伤害自己的身体,以达到结束自己生命的行为"。按其结果不同,可将自杀分为三类:自杀死亡、自杀未遂和自杀意念。自杀死亡是指有充分依据可以断定死亡是故意采取自我致死的行为。自杀未遂指有自杀动机和可能导致死亡的行为但未造成死亡的结局。自杀意念指存在自杀的想法也可以是一种呼救行为或威胁行为,试图以此摆脱困境。自伤指没有死亡意愿的情况下出现伤害自己的行为。精神疾病患者的自杀率高于普通人数十倍,因此自杀的风险防范是精神科护理的重要任务。

一、自杀行为发生的危险因素及危险信号

自杀是多因素作用的结果,与之相关的原因很复杂包括生物学、社会、心理因素,其中精神疾病是引起自杀的常见原因。

（一）精神疾病因素

自杀与精神疾病密切相关,所有精神疾病因受症状的影响都会增加自杀的危险性。自杀率较高的精神疾病包括抑郁症(单相或双相)、精神分裂症、酒精和药物依赖,以及人格障碍。抑郁症是自杀的一个最常见原因。与自杀有关的一些精神症状包括抑郁、妄想、幻觉、睡眠障碍等。

患者言语上或行为上直接或间接表达出活着的痛苦、绝望,有分发财物、与人道别或行动上极端不计后果。患者存在自责自罪妄想或存在命令性幻听。

（二）生物学因素

1. 遗传因素 研究表明自杀行为有一定遗传学基础，家庭中有自杀行为者的，精神障碍患者发生自杀的风险较高。

2. 个性特征 不良的心理素质和个性特征与自杀有一定的关系。一般说来，具有多疑、敌意，自卑、不自信，固执、以偏概全，情绪不稳定、易冲动等心理特征者，在精神应激状态下自杀的可能性更高。

3. 出现兴趣缺乏、食欲差、睡眠问题严重时警惕患者自杀。

（三）社会心理因素

家庭或个人的应激事件如失恋、离婚、家庭不和、人际冲突、经济问题或社会支持系统差。当患者社会功能受损出现应对无效或者缺乏重要的社会支持系统时，是自杀行为发生的危险信号。

二、自杀的风险等级评估

1. 低风险 闪现的自杀观念，能够自我打消。

2. 低 - 中度风险 经常出现自杀观念但没有付诸行动的想法，或出现付诸行动的想法时能够很快地予以自我否定。

3. 中度风险 不仅经常出现自杀观念而且有付诸行动的具体计划，如购买药品、上吊、跳楼等，但没有行动上的准备。

4. 高度风险 有自杀的准备行动，如选择地点、购买药品、散发财产、安排后事等。对于中度和高度风险者，要注意澄清是什么原因没有采取最后的行动，这些原因是制订防范计划和心理干预的重要参考因素。

5. 极度风险 自杀未遂成为本次就诊的主诉。

三、自杀自伤的评估工具

常用的自杀自伤评估量表有哥伦比亚 - 自杀严重程度评定量表（C-SSRS）、贝克自杀意念量表（SSI）。

第二节　冲动暴力行为风险评估

暴力行为是指一种强烈的攻击行为，可能是身体的、言语的或象征性的攻击行为。暴力行为具有极强的暴发性和破坏性，会对攻击对象造成不同程度的伤害，甚至威胁生命。

精神疾病患者的暴力行为发生率很高，多发生在精神疾病的急性期。这不仅严重影响患者自身的健康和安全，也会影响他人和环境的安全。这种危机的发生常常不受患者意识支配，具有多变性、突发性的特点，可以发生在家中、社区或医院。精神科的暴力行为多见于精神分裂症、情感性精神障碍、人格障碍、药物依赖及酒精中毒、脑器质性精神障碍等患者。

一、暴力行为发生的危险因素及危险信号

（一）精神病性症状

幻觉、妄想、意识障碍等精神病性症状与暴力行为的发生有直接或间接的关系。如

患者受命令性幻听的支配攻击他人;受妄想的影响误以为有人在监视或陷害自己,于是攻击他人;或意识障碍下出现的冲动性暴力行为。当患者出现以下状况时,警惕暴力行为的发生。

1. 患者精神病性症状突然加重或波动,拒绝接受治疗,或突然出现激动,情绪不安,高声喊叫,言谈具有威胁性,固执强求等。

2. 患者全身肌肉紧张度增加,尤其是脸部与手部的肌肉。活动量增加,来回走动,有摔门或捶打物体等行为。

（二）性格特征

患者既往的生活环境或应对采取暴力、冲动等方式。患者性格暴躁,易挑剔抗议,对周围的人持敌对态度时易发生冲动暴力行为。

（三）自知力

患者缺乏自知力,否认自己有病。患者不配合治疗,且出现强烈的情绪波动是冲动行为的危险信号。

二、冲动暴力评估工具

常用的冲动暴力评估工具有修订版外显攻击行为量表（MOAS）、攻击风险筛查量表（V-RISK-IO）。

第三节　外走风险评估

外走行为是指患者在没有准备或者没有告诉家人的情况下突然离家出走。精神科外走行为是在患者住院期间,未经医务人员批准擅自离院的行为。由于精神疾病患者的自我防护能力较差,外走可能会给患者本人或他人造成伤害或严重后果。精神科工作人员应掌握相关知识技能,对患者的外走风险及早识别并给以干预。

一、外走发生的危险因素及危险信号

（一）精神症状

1. **自知力丧失**　患者否认有精神疾病拒绝接受治疗而出走。

2. **受精神症状支配**　患者存在幻觉或妄想,在其支配下或存在某种病态心理而脱离医院。

3. **自杀意念**　患者存在自杀想法,为达到目的而伺机离开医院。

4. **意识或智能障碍**　患者处于朦胧状态意识不清或者严重精神发育迟滞,严重痴呆患者。

（二）心理因素

1. 患者不能安心住院,牵挂家庭,思念亲人。

2. 对住院环境（封闭病房）不适应感到受约束和限制或对治疗手段感到恐惧。

3. 担心住院受歧视,影响自己前途和名誉。

（三）其他因素

1. 医护防外走意识淡薄。

2. 医护态度生硬,工作方法简单粗暴。

3. 病区环境设施有漏洞损坏未及时修缮。

4. 工作流程不严谨,患者借外出检查和活动机会出走。

（四）危险信号

患者经常在门口附近活动,趁门前杂乱或工作人员不备时外走。表现为不安心住院、坐卧不宁,关注周围环境和人员变化,寻找外出途径。

二、外走评估工具

常用的外走评估工具为外走危险因素筛查表。

第四节　噎食风险评估

噎食是指食物堵塞咽喉部或者卡在食管的狭窄处,甚至误入气管引起窒息。精神科发生噎食多与抗精神病药物相关,是临床护理中的紧急情况,需立即处理。

一、噎食危险因素及危险信号

（一）危险因素

1. 精神疾病患者因服用抗精神病药物出现锥体外系反应,出现吞咽肌肉运动不协调,而使食物误入气管。

2. 因精神病性症状出现抢食,急骤进食而发生噎食。

3. 脑器质性疾病患者吞咽反射迟钝,进食快可发生噎食,癫痫患者进食时如抽搐发作也可引起噎食。

（二）危险信号

1. 突然的呛咳,喘鸣。

2. 不能说话。

3. 不能呼吸。

4. 呼吸窘迫。

5. 皮肤发绀。

二、噎食评估工具

常用的噎食评估工具包括标准吞咽功能评定量表(SSA)、洼田饮水试验和视频吞咽造影检查等。

第五节　跌倒坠床风险评估

跌倒是指突发、不自主的、非故意的体位改变,倒在地上或更低的平面上。它包含两层含义:从一个平面至另一个平面的跌落;同一平面的跌倒。严格来讲,当患者出现不自主、非故意的体位改变时,就意味着跌倒的发生。

一、跌倒的危险因素及危险信号

跌倒的风险因素有多种,包括内在风险因素和外在风险因素。明确跌倒的风险因素并对其进行评估有助于预防跌倒的发生。

(一)跌倒的内在风险因素

跌倒的内在风险因素包括生物学因素、疾病因素、功能水平和行为因素。

1. **生物学因素**　即个体特有的基本特征,如年龄、性别和种族。随着增龄、衰老,患者的生理功能会出现一系列衰退。整体表现为身高下降、脊柱弯曲、视力减弱、听力下降、肌力降低、认知障碍、行动缓慢和反应迟钝等,而这些功能改变降低了患者的姿势控制能力,容易造成患者失衡跌倒。酗酒等不良行为也增加了跌倒后的死亡率。女性更容易发生跌倒,而男性跌倒的死亡率更高,另外,男性抽烟和疾病因素也是导致患者跌倒不可忽视的因素。

2. **疾病因素**　如神经系统疾病、骨骼肌肉系统疾病、骨质疏松导致的跌倒较常见,且跌倒后常有骨折发生。心血管疾病患者由于心脏及血管功能障碍,脑部血流灌注减少,氧气供应不足导致患者头晕和体力不支,从而引起跌倒。

3. **功能水平**　如认知功能、身体功能与情感功能会直接影响患者失衡跌倒。存在认知障碍的患者,其注意力集中程度下降,无法对危险做出准确应对,同时将抽象思维化为具体行动的能力下降,影响正常的运动输出。身体功能如肌力、平衡功能和步态功能等异常也是患者跌倒的重要危险因素。心理功能障碍、器质性精神障碍等精神疾患也是不容忽视的跌倒风险因素,如沮丧、抑郁、焦虑及情绪不佳。

4. **行为因素**　是指增加跌倒风险的不恰当行为,是可以调整和改变的。常见的有患者的危险行为、服用药物、使用辅具等。

(二)跌倒的外在风险因素

跌倒的外在风险因素包括环境因素和社会因素。

根据居住场所的不同,环境因素分为家庭环境因素、社区公共环境因素及医疗机构环境因素。环境因素与个体的体能状态相互影响。跌倒的发生并不是由单一因素造成的,而是由许多危险因素与环境因素交互作用造成的。在医疗环境中,常见的环境危险因素包括不均匀的台阶高度、台阶过窄、台阶表面过于光滑、昏暗的灯光、湿滑的地面与障碍物等。有时危险环境缺乏警示标识都有可能导致跌倒的发生。

人所处的社会环境及拥有的社会资源也是跌倒的重要影响因素之一。社会地位和社会资源越弱,收入及教育水平越低,跌倒风险越大。

二、跌倒评估工具

常用的跌倒评估工具有 Morse 跌倒风险评估量表、坐位平衡试验、串联站立测试等。

第六节　压力性损伤风险评估

压力性损伤,是骨隆突处皮肤和软组织的局部损伤,可表现为完整皮肤或开放性溃疡,可能伴有疼痛感。损伤是由于强烈和长期存在的压力或联合剪切力导致。软组织对压力和剪切力的耐受性可能会受到微环境、营养灌注合并症以及软组织情况的影响。

一、压力性损伤的危险因素及危险信号

（一）压力因素及危险信号

1. **垂直压力**　引起压力性损伤最主要的原因是局部组织遭受持续性垂直压力,特别在身体骨头粗隆凸出处。如果长期卧床或坐轮椅、夹板内衬垫放置不当,石膏内不平整或有渣屑,局部长时间承受超过正常毛细血管的压迫,均可造成压力性损伤。一般而言,皮肤层下的血管可承受的压力约为 32mmHg,若超过以上的压力,局部血管便可能扭曲、变形而影响血流的通过,会导致缺血。

2. **摩擦力**　摩擦力作用于皮肤,易损害皮肤的角质层。当患者在床上活动或坐轮椅时,皮肤可受到床单和轮椅垫表面的逆行阻力摩擦,如皮肤被擦伤后受到汗、尿、粪便等的浸渍时,易发生压力性损伤。

3. **剪切力**　剪切力是一个作用力施于物体上后导致产生一平行反方向的平面滑动,是由摩擦力与垂直压力相加而成。它与体位关系密切,例如平卧抬高床头时身体下滑,皮肤与床铺出现平行的摩擦力,加上皮肤垂直方向的重力,从而导致剪切力的产生,引起局部皮肤血液循环障碍而发生压力性损伤。

（二）营养状况及危险信号

1. **全身营养缺乏**　肌肉萎缩,受压处缺乏保护,如长期发热及恶病质等。

2. **全身营养障碍**　营养摄入不足,出现蛋白质合成减少、负氮平衡、皮下脂肪减少、肌肉萎缩,一旦受压,骨隆突处皮肤要承受外界压力和骨隆突处对皮肤的挤压力,受压处缺乏肌肉和脂肪组织的保护,引起血液循环障碍出现压力性损伤。

3. **皮肤抵抗力降低**　皮肤经常受潮湿、摩擦等物理性刺激(如石膏绷带和夹板使用不当、大小便失禁、床单皱褶不平、床上有碎屑等),使皮肤抵抗力降低。

二、压力性损伤分类

美国压力性损伤顾问小组 2007 年将压力性损伤分为六种。

1. **可疑的深部组织损伤**　皮下软组织受到压力或剪切力的损害,局部皮肤完整但可出现颜色改变,如紫色或褐红色,或导致充血的水疱。与周围组织比较,这些受损区域的软组织可能有疼痛、硬块、有黏糊状的渗出、潮湿、发热或冰冷。

2. **第一期压力性损伤**　淤血红润期——"红、肿、热、痛或麻木,持续 30 分钟不褪"在骨隆突处的皮肤完整伴有压之不褪色的局限性红斑。深色皮肤可能无明显的苍白改变,但其颜色可能与周围组织不同。

3. **第二期压力性损伤**　炎性浸润期——"紫红、硬结、疼痛、水疱",真皮部分缺失,表现为一个浅的开放性溃疡,伴有粉红色的伤口床(创面),无腐肉,也可能表现为一个完整的或破裂的血清性水疱。

4. **第三期压力性损伤**　浅度溃疡期——表皮破损、溃疡形成。典型特征:全层皮肤组织缺失,可见皮下脂肪暴露,但骨头、肌腱、肌肉未外露,有腐肉存在,但组织缺失的深度不明确,可能包含潜行和隧道。

5. **第四期压力性损伤**　坏死溃疡期——侵入真皮下层、肌肉层、骨面、感染扩展,典型

特征:全层组织缺失,伴有骨、肌腱或肌肉外露,伤口的某些部位有腐肉或焦痂,常常有潜行或隧道。

6. 无法分期的压力性损伤　典型特征:全层组织缺失,溃疡底部有腐肉覆盖(黄色、黄褐色、灰色、绿色或褐色)或者伤口床有焦痂附着(碳色、褐色或黑色)。

三、评估工具

常用的压力性损伤评估工具有 Norton 压力性损伤风险评估量表、Braden 压力性损伤风险评估量表、Waterlow 压力性损伤风险评估量表。

(程俊香)

第三章

精神疾病的基本护理

　　精神科疾病的基础护理包括患者的安全护理、饮食护理、睡眠护理、药物护理等。其中安全护理是护理管理中的基础，也是最重要的环节，由于精神疾病患者会有情绪低落、幻觉、妄想等症状，自知力不完整或缺乏，存在自杀、冲动、外走等风险，因此，保证患者安全是精神科护理的基本要求，也是重中之重。精神疾病患者同时还会有意志力减退、懒散、睡眠差、不愿意服药等，在做好安全护理的同时，还需要督促患者进食、保证睡眠等。心理护理作为精神科最主要的护理方式，也是一名精神科护士必备的知识与技能。

第一节　安 全 管 理

　　安全是指没有危险，不受威胁，不出事故。世界患者安全组织 2005 年 10 月发起"全球患者安全挑战"行动，中国医院协会 2007 年陆续推出了"患者安全目标"，患者安全是医院管理的重点，护理安全是医院安全管理的重要组成部分。护理安全是指在实施护理过程中，患者不发生法律和法定的规章制度允许范围以外的心理、机体结构或功能上的损害、障碍、缺陷或死亡。

　　护理安全管理是指在护理工作中，护士为确保患者生命安全而进行的有组织、有目的的活动，包括确保护理单元的患者在医院活动的安全、享受有效安全的护理服务。它直接关系到患者的身体健康和生命安全。在马斯洛的基本需要层次论中，安全是仅次于生理方面的基本需要，即需要受保护而免于受伤害与危险。但精神障碍患者在疾病影响下往往失去自我防护的能力，既不会正确辨认各种危险因素，也不会正确反映躯体不适，甚至在幻觉妄想的支配下，出现冲动、伤人、自杀、自伤等行为，造成对自身和他人的伤害，严重时还会危及生命。有的患者在意识障碍、精神恍惚的状态下，也会出现各种伤害行为。另外，抗精神病药物的不良反应所致的肌张力下降或运动不能等锥体外系症状，容易使患者跌倒摔伤或引起吞咽困难而导致噎食。因此，做好患者安全管理，满足患者的安全需要，维护患者的生命安全，是护理人员的重要职责和工作内容之一。

　　病房应建立健全安全管理制度、重点环节的应急预案和患者的告知制度，实施监督、检查、评价和整改。安全管理要加强关键环节、薄弱环节的管理，确保患者安全。病区要定期组织护理人员进行安全知识和技能的培训，增强护理安全意识和责任心。护士要严格执行各项规章制度，确保护理工作的正常进行。

一、影响精神科护理安全的因素

（一）患者因素

　　1. **精神症状的影响**　精神疾病患者受精神症状的影响，如严重的抑郁、躁狂状态，幻觉妄想、应激事件、自知力缺失等,可发生自杀、暴力、出走等行为,严重危害患者自身的健康和安全,也会威胁他人的安全和社会秩序。

2. **治疗的影响**　精神疾病的治疗方法主要是药物治疗和电休克治疗等。精神药物常见的副作用有抗胆碱能副作用、抗多巴胺能副作用、抗肾上腺素能副作用,患者常出现心悸、过度镇静、直立性低血压、吞咽困难、静坐不能等;电休克治疗中使用麻醉剂及肌肉松弛剂增加了跌倒、噎食的风险。

3. **性别及年龄**　年轻、男性患者是暴力行为的高危人群。老年精神障碍患者反应迟钝、行动缓慢,加之长期服用精神科药物,其发生跌倒的危险性较普通人高。

(二)环境和物质因素

1. **环境因素**　精神科住院环境与护理风险关系密切,设备要符合精神科的特点,以不给患者造成伤害事故及外走的条件为原则,如门窗的不完整性、各种裸露的管道、电线,可移动的凳子,湿滑的地面等。门窗材料要坚固耐用又要美观,符合人们的心理感受,如钢化玻璃。地板采用防滑材料并保持清洁干燥。各种管线不能裸露,电源插座及电闸要加安全装置,电灯、电扇或空调等开关设备安置在护士办公室统一管理。洗澡间、饮水装置等均应加锁,每日进行检查,如出现问题及时找后勤人员修理。

2. **物质因素**　精神科药品的管理、危险物品的可获得性以及治疗过程中可能使用的医疗器械,如输液器、监护仪、约束带等都有可能是患者暴力自杀的工具。

(三)工作人员因素

1. **工作人员的安全意识不足**　所谓安全意识,就是人们头脑中建立起来的生产必须安全的观念,也就是人们在生产活动中对各种各样可能对自己或他人造成伤害的外在环境条件的一种戒备和警觉的心理状态。有关精神卫生法律知识的了解不够,对护理行为中潜在风险认识和重视不够,都是极大的隐患。

2. **对风险评估的准确性不足**　目前缺乏统一的、标准化的评估工具来预估患者的风险。由于专业能力的差异,可能忽略或未及时发现精神障碍患者的精神症状、情绪变化及由此引起的风险。

3. **对环境中的危险和患者风险的敏感性和风险干预的及时性不足**　病房中的一些危险因素,如门窗损坏,电线裸露、地面湿滑等未及时处理;对患者的情绪和行为变化未及时干预,如表情紧张、恐惧,坐立不安、步态不稳、吐词不清、半夜反复起床等;对环境中的异常变化敏感性不够,如门窗响动、异常的声音等。缺乏对重点环节、重点时段、重点患者的管理也是安全管理的极大隐患。

(四)安全管理制度的完善与落实

完善的安全管理制度是指导临床护士工作和考核护理工作质量的重要依据。精神科护理安全制度涉及安全检查制度、巡视制度、陪护管理制度、危险物品管理制度、风险评估制度、风险应急预案等。同时,针对安全管理还需要有严格的执行监督机制,包括医院、科室、病房三级安全管理检查。

二、安全护理的环节管理

精神科安全管理对保障患者安全、保证治疗护理工作的顺利进行十分重要。安全管理涉及的内容众多,下面主要介绍有关环境安全、物品及药品安全、患者安全、患者家属的安全及护理人员自身安全等方面的管理。

（一）环境安全管理

精神科医院设计和病房陈设必须首先考虑患者的安全,同时兼顾美观舒适。

1. **病房设计** 病房设计注意门窗牢固、玻璃坚韧;封闭式窗户注意开放的窗户间隙不能>12cm;电线不能裸露,浴室的管道尽量不要外露,可采用喷洒的设计方式;注意地面防滑,病房走廊有手扶的栏杆等安全防护设施。

2. **病房陈设** 病房设计简单、方便、实用,根据病种设计适宜的墙壁色彩。重症病房的床、床头柜、凳子采用不易移动的,开放病房可以不做特殊要求或采用家居化的设计,以利于患者在类似家居的环境中康复。

3. **环境安全检查制度** 专人、定期或不定期检查病房的环境,发现问题及时处理,并做好安全检查记录。

4. **认真落实消毒隔离制度** 防止和减少医院感染的发生。

（二）物品及药品安全管理

1. **物品的管理**

（1）患者的物品:凡属危险物品,如刀、剪、绳带、玻璃制品、火柴、药品、器械等,禁止带入病房。患者所带的物品应尽量简单,能满足日常生活需要即可,着装宜宽松,鞋子防滑,不要有腰带或长绳,以防其成为自杀自伤的工具。

（2）办公物品:工作使用的钥匙、刀、剪、针线、约束带、体温计等物品必须加强管理,应有固定数目,放置在患者不能接触到的安全固定的地点,同时做到:定点、定量、定时检查班班交接并做好记录,如有遗失要立即寻找。

2. **药品的管理** 患者不能自带药,如已经带到病房需由病区代为保管。病房的药物需上锁,麻醉药品和一类精神药品需严格按照麻醉药品和精神药品的管理制度执行,上锁并班班交接。注意病房药品的质量,定期检查并做记录。急救物品、药品必须班班交接。保证备齐完好,做到"四定"（定种类、定位放置、定量保管、定期消毒）、"三无"（无过期、无变质、无失效）、"三及时"（及时检查、及时维修、及时补充）、"一专"（专人管理）。

3. **安全检查制度** 建立和完善病房安全检查制度和危险物品管理制度。明确危险品的种类;向患者和家属解释管理的目的、意义,以取得理解和配合;对危险物品进行统一管理。安全检查要做到常态化,每周至少一次,内容包括患者的物品和门、窗、电路等设备。患者物品安全检查之前必须耐心做好解释,取得患者的同意,尊重他们的选择,依据不同的情况采取相应的检查方式。在人性化、轻松、温馨的氛围中执行安全检查,既体现了对患者人格和尊严的尊重,又能顺利完成这项重要的工作。

（三）患者安全管理

1. 全面收集病史。了解患者的症状、症状对患者情绪的影响及患者应对症状的措施。

2. 加强巡视和与患者的沟通,巡回护理要常规化。随时观察、了解患者的情况,可采用定时巡视和不定时巡视相结合的方式,避免患者了解巡视规律后利用巡视空隙时间采取危险行为。对于急性期患者要安置在重点病室,24h实时监护,其他患者按照分级护理标准加强巡视,包括各个病房及一些角落,如厕所、洗漱间等。随时了解患者的精神症状和心理状态,及早发现风险先兆,及时干预。

3. 帮助患者正确认识自己和周围环境,主动寻求专业帮助。有效沟通,维护患者自尊,取得患者信任。在与患者的接触中,要掌握沟通技巧,以坦诚的态度接纳患者,注意倾听患者的诉说,了解患者的内心感受以及事物的判断及处理方式,鼓励患者用语言的表达方式发泄心中的不满,防止或消除攻击性行为的发生。发生意外情况时,要沉着、冷静、机智,抢救处理果断及时。

4. 严格执行药品管理制度,对特殊药物(毒麻药、精神药品)应专柜双锁并班班交接,做好登记。

5. 根据患者的病情和风险程度,确定患者自由度和活动范围,有严重的自杀、暴力、出走风险的患者应适当限制活动区域,必要时由专人陪同,做好监护工作。

6. 患者外出检查、治疗、活动时,要有护士陪伴,做好登记工作,并随时注意观察患者的行为,若患者捡拾危险物品如玻璃、铁丝等时,要行必要的检查,以防患者将其带入病房作为自杀、自伤的工具。

7. 患者新入院、外出回病房或家属探视后均需做安全检查,以免危险物品进入病房。

8. 做好办公区域的管理,患者不能随意进入办公区,以防患者获得危险物品。

9. 加强对患者的健康教育,使其理解安全管理的目的和意义,以取得患者的支持和配合。

(四)患者家属的安全管理

1. 做好家属的健康教育工作,讲解疾病知识、疾病可能给患者带来的风险,提高家属的风险意识。

2. 告知安全管理的目的、意义,取得家属的支持和配合。

3. 指导家属如何观察病情、患者情绪变化以及与患者沟通交流的技巧,避免刺激性言语和过度的保护。

4. 指导家属正确应对患者危机的技巧。

5. 家属探视时,对家属及亲友宣传医院的探视制度和安全制度,以有效地防止危险物品被带入病房。同时,明确危险品的内涵,向患者和家属讲解安全检查的目的、意义,取得理解和配合。探视结束后,护士须全方位巡视探视场所,同时清点患者人数。

(五)护理人员自身安全管理

1. 提高护理人员安全管理的意识,学习相关的法律法规和规章制度。

2. 加强专业知识的学习,提高对风险的识别和处理能力。

3. 学习沟通交流技巧,提高沟通能力。

4. 严格执行医院的安全管理制度,规范临床行为。

5. 了解暴力防范技巧和意外事件发生时的处理技术。

6. 严格执行护理人员职业防护规范,完善防护设施,督促落实,定期总结。

7. 每周进行安全检查,及时消除环境中可能给患者带来伤害的危险物品和设施。

三、患者的身份识别

为了在诊疗过程中准确识别患者身份,确保对正确的患者实施正确的操作,防止和减少医疗差错的发生,护士在临床工作中应对患者身份进行正确识别。

1. 医护人员在各类诊疗活动中,严格执行"查对制度",至少同时使用两种患者身份识别方式,如姓名、年龄、性别、住院号等核对患者身份,确保对正确的患者实施正确的操作,禁止仅以房间或床号作为识别患者身份的唯一依据。

2. 住院患者建立床头患者身份识别卡,注明患者床号、住院号、姓名、护理等级、过敏药物及外走、跌倒、冲动、自杀等风险。

3. 实施各种诊疗及护理操作技术时需认真查对患者身份,对能有效沟通的患者,实施双向查对法。核实患者身份识别标识并要求患者自行说出本人年龄、姓名,确认无误后方可执行操作。

4. 病房与门诊、影像科等检查科室之间建立患者交接登记本,严格落实患者识别流程,完成交接登记,以确保对正确的患者实施正确的操作。

第二节 饮 食 护 理

进食是人们赖以生存的基本生理需要之一,精神疾病患者因其症状表现,有的认为食物有毒,拒绝进食,有的自称有罪而不肯进食,还有的患者服用抗精神病药物后,出现吞咽困难而影响进食,因此要根据患者的病情采取不同的方法,以保证患者营养的需要。另外,有的患者出现乱食或暴饮暴食,要及时予以制止和限制。患者在进食时可能会出现噎食现象,一旦出现,要立即解救。除此之外在服用药物期间还会出现一些不良反应,如便秘、恶心等。因此,做好精神疾病患者的饮食护理,是保证治疗顺利进行的前提。

一、一般患者的饮食护理

合理调配饮食:督促患者进食前30分钟饮温水200~300ml,每日饮水2 000~2 500ml,以保持机体有足够的水分;鼓励患者多吃含粗纤维的蔬菜及水果,禁食辛辣、刺激性食物。护理人员应观察患者的进食情况,督促鼓励患者多吃蔬菜,上、下午时督促患者食用诸如香蕉等易于咀嚼且有助于改善便秘的水果,督促患者少量多次饮水,清晨空腹时饮用1杯温开水或蜂蜜水。适当增加老年精神病患者饮食中的纤维素,对于牙齿脱落或吞咽障碍的老年患者可将饭菜用粉碎机混合打碎后喂入,增加白天水的摄入量,使患者能够摄入充足的水分达到软化粪便的目的,预防便秘。督促并鼓励患者养成良好的饮食习惯和摄取有益于排便的食物,如定时进餐,忌暴饮暴食,避免夜间进食,不偏食,摄取均衡营养,多食含纤维多的蔬菜、水果和粮食,多补充水分。对不肯进食的患者,鼓励其进食,必要时喂食。经常更换食物品种及食物的烹调方法,以促进患者的食欲。对于由精神症状支配的患者,应耐心解释与劝导,鼓励患者要有战胜疾病的信心和勇气,引导患者亲自参加分餐或集体用膳,以解除患者思想顾虑。对存在自责、自罪要剩饭脏食者,可将饭菜搅拌在一起供给。对药物不良反应引起吞咽困难的患者,应通知医生,及时作出处理。出现低钾血症者,应及时补钾,多食富含纤维素的食物,如蔬菜水果,嘱患者水果与蔬菜不可相互替代,多饮水。

二、噎食患者的饮食护理

噎食是指食物堵塞咽喉部或卡在食管的第一狭窄处,引起呼吸窒息。精神病患者因疾病症状、身体机能和长期服药等因素,发生噎食窒息风险较高,且噎食具有突发性和多变性,如抢救不及时或措施不当,可造成患者死亡,给患者家庭造成巨大痛苦。对导致精神科患者噎食的危险因素进行评估并实施针对性预防措施,在保证患者生命安全的同时,也会减少医疗纠纷,进一步提高护理质量。

1. 建立精神科噎食管理组织。由科护士长 - 护士长 - 病区联络员三级监控组成。护士长主要对噎食高危患者进行评估,采取相关护理措施并记录。科护士长主要对护士长的评估结果进行分析,做好记录,监督临床护士相关工作。病区联络员主要负责收集精神科噎食预防中存在的问题,并将相关信息进行上报,加强与噎食小组之间的沟通。

2. 加强护士对噎食相关知识、抢救技能的培训。

3. 参考精神障碍患者噎食风险评估量表,对患者噎食风险进行评估。该量表总分22分,将患者评估结果分成3个等级,分别用3种颜色表示:绿色表示风险评分≤5分,即低度风险;黄色表示风险评分 5~10 分,即中度风险;红色表示风险评分>10 分,即高度风险。每周评估1次,针对高风险患者,护士需要详细告知其家属情况,在患者床头卡、信息一览表、就餐桌、座位分布图等做好相应的预警标识。

4. 在走廊里张贴饮食安全教育图片,加深患者和家属的印象。组织精神科护患噎食知识竞赛,向患者宣传噎食发生原因、危害、急救措施等。

5. 划分护士负责区域,适当隔离兴奋、多话的患者,患者进餐时护士不可催促,避免在进餐时随意走动,进餐后端坐 10 分钟再自由活动。

6. 高度危险患者需要给予针对性护理,实施专人看护。准备好凉开水或汤,看护人员把握好患者的进食速度,必要时进行喂食。密切观察患者是否有吞咽功能障碍,必要时给予半流质或流质饮食。进食后半小时内不要翻身。

7. 专门安排一名工作人员检查家属会客带来的食物,食物必须符合细短、块小,鱼类则肉多、刺少,不符合要求的退回,拍照留档。

第三节 睡 眠 护 理

睡眠是一种周期性的、可逆的静息现象,是由不同时相组成的一种休息形式。睡眠和觉醒是维持生命活动所必需的生理现象。如果正常睡眠的启动和调节过程发生障碍,就会产生各种睡眠障碍。睡眠障碍是个体由于心理和环境因素的影响,或由于各种精神疾病、神经系统疾病、躯体疾病的影响,或由于各种药物和精神活性物质的影响所产生的睡眠发动和维持障碍、过度睡眠障碍、睡眠觉醒节律障碍以及特定睡眠阶段有关的各种功能障碍的总称。常见的睡眠障碍包括失眠症、原发性睡眠过多、睡行症、夜惊和梦魇等。造成睡眠障碍的因素很多,包括生理、心理、社会、环境等多种因素。对于精神障碍患者来说,睡眠的好坏往往预示着病情的好转、波动或加剧,因此,要做好患者的睡眠护理,保证患者的睡眠。

一、精神障碍患者睡眠障碍表现形式

精神障碍患者可以出现各种形式的睡眠障碍,如抑郁症患者睡眠障碍的特征性表现是早醒,一般比平时早醒 2~3h,有的表现入睡困难,睡眠浅,少数患者表现睡眠过多,躁狂患者表现为睡眠需要量的减少,患者精力旺盛,不知疲倦。睡眠障碍的患病率在精神分裂症急性期患者和慢性精神分裂症患者之间是不同的,研究显示,83% 的精神分裂症急性期患者有睡眠障碍,而在慢性精神分裂症患者中的患病率为47%。在抗精神病药物的干预效果临床试验研究发现,16%~30%的患者在治疗过程中存在失眠,而24%~31%的患者则存在嗜睡。

二、精神障碍患者的睡眠护理

（一）护理评估

对精神疾病患者睡眠的评估应是多方面的,包括生理、心理和药物史,以及睡眠日志等,有的患者还需要接受睡眠多导监护仪的测试及其他睡眠生理功能的检查。对睡眠的评估不能简单地问患者"昨晚睡得怎么样?",而是必须明确患者是否存在入睡困难、早醒、再次入睡的难易度及次日的精神状况等。

1. 评估患者的精神症状、情绪状态及对睡眠的认知。

2. 评估睡眠障碍的表现,是否存在入睡困难、早醒、多梦,再次入睡的难易程度以及次日的精神状况。

3. 了解患者睡眠习惯,评估24小时睡眠情况,区分是夜间睡眠问题还是白天睡眠过多问题。

4. 评估睡眠的环境。

5. 评估患者是否有其他躯体疾病引起的不适。

6. 评估是否受药物或兴奋性物质影响,如酒精、咖啡因、尼古丁、抗抑郁药等。几乎所有作用于神经系统的药物都会影响睡眠。

7. 评估患者身高、体重与体重指数(BMI)、颈围、口鼻腔气道、面部异常(如下颌后缩),判断有无出现睡眠呼吸暂停的风险。

（二）常见护理诊断／问题

1. **睡眠型态紊乱**　与社会心理因素刺激、焦虑、睡眠环境改变、药物影响等有关。

2. **疲乏**　与失眠、异常睡眠引起的不适状态有关。

3. **焦虑**　与睡眠型态紊乱有关。

4. **恐惧**　与异常睡眠引起的幻觉、梦魇有关。

5. **绝望**　与长期处于失眠或异常睡眠状态有关。

6. **应对无效**　与长期处于失眠或异常睡眠有关。

（三）护理措施

失眠患者的护理重在心理护理,通过各种心理护理措施,帮助患者认识失眠,纠正不良睡眠习惯,重建规律、有质量的睡眠模式。

1. 消除诱因

（1）建立信任的护患关系:对于由于心理因素、不愉快情绪导致的失眠,心理护理的重点在于建立良好的护患关系,加强护患间的理解和沟通,了解患者深层次的心理问题。

（2）支持性心理护理:运用支持性心理护理,帮助患者认识心理刺激、不良情绪对睡眠的影响,使患者学会自行调节情绪,正确面对心理因素,消除失眠诱因。

（3）认知疗法:失眠患者由于过分担心失眠,常常造成焦虑,结果愈加睡不着,形成恶性循环,这也是失眠的诱因之一。对于这样的患者,需要使用认知疗法,帮助其了解睡眠的基本知识,如睡眠的生理规律、睡眠质量的高低不在于睡眠时间的长短、失眠的原因和根源等,并帮助患者做到以下几点。

1) 对睡眠保持符合实际的期望。

2）不把白天发生的不愉快都归咎于失眠。

3）不试图强迫自己入睡、不给睡眠施加压力。

4）一夜睡不好后不要悲观。

5）学会承受睡眠缺失的后果。

引导患者认识睡眠，以正确的态度对待失眠，消除对失眠的顾虑，解除心理负担、纠正恶性循环状态。

2. 睡眠卫生宣教 教会患者自我处理失眠的各种措施，包括：生活规律，三餐、睡眠、工作的时间尽量固定；睡前两小时避免易兴奋的活动，如看刺激紧张的电视节目，长久谈话，进食等，避免摄入浓茶、咖啡、巧克力、可乐等让人兴奋的食品；白天多在户外活动，接受日照；用熟悉的物品或习惯帮助入睡，如听音乐、用固定的被褥等；使用睡前诱导放松的方法，包括腹式呼吸、肌肉松弛法等，使患者学会有意识地控制自身的心理生理活动，降低唤醒水平；营造最佳的睡眠环境：避免光线过亮或直射面部；维持适当的温度和湿度；保持空气流通；避免噪声干扰；选择合适的寝具；镇静催眠药物的正确应用。

3. 重建规律、有质量的睡眠模式

（1）刺激控制训练：属于行为疗法的一种，主要是帮助失眠者减少与睡眠无关的行为，建立规律性睡眠 - 觉醒模式的手段。具体方法为要求患者做到以下几点。

1）把床当作睡眠的专用场所。

2）感到想睡觉才上床，而不是一累就上床。

3）不在床上从事与睡眠无关的活动，如看书等。

4）睡不着或无法再入睡（无睡眠20分钟后）时立刻起床到另一房间，直到睡意袭来再回到床上。

5）无论夜间睡眠质量如何，都必须按时起床，避免白天睡觉。

这些方法看似容易，但患者由于各种客观或主观因素往往不能完全做到，因此需要护理中有规律的随访、督促和指导。

（2）睡眠定量疗法：也是行为疗法的一种。失眠患者常常是在床上待很长时间，希望能弥补一些失去的睡眠，但往往适得其反。因此睡眠定量疗法的主要目的是教导失眠者减少在床上的非睡眠时间，限制待在床上的时间，以使患者拥有有效的入睡时间。具体方法：如果患者每晚在床上时间是9小时，但实际睡眠时间为5.5小时，即通过推迟上床或提前起床来减少患者在床上的时间至5.5小时，然后将患者上床睡眠的时间每周增加15分钟，每晨固定时间起床，以保证在床上的时间至少有85%~90%用于睡眠。这种方法可使轻度失眠患者不断改善，获得较好睡眠。但这种方法的代价是睡眠时间的相对减少，另外也需要对患者进行随访。

（3）其他疗法：根据患者失眠的情况，可适当选用暗示疗法，适合于暗示性较强的失眠症患者，通常选用某些营养药物作为安慰剂，配合暗示性语言，诱导患者进入睡眠；光疗，即给予一定强度的光（7 000~12 000Iux）和适当时间的光照，以改变睡眠 - 觉醒节律；矛盾意向训练，说服患者强迫自己处于清醒状态。如果失眠者试着不睡，减少了为入睡做出的过分努力，其紧张焦虑情绪就会逐渐减轻，失眠症状就会改善；还可选用各种健身术（瑜伽、太极拳等）及音乐疗法等。

通过以上方法引导患者养成良好的睡眠卫生习惯，逐步纠正睡 - 醒程序，使之符合通常的昼夜节律,从而获得满意的睡眠质量。

第四节 药 物 护 理

一、护理评估

1. **药物依从性评估** 患者对药物治疗的态度是积极的还是消极的;患者有无拒绝服药、治疗等现象的发生;患者是否存在隐藏药物的想法或行为;患者对药物不良反应有无担心或恐惧;有无影响治疗依从性的精神症状,如被害妄想、命令性幻听、木僵等;患者对药物治疗的信念和关注点;患者对坚持服药的信心如何;是否按时复诊。

2. **躯体状况评估** 既往史及诊治情况;目前的身体状况;进食、营养状况;睡眠状况;排泄状况;基础代谢状况;肢体活动的状态。

3. **精神状况评估** 病程时长;是否接受过系统治疗;既往患病的症状表现、严重程度、持续的时间;患者的现病史。

4. **药物不良反应评估** 既往用药不良反应;患者对不良反应的耐受性、情绪变化、是否缓解;患者本次用药发生不良反应的可能性;拮抗药物对于缓解不良反应的效果;患者自我处理药物不良反应的经验;哪些不良反应是患者无法接受的。

5. **药物知识评估** 患者对疾病和服用药物的关系是否了解;患者对所服药物作用的了解程度;患者对药物维持治疗重要性的认识;患者是否做好服药的准备;对坚持服药重要性的认识。

6. **社会支持评估** 患者家属掌握精神药物知识的情况;家庭支持力度;家庭成员是否有时间和精力照顾患者的治疗和生活。

二、与精神药物治疗相关的常见护理诊断／问题

1. **不依从行为** 与缺乏自知力、拒绝服药或不能耐受不良反应等因素有关。
2. **卫生／进食／如厕自理缺陷** 与药物不良反应、运动障碍、活动迟缓等因素有关。
3. **便秘** 与药物不良反应、活动减少等因素有关。
4. **睡眠型态改变:失眠／嗜睡** 与药物不良反应、过度镇静等因素有关。
5. **有感染的危险** 与药物不良反应所致的白细胞减少、过敏性皮炎等因素有关。
6. **有受外伤的危险** 与药物不良反应所致的步态不稳、共济失调、直立性低血压等因素有关。
7. **焦虑** 与知识缺乏、药物不良反应等因素有关。
8. **知识缺乏** 缺乏疾病、药物和预防保健相关的知识。
9. **有对自己、他人施行暴力行为的危险** 与药物不良反应所致的激越、焦虑、难以耐受不良反应等因素有关。

三、护理措施

1. **服药依从性干预** 依从性干预是指围绕提高精神障碍患者的药物治疗依从性而采取的综合形式干预,即针对精神障碍患者的、以动机访谈为基础的认知行为干预。这种干预

基于健康信念模式,它强调患者的参与和责任,它能帮助患者客观地分析服药的利弊,纠正患者在服药过程中的错误认知,增强患者的服药信心。

2. 给药护理措施

(1) 发药时,确认患者将药物服下,提防患者弃药、藏药、吐药。

(2) 口服给药时,长效缓释片不可研碎服用,以免降低药效。

(3) 肌内注射时,须选择肌肉较厚的部位(通常选择臀大肌、臀中肌、臀小肌),注射时进针应深,并要两侧交替,注射后勿揉擦。使用长效针剂者可选择"Z"形注射法,减少药液外溢。

(4) 静脉注射给药,速度必须缓慢,密切观察药物不良反应。

(5) 治疗期间应密切观察病情,注意药物不良反应,倾听患者的主诉,发现问题,及时与患者的主管医生进行沟通。

(6) 当患者处于兴奋冲动、意识障碍或者不合作时,不可强行喂药,可通知医生改变给药方式,以肌内注射为宜,也可选择口崩片或水溶剂。

3. 藏药行为的识别与预防

(1) 识别藏药的常见原因及临床表现

1) 常见原因:无自知力,出现严重的或难以接受的药物不良反应(如急性肌张力障碍、肥胖、月经失调、性功能下降、过度镇静),自杀企图,精神病性症状(如被害妄想、命令性幻听等),对药物治疗存在误区或不信任(如"是药三分毒""长期服用精神科药物会损伤元气")等。

2) 临床表现:服药后立即去厕所或待护理人员离开后去厕所,使用浓茶或带颜色的饮料送服药物,服药后回避护理人员的检查,神情警惕,血药浓度降低或测不到,将药物压在舌下,趁乱将药物藏在手中等。

(2) 预防措施

1) 护士向患者宣教,使用温开水或凉白开送服药物,服药前排空大小便。

2) 要求患者当面服药,对有藏药可能性的患者进行口腔检查。

3) 如怀疑患者有吐药的可能性,可以在患者服药后将其安置在病室观察 30 分钟。

4) 建议家属为患者配置透明的软塑料水杯。

5) 每日进行床单位的安全检查,检查患者有无藏药。

6) 对于持续拒药、藏药且血药浓度持续偏低的患者可联系医生由口服给药改为注射给药。

4. 密切观察及时处理药物不良反应　精神药物的作用较为广泛,多数精神药物引起的不良反应在服药后 1~4 周出现,不良反应的严重程度与药量的多少、增减药物的速度、个体对药物的敏感性等因素有着密切关系。因此,护理人员要密切观察患者用药后的反应,尤其是对初次用药第一周的患者以及正处于加药过程中患者的病情观察。发现不良反应,应及时报告医生并采取相应的护理措施,对症护理。患者在不良反应的作用下,易产生沮丧、悲观等负性情绪体验,此时护士要密切观察患者的言谈举止,严防意外事件的发生。同时给予患者积极的心理护理、消除不安和恐慌。

5. 维持基本生理需要,关注躯体状况　由于精神药物在人体内的浓度受体重的影响,因此保证患者的营养摄入是药物治疗顺利进行的基础。患者因饮食习惯改变或药物不良反应而出现食欲下降、恶心、呕吐时,可指导患者少食多餐;对吞咽困难者,可缓慢进餐或遵医嘱给予软食、流食,必要时行胃肠外营养。每日观察患者大小便情况,对生活自理能力差无主诉的患者,要定时检查患者腹部情况。12 小时未排尿的患者可采取诱导方法刺激排尿,必要时遵医嘱导尿;对于便秘患者,鼓励患者多饮水、多进食蔬菜水果、多活动,如 3 天无大便的患者,可遵医嘱应用缓泻剂或甘油灌肠,防止出现肠梗阻。

6. 对患者和家属进行宣教

(1)对患者的健康宣教:建议采用个体化的方式进行有针对性的宣教。内容包括:患者所用精神药物的作用、特点以及使用方式;与患者一起探讨出现的药物不良反应,讨论可行的缓解措施;结合患者以往的治疗经历讲解疾病的转归、复发以及巩固治疗的重要性,促使患者坚定长期用药的信心;嘱患者坚持随访,按时门诊,在医护人员指导下用药,切不可擅自停减药物。

(2)对家属的健康宣教:采用集体宣教或一对一宣教的方式。内容包括:疾病的发病机制、病情表现及治疗用药过程;药物的不良反应及应对措施;巩固与维持治疗的重要性;定期带患者门诊随访,不可自行停药或减药;复发的征兆。

第五节 心 理 护 理

一、心理护理的概念

广义的心理护理指能给患者心理活动以积极影响的护士的言行举止。狭义的心理护理是指护士运用心理学的理论和技能,按照护理程序把患者身心状态调控至最适宜状态的过程。

在英国,心理护理是指在护理或治疗过程中提供给患者的有组织、有实践意义、全面的心理学关怀。心理护理的主要内容是用系统的方法评估患者的心理状态,采用预防干预措施处理人们因疾病或损伤而引发的一系列心理问题。

我国心理护理概念是指在护理过程中,护士通过各种方式和途径,包括主动运用心理学的理论和技能,影响患者的心理活动,帮助患者促进康复,保持健康,使他们在自身条件下获得最适宜的身心状态。护士应控制一切不利于患者身心的消极影响,帮助患者调整最适宜的身心状态。需要指出的是,患者的适宜身心状态并非恒定的绝对值,而是动态的相对值,它随时可以因患者的病程或一切可能影响其主观体验的因素而波动。

二、心理护理的特点

心理护理必须遵循心理学原理,运用心理学的理论和方法,使用心理测评工具评定患者的心理状态及情绪特征,致力于患者心理问题的分析与解决,调控患者的不良情绪状态,倡导建立良好的护患关系,为患者获得适宜身心状态营造融洽的人际氛围等。心理护理作为一种特殊的护理方法有其自身的特征和作用,其特点主要体现在以下三个方面。

(一)个性化

心理护理的个性化特征强调致力于解决患者的特异性、个体化心理问题及危机。要求护士准确地把握患者个体在疾病过程中显现的对其身心健康有明显危害的不良心理状态,及时采取有针对性的对策,迅速缓解患者承受的心理压力。例如,针对个别有幻听患者的愤怒、被害妄想患者的恐惧等十分突出的心理问题实施干预,必须体现心理护理的个性化特征,尽快解除患者的致命性心理负荷。心理护理的个性化特征提示我们实施心理护理需因人而异,针对患者个体的心理失衡或危机拟定干预对策,具有目标明确、针对性强的特点。

(二)共性化

指从满足患者需要的一般规律出发,解决患者共性的心理问题。它要求护士善于归纳和掌握患者心理问题的共性规律,在实践中运用各种规律对某类患者群体的潜在心理问题实施预见性干预,以防其发生严重心理失衡。如针对"住院患者的角色适应不良"等较普遍现象加以引导或调适,即为心理护理的共性化特征之例。通常,共性化心理护理具有"受众较多、无需一对一地明确目标或强调针对性、不必即时评定干预措施及其疗效"等特点。

(三)可操作性

可操作性特征指心理护理的最大价值在于其临床应用,故需具有较强的可操作性。无论采用观察法、访谈法、量表法等甄别患者的心理危机,还是综合评估患者即时的心理状态,或是实施干预及评估干预的实际效果,心理护理的整个过程都应注重可操作性。需要指出的是,心理护理的可操作性特征除强调实用性本身,还应特别注重其方法、手段在护理领域的可行性,必须是可为临床一线护士所掌握、易应用的操作,可借鉴但需有别于精神疾病诊治、心理治疗、心理咨询的专业化操作。如针对"意外创伤者"早期心理反应的评估,采用他评的方式比使用自评量表的可操作性强。

三、心理护理的目的

英国学者 Keith Nichols 认为,经历严重疾病和伤害的患者心理状况会对治疗和康复的效果产生影响。作为医生、护士,应意识到对患者进行心理护理的责任和义务。

心理护理作为具体的护理方法,与其他护理方法共存于整体护理模式。心理护理只有更深入地依存、渗透、融会贯通于护理的全过程,与其他护理方法相辅相成,才能充分体现其积极影响患者心态的良好效用。心理护理的作用的具体内涵主要体现为以下 5 个方面。

(一)有效信息沟通

有学者指出,监测患者的心理状态,是心理护理的核心作用。其中包括评估患者的信息水平以及患者对信息的反应,继而酌情决定有无必要向其提供信息。实践证实,获得良好信息支持的患者及其亲属,因达成较适宜的身心状态而对护士充满感激;也有很多未获得重要事件信息支持的患者群体及其亲属,整日焦躁不安地期待与护士做更充分的信息沟通。

患者或其家属的信息匮乏是耗费护士时间的潜在因素,特别是信息缺乏所致患者对其症状、身体不适或疼痛的误解,可致患者反复询问护士;而信息充足,则可节省疾病诊疗和心理护理的时间和资源。

(二)给予情感支持

情感支持是给予患者心理护理的核心部分,给予患者情感支持旨在帮助他们感觉到更安全、更舒适。情感支持有时并不直接帮助患者解决情感问题及其情感反应,而是更关注促进病患的情感过程。

给予患者情感支持与为患者提供有效信息之间彼此密切关联,如早期短暂的情感护理干预措施,可揭示患者的即时信息需要,随之予以患者可靠的心理状态监测;监测心理状态或给予信息亦可很好地暗示患者的情感护理需要。

（三）营造适宜氛围

患者适应医院生活的过程越短，越可能获得适宜的身心状态。故营造有益于患者尽快适应新角色的环境氛围（物理环境、社会环境）也是心理护理的重要作用。

南丁格尔在百余年前就认为"护理应为患者创造良好的环境，若只是让患者躺在床上、两眼直盯天花板，对康复不利；而变化、颜色、鲜花、小动物等，都是很好的治疗形式，因为这些能转移患者对病情的注意力"。护士必须重视患者的心理因素，应区分护理患者与护理疾病之间的差别，着眼于患者。护士应能系统应用心理学、美学、生物学、建筑学等专业的知识和技能，全方位地为患者设计、营造、美化有益其身心健康的温馨环境氛围。

（四）调动患者潜能

英国学者 Keith Nichols 认为，在临床开展心理护理是一种能力的体现：护士怎样去激励、关心那些忧虑或是处在不幸环境中的人，实际上是生理护理及治疗的延伸。护士，如果不知道患者如何应对疾病，是否感到迷惑和痛苦，那么就与整体护理的原则相违背。

心理护理需以调动患者主观能动性的方式达成助其解决问题的目标，即患者是解决自身问题的主体，多以"共同参与"的人际模式与护士互动。护士主要帮助患者认清自己的问题及分析问题的主要原因，给出解决问题的建议等。只有患者认识到自身问题并有解决问题的愿望，其自身的内在潜能才会得以调动，心理护理才能真正奏效。

（五）增进诊疗效应

实施心理护理的重要目的，首先是用系统的方法评估患者的心理状态，然后采用预防干预措施处理人们因疾病和损伤引发的心理问题。如果预防措施不奏效，则可将重点转移到用治疗和支持性干预的措施，帮助患者应对由于疾病或损伤所致的心理问题。

实施心理护理为满足整体护理的需要迈出了一大步，如果忽视心理护理，就会减少完全治愈患者的可能性。有效的心理护理是对治疗疾病和损伤的生理疗法的补充和巩固，可促进患者康复。

四、心理护理的四大基本要素

1997 年我国学者针对当时我国诸多临床一线护士对心理护理概念存在的误区，结合10 多年护理心理学专业教学实践和理论探索，提出临床心理护理的概念及基本要素等理论要点，进一步确认了构成心理护理运行环的四要素：护士（实施者）；患者（接受者）；护士掌握的心理护理知识和技能；患者已显现的心理危机。尽管影响心理护理效应的因素很多，涉及护士之外的其他医务工作者、患者亲属、其他患者、环境等，但具体运行一次心理护理的决定性因素只有这 4 个方面，可将其界定为"心理护理的基本要素"。

1. **掌握专业化理论和技术是科学实施心理护理的必要条件**　心理护理是依据心理学原理在护理领域发挥独特作用的一种方法，必须以心理护理的专业化理论和技能为其实践的指南，以体现方法的科学性和实效性。长期以来，我国的心理护理持续在低水平徘徊，与广大护士未系统掌握专业化理论和技术有很大关联。实践表明，仅凭满腔热情而缺乏令人信服的专业化指南，心理护理很容易陷入泛泛的经验之谈，其实施效果大多不尽如人意，甚至还可能无意中给患者身心造成负性影响，以致心理护理的科学性、效用性被质疑。

2. **准确评估患者心理状况是选择恰当干预对策的前提**　根据心理护理的分级，根据患者的实际心理状况,为其选择恰当的心理护理对策。经评估属于严重心理失衡或危机的患者,需要为其进行恰当的干预。

临床护理过程中不了解心理护理的内涵,而致患者的心理评估存在盲点。患者心理评估的泛化结论,并不能给护士为患者实施心理干预提供有价值的依据。能否准确评估患者心理反应的性质、强度,直接影响其干预的策略和效果。

同时,需要指出的是,既往的患者心理评估,大多关注其负性情绪反应等问题,常忽略患者自身兼具的积极心理特征、正性情感体验(如患者因成功应对伤病的"益处发现"),以致未能据此采用积极心理学策略为患者提供更有益其身心的干预对策。近几年,"创伤后成长"等反映患者积极心理特征的评估工具已被引入护理领域,将有助于临床护士更全面、更准确地评估患者的心理状况,选择更恰当、更有效的干预对策。

3. 赢得患者的密切合作是有效实施心理护理的基础　我国学者的调查显示,开展心理护理及其效果在相当程度上与患者的合作度有关。但与此同时,一些护士却不了解,赢得患者密切合作、调动患者积极性的主动权在自己一方。

其实,心理护理与心理咨询一样,发挥效应的前提是患者有解决自身问题的迫切需求,否则仅凭专业人员的一腔热情是达不到预期效果的。患者通常更愿意向与其建立信任关系、给予其安全感的专业人士求助。因此,护士在与患者的互动过程中,需以职业化角色行为获取患者的信任、建立护患间稳定发展的信任关系,为赢得患者的密切合作、达成心理护理的良好预期做好铺垫。

4. 护士的积极职业心态是确保心理护理良性运转的关键　为患者提供心理护理的护士自身必须保持良好身心状态,时常处于紧张工作状态、每天面对患者负性情绪反应的护士,其保持身心平衡的要诀便是恰当的职业认知评价。护士想在特定职业环境中持续保持平和心态,则需要其良好的职业心理素质作为支撑。

护士的积极职业心态是一种以职业为背景的特定情感,不应是一种直觉的情绪反应,不应是个人的某种狭隘情感,而应是一种合乎理智、具有深刻社会意义的情感活动。护士的积极职业心态可具体地体现为:职业微笑,真诚关切患者的病痛,甚至能与其患者共情,忧之所忧等。一个不认同护士职业的个体,动辄因工作压力而身心失衡致职业情感倦怠,很难做到在与患者互动时绽放职业微笑,更难以发自内心地给予患者真诚的关爱。

具备积极职业心态的护士才会努力学习掌握心理护理的职业知识和技能,深入研究患者的心理评估和干预对策,以真诚关切赢得患者的尊重和信赖,自觉要求自身的言谈举止有益于患者身心,持之以恒地为患者提供心理支持。

总之,心理护理的运行需以护士的积极职业心态作为其要素之本、要素之源。为患者实施心理护理的过程中,护士的职业心态越积极,其主动性和创造力等内在潜力就越能得以充分调动,其给予患者心理健康促进的效用就越高。

五、心理护理相关技术

(一)信息支持技术

心理护理的核心功能,是监测患者的心理状态,包括评估患者的信息水平及其对信息的反应,然后酌情向其提供信息。为患者提供高效的信息支持既能避免患者因信息缺乏反复询问护士,节省心理护理的时间和资源,也能使患者对护士充满感激。因此,护士须将信息沟通的心理护理作为核心责任。为患者提供信息支持可以促使患者产生符合现实期望值，减少患者因"不了解信息"产生的恐惧、压力和疑惑，引导患者有效地参与治疗。

1. 提供信息支持的要点

（1）评估患者是否已做好接收信息的准备，且处于适当的情绪状态：患者真正希望获得的信息；选择适当的地点、时间。

（2）保证信息完整无缺：护患双方常常出现信息不对等，即使护士已向患者或家属传递某些信息和建议，但患者并不能领会并记住。因此，为保证信息的完整无缺，护士必须与患者交互信息。

（3）保证信息正确可靠：信息传递不是一劳永逸的，护士要常回到患者身边，检查传递给他的信息是否发生变化，为避免所提供"信息"已偏离原始版本，需要反复检查并重新加强。认为"一旦患者受过知识宣教，其所接受信息将是稳定可靠的"想法是错误的判断。

（4）提供信息需贯穿情感支持：提供信息后需及时鼓励患者表达其对刚接受信息的反应，包括其对信息的即时想法、感知和情感反应，这些因素可能决定患者如何应对信息对记忆信息的准确程度。

2. 信息支持的实践技术　为了保证提供信息能顺利地进行，护士需掌握以下信息支持的实践技术。

（1）营造氛围：指提供信息很注重营造干预者与患者之间的沟通及信息提供、相互支持的氛围。

（2）监督运作：督导护士在为患者提供信息过程中有否根据患者的需要和能力给予其足够信息，并保持其良好状态。

（3）保持水平：提供的信息要与患者的熟悉、理解水平及期望水平相当。允许范围：①基本理解；②现实的期望；③可促进高依从性患者的理解。

（4）专业操作：利用专业技巧为患者提供信息支持，提供信息者应接受信息支持等干预方法的训练，以便专业地使用相关技巧。

（5）相互合作：指医护成员间及医护与患者之间对信息提供的合作性，需保证小组中各成员都明确每个患者的照护计划并及时更新。

3. 信息支持技术的操作步骤

（1）评估患者的状态：包括评估患者的认知和情感状态、是否适合接受信息、患者已经具有哪些信息、患者所需信息的语言和复杂水平等。

（2）传递信息：将信息打包，再间断地进行提问，运用图表和笔记帮助患者记忆信息，核查患者是否存在信息量过大与理解困难等。

（3）核对患者接受信息的准确性：要求患者用自己的话概述信息，核对准确性，如果有必要再次传递信息。

（4）核对患者对信息的认知、情感反应。

（二）情感支持技术

帮助患者在经历困苦期间给予其情感支持，如帮助患者应对恐惧和焦虑、平息愤怒、应对损失和悲伤。情感支持旨在帮助患者感到更舒适，并不直接关注患者解决问题或摆脱负性的情感反应，而是促进情感过程。主要技巧包括营造安全的环境允许其表达情感；帮助患者放松情绪并自由地表达情感；与患者友好地探索和讨论情感反应；理解、接受、尊重和认可个人情感以提供支持,特别注意不要阻止其流泪及宣泄悲伤、焦虑和愤怒。

1. 实施情感支持的要点

(1) 态度:指对情感和情感加工过程持有积极态度,被视为人类功能显著、本质的部分。

(2) 意识:指伴随个人对自己的感觉和情感反应的意识,即不紧张、不羞涩、无禁忌地向他人恰当表达自己感觉和情感的能力。

(3) 理解:情感反应被视为人们(遭遇伤害患者群体)应对生活事件所有反应的正常部分,是人们心理活动的重要过程,而并非必须与之抗衡的“侵扰性行为”。

(4) 自我意识:指人们对个体化情感类型及“问题点”的意识——容易被每个人所明确、接受和表达的个人感情和情感。

(5) 对他人情感表达的反应:当患者表露其情感时,护士应表达对患者情感反馈的接收:①不惧怕,没必要逃避;②不必立即平静情绪;③不认为患者的情感反应需要被转移或“处置”,并以微笑替代;④无负罪、责备或失败感;⑤不必鼓励患者压抑其反应;⑥不必为避免激起自身反应而避之不及。

想要使患者接受情感支持,需要营造一种从容、接受、支持、分享性的氛围。予以患者即刻舒适的关注,营造安全环境并帮助患者放松其情感,护士可与其开诚布公、轻松地强调并谈论患者的特殊情感。

2. 情感支持的具体实施

(1) 开始情感支持(鼓励):确定情感支持是针对真正需要得到的患者及家属,总是以鼓励开始,且只有卷入其中的人意识到有此需要并接受鼓励时才能继续。

(2) 营造安全情境并允许情感表达:理想的情感支持情境应为护士经思考计划和关怀而设置,必须由实施者负责并设计,使之一次次促成患者的有益体验。此外,实施者还需考虑针对局促不安的患者,应介入干扰患者流畅表达的不和谐场合。具体做法:①选择合适的环境,如可谈论隐私、小的、舒适的场所,不会响起电话铃声,门上有“使用中”的标志等,一个让患者感觉安全,不受监察和打扰的理想环境;②限制参与者:参与会谈的理想状态,应只有护士和患者,尽可能限制患者的配偶或家人、其他观察者;③缩小社交隔阂,减少护士与患者之间的表面社会距离和身体障碍,间隔以护士觉得合适时可拉起患者的一只手为宜,以温和的目光面对患者,尽早建立熟悉、以称呼名字的形式谈话等;④明确、自然地接受个人情感而得以安全地交流,回应患者必须传达以下信息:不约束其想谈论的事情,如患者流露的担心、懊悔、愤怒、悲伤、消极的想法和眼泪等个人情感,能在此情境中适当且被接纳,避免其感到“情感受阻”或不被倾听,即患者感觉在此交谈是安全、自愿的。

(3) 倾听并易化情感过程:情感支持即易化患者的情感确认和表达,目的是帮助其情感过程和加工。凡以随和心态接受及尊重患者情感的需求,加之尊重、支持和合作的体验,可促进护患关系深入,调动患者参与沟通。

(4) 回馈(理解、接受、移情的交流):具有良好“共情”能力的护士,可准确判断他人的感觉,在其激起情感的状态下可与他人有相似体验。有时护士并未被患者直接告知某些情感,但护士可以凭其直觉获得;有时源自其仔细倾听后产生的情感共鸣,即以“相同情感模式”与其有基础情感体验者做出的反应。若患者了解护士的共情,可助其保持安全感并维持交流关系的深度,常可鼓励护患继续对话。

(5) 给予支持:情感支持所包含的技巧,是对寻求情感支持的患者提供热情相助的基础混合物。在某些方式中,支持是效果而非行为,指一种排遣孤立、从烦恼的情感压力或情形中获得释放的感觉。如患者说"谈话后,我有种意想不到的放松感,这种感觉一直伴随着我"。

(6)结束情感支持的会谈:最好会谈一开始就让患者注意其时间有限。多数情况下"结束情感支持的会谈"完全没有问题,自然地像一次常见的会面。如果氛围轻松,护士可在会谈后简单核实患者的感觉,随即与之道别,也可同时另行安排便于进一步接触的方式与时间。有时,随着患者讲述其沮丧或烦恼之事,会谈氛围可能随其情绪改变。在这种情况下,护士需立刻用仅有的几分钟将其带回,尽可能给患者留下结束的印象,如可与患者核实会谈留给他们的感受和面对即将到来的事情时的情感体验。

(三)心理咨询相关技术

1. **开场技术** 首要任务是建立信任感。要迅速取得信任,需要做好以下开场技术。

(1)见面互致问候:根据当地习俗、患者及陪护人员的年龄、性别和身份,决定需不需要握手、鞠躬、做自我介绍,并且迅速决定对话的言语模式:讲何种语言或方言,讲口语化、简单易懂的日常语言还是讲较文雅的、较有科技含量的学术语言。许多医务人员习惯于"被人求"的地位,不太愿意主动示好,通过表情、姿势的非言语交流表达出来的是被动、淡漠、困顿、厌倦、心不在焉、邋遢、傲慢、生硬,或缺乏自信导致的紧张、回避、提防、敌对等不利信息,不利于形成良好的第一印象。

(2)挑起话题:在医院,护士是主人,患者是客人,护士要主动为患者安排座位,介绍环境、设备及使用方法,并注意观察患者有无犹豫、警觉、挑剔或好奇的神态表情,并以此为线索寒暄、解释几句。随后用"我今天能为您做点什么?"之类的话,将发言权交给对方。

(3)减少神秘感、不安全感:许多人对医疗机构、治疗技术怀着神秘感,尤其是文化程度不高,对卫生保健知识了解不多的患者,对医院的各种设施设备不敢触碰,感觉医务人员高不可攀。另一方面,他们对自己的疾病及接下来会发生什么都没有底,很没安全感。护士一开始就应主动解释说明,必要时予以一定的保证与承诺。与儿童或与异性患者单独谈话,应设法消除不安全感。

2. **接纳与反映技术** 正式话题开始后,护士要神情专注,不带价值评判地用"嗯""哦""请接着说"之类短句对对方进行鼓励。在建立初始关系之后,通过显示对患者情感状态的理解来深化关系。在患者在陈述有关自己的问题、处境时,护士像一面"会说话的镜子",不时用略微不同于对方的词汇做简单的附和、评述、提问,将其话语之下那些没有表达出来的情感、态度或思想点明或者映照出来,或者将对方以第三人称表达的情感、态度或思想逐渐引回其自身,使其用第一人称陈述。这样的做法,即是情感反映的技术。

及时有效地识别、回馈、反映、共享患者的情感体验,加强对方对这些隐蔽的体验的感知,提高对其体验进行理性化、言语化处理的能力,属于护士设身处地、将心比心地对患者进行"共情的理解"的过程,这是护士必备的能力。

3. **倾听与共情技术** 倾听不仅仅是采集信息的过程,也是主动接纳、关切的过程,不仅要听说出来的,还要解析"弦外之音",有时还必须听"无声之音"。不说话的倾听,以及保持沉默和短暂的静息状态,有时比说话还重要。在倾听时,护士要尽量做到不随意打断患者的说话、不批评指责患者、不评判患者的对错,认真专注地听,适当表达对患者的谈话感兴趣。在交流过程中允许患者有适当的沉默,患者需要时间思考和反应,需要时间观察护士的反应。护士也可以利用这个沉默的时间观察患者的反应并思考下一步的应对方法。

共情是护士在与患者的交往过程中,从患者的视角出发,感同身受地理解患者的想法、感受和需要,并能准确帮患者表达他的感受,满足他的需要。护士必须具备一定的共情能力,这是取得患者信任、建立治疗性护患关系的基础。

4. 引导技术 引导是指指引或影响患者思路的程度。如提问比只发出"嗯"的声音有影响力,特殊疑问句与一般疑问句又有不同:"今天我们能帮您解决些什么麻烦?"给患者很大选择权;"如果今天的治疗成功的话,你们家会发生什么变化?"让对方的思路往未来方向、积极方向推演,但选择余地仍较大;"你妈妈的意思好像是说,每次你一坐到钢琴旁边就想说头晕、肚子痛。是这样吗?"让被问的人只能选择"是"与"不是"中的一种回答。

引导的程度随着访谈的进行越来越强。应注意自然、灵活地转换话题却又不失主见,避免让对方觉得生硬、傲慢、太具操纵性,否则易引起阻抗。在这个方面最难处理的情况见于面对年龄大、社会地位高、身份特殊、很有主见、不容易信任人、对治疗后果考虑较多的患者时,涉及家庭、性问题及与其他人的关系问题时,尤其要谨慎,不宜太勉强,有些治疗干预在实施前要做许多铺垫。

5. 安慰与承诺技术 使用让患者感到宽慰、安心和承诺的关系技术,是向患者提供支持、保证。安慰和承诺技术首要的作用是对其行为及有适应性的信念系统进行强化性的奖赏,并培植对于将来奖赏的期望,使其对不断深入地探讨问题、解决问题保持兴趣。"你配合得很好;你很理智;你非常能干;这事考虑得真周到;你过去碰到的麻烦比现在还大,这次你也一定能解决这个问题;你会在几天之内感到越来越好……"等话语,能够起这样的作用。

另一个直接的作用是降低焦虑和不安全感。但适度的焦虑、紧张、困惑,对于激发和保持有利于发展和变化的动机是有益的,不一定要让患者马上获得"吃定心丸"般的安抚效应,那样会助长依赖。不过,有些情况下,作出有信心的保证很有必要。

6. 暗示技术 在做以上工作的时候,已经对患者产生着一般性的暗示效应。医务人员的声望、职业权威、柔和而关切的声音、安全的环境,加上正在形成的信任和信心,正在被强化、确认的期望,双方对于话题的共同关注,逐渐使对方的情绪和身体放松,对治疗师发出的信息接受性逐渐增高,批判性逐渐削弱,注意越来越集中,意识相对狭窄,与主题相关的想象增加,思维受到诱导。这是一种放松的警觉状态,对导入特异性干预有利。

7. 放松技术 是按一定的练习程序,学习有意识地控制或调节自身的心理生理活动以达到降低机体唤醒水平,调整那些因紧张刺激而紊乱的功能。

放松技术的原理:一个人的心情反应包含情绪与躯体两部分,假如能改变躯体的反应,情绪也会随着改变。至于躯体的反应,除了受自主神经系统控制的"内脏内分泌"系统的反应不易随意操纵和控制外,受随意神经系统控制的"随意肌肉"反应,则可由人们的意念来操纵。也就是说,经由人的意识可以把"随意肌肉"控制下来,再间接地把情绪放松下来。基于这一原理,放松技术就是通过意识控制使肌肉放松,同时间接地松弛紧张情绪,从而达到心理轻松的状态,有利于身心健康。

应激不但能引起人体的生理反应,也能引起心理反应。前者主要包括两个方面:一方面是肾上腺素能反应,表现为交感神经活动加强,肾上腺髓质释放儿茶酚胺增加,而致血压升高、心率增快、呼吸加速、肌张力增高等;另一方面为垂体 - 肾上腺皮质反应,促使肾上腺皮质激素大量分泌,引起一系列反应如抑制炎症反应、对抗变态反应、血糖升高等。后者即心理反应亦可分为两类：一类是有利于应激行为的，另一类是干扰应激能力的，例如过度的焦虑、情绪激动等，由此引起认知和自我评价的障碍。

放松训练具有良好的抗应激效果。进入放松状态时，交感神经活动功能降低，全身骨骼肌张力下降即肌肉放松、呼吸频率和心率减慢、血压下降，并有四肢温暖、头脑清醒、心情轻松愉快、全身舒适的感觉。同时加强了副交感神经系统的活动功能，促进合成代谢及有关激素的分泌。经过放松训练，通过神经、内分泌及自主神经系统功能的调节，可影响机体各方面的功能，从而达到增进心身健康和防病治病的目的。

8. **终止技术**　心理护理贯穿在日常的每项治疗护理的过程中，护士的一言一行都对患者的情绪有疗愈作用，尤其是在为患者进行健康宣教时。健康宣教就是为患者提供信息支持，临床上大部分患者的焦虑、恐惧都是因为信息缺乏，因此，健康宣教是针对焦虑、恐惧患者的一项主要的心理护理措施。所以，可以说每一次护理过程的结束或每一次健康宣教的结束都是心理护理过程的结束。患者出院是一个疗程的结束。做好结束工作是保证心理护理效果的主要方面。

每次结束，护士应对患者的配合表示感谢，对患者的积极表现表示肯定与鼓励，请患者确认自己在本次交谈过程中的收获。切忌因突然想起有其他紧急需处埋的事情、同事或其他患者呼叫而突然离开，如果确实有紧急情况需要中断，应向患者表示歉意并说明。出院前要处理好患者的分离焦虑问题。部分患者因要离开医院，离开医护人员，担心自己不能照顾好自己而产生焦虑，或者与医护人员产生了深厚的感情而不愿离开。护士在患者出院前几天就开始说明出院的打算，确认患者自我照顾的能力，并告知患者出院后遇到问题如何能够及时联系上医务人员寻求帮助。

心理护理发生在与患者接触的每一个瞬间，贵在自然、坦诚、融洽，建立治疗关系的过程应富于创意，生动活泼，有时需要幽默、诙谐，而不要成为机械、刻板做作的操作。

六、心理护理的实施流程

鉴于心理护理给人的感觉有些抽象，与注射、翻身等护理操作的具体呈现形式相比，有些看不见、摸不着，以至于许多临床护士对心理护理的具体实施觉得无所适从。因此，加强心理护理的可操作性是促进其深入发展的必要条件。

从心理护理的理论框架可大体了解"针对有需求的患者，运行心理护理的程序，以达成心理护理的目标"之若干环节的关联，其中的"程序"应是心理护理可操作性的集中体现。

心理护理的实施步骤，也称心理护理的基本程序，是个连续、动态的过程，需因人而异，灵活运用，主要包括以下环节：

1. **建立良好的护患关系**　在严格遵循相关伦理学的原则与要求的基础上，充分运用沟通技巧，与患者建立相互信任的治疗性护患关系。

2. **全面收集患者信息**　护士一方面通过与患者的直接接触交流，另一方面通过与家属或同病室病友的沟通，全面收集患者现阶段的身体反应与心理反应，了解患者既往表现、生活环境、性格特征等。收集患者信息还可以通过相关的量表评定以及与患者的深入交谈，评估患者的心理状态。

3. **确定患者基本心理状态与需要**　通过对患者的全面评估，收集患者的各类相关信息，明确判断患者目前主要存在的心理与情绪反应。

4. **分析主要原因与影响因素** 在与患者建立良好护患关系的基础上,与患者深入交谈,找出患者出现目前状态的原因与影响因素。

5. **选择适宜的护理对策** 根据患者的状态与心理反应,针对引起心理反应的主要原因,护士要在充分考虑患者的性格特征及接受程度等基础上选择适合患者的护理干预方法,对患者进行干预。

6. **评估心理护理效果** 对于效果的评估要综合考虑三方面的因素,首先是患者自己要觉得确实有获益,自我感觉舒适度有提高或功能有改善;其次是护士通过对患者的观察、与患者的交流及结合各项实验室检查或心理评估,发现患者的身体反应与心理反应比以前确实有改善;最后是家属或照顾者的感受。

7. **确定新的方案** 效果的评估既是上一个治疗周期的结束,也是下一个循环的开始。要评估通过上一个周期的处理,解决了哪些问题? 哪些问题有缓解? 哪些问题仍然存在或者是否又有新的问题出现? 对于已经解决或缓解的问题要如何维持或改进? 对于还没有解决或新出现的问题原因又出在哪里? 怎样处理? 又要明确新的处理方案。

心理护理的程序是相对的,心理护理步骤是灵活的,心理护理过程是循环往复的,心理护理的临床实践需不断发展和完善。以上所列的流程只是对广大护士开展心理护理起到了"抛砖引玉"的启示作用,让经验相对不太丰富的护士实施心理护理时更易形成较清晰思路,有益其循序渐进地逐步深入,增强心理护理的可操作性。实践表明,临床上经验丰富的护士具有敏锐的感知能力、良好的沟通能力与判断能力,在日常护理操作过程中,与患者的交谈中,不经意间就能与患者建立很好的护患关系,就能敏锐地感知与判断患者的心理状态与需要,表现出来的一言一行都对患者有很好的疗愈作用。

七、心理护理的方法论原则

(一)心理学的方法论原则

心理护理与临床医学常用的生物学、物理学方法等有本质区别,即不可能用动物实验等结果解释人的心理活动及其变化,故心理学方法论是心理护理必须遵循的首要原则。心理护理,从观察患者的心理状态,到确定其心理反应的共性规律,都必须在心理学方法论原则的指导下,采用应用心理学的方法和技术。

(二)比较文化的方法论原则

该原则强调,多元文化背景下实施心理护理需考虑个体间心理差异的文化根源,了解各种文化对患者心理活动的制约。因此,比较文化方法论原则通常具有较普遍的意义,也便于向实践领域推广、应用。如东西方女性对乳腺癌根治术的心理反应有显著差异,护士所采用的心理干预对策亦截然不同。我国56个民族的文化背景亦要求实施心理护理采用比较文化的方法。如长期在少数民族区域工作的护士,可根据当地少数民族患者的特点开展心理护理,掌握不同民族患者心理活动的规律,使干预在少数民族区域获得显著效果。

八、心理护理的层级原则

借鉴我国临床现有的分级护理模式,根据患者身心状态的严重程度,区分轻重缓急,实施心理护理干预。即对有严重心理危机的患者,可类比临床现行分级护理中的特级护理或一级护理,投入更多的时间、人力和资源。对心理状态较稳定的患者,可类比二级或三级护理,酌情减少时间、人力和资源的投入,设法调动患者自身的主观能动性。遵循心理护理的层级原则,旨在把有限的心理护理资源优先、更多地用于帮助内心激烈冲突、随时可能发生意外的患者,较大程度地减少心理护理的盲目性。尤其在护士少、患者多的条件下,把干预重点锁定有严重心理危机的患者,避免其得不到及时甄别、干预而发生无可挽回的悲剧。

英国学者 Keith Nichols 主张将心理护理分为以下 3 个层级。

(一)一级心理护理

一级心理护理指最基础的心理护理,即护士不断努力地与患者接触,根据患者透露的信息和应对方式敏锐地了解其心理状态,察觉、鉴别患者的心理护理需求。要求护士把很好地倾听、引导患者说出关键问题作为最基本的能力。且此水平的心理护理并不会占用很多时间,真正需要心理干预的病例并不多。Keith Nichols 指出,运用一级心理护理应成为一种意识,不仅可以提高患者的满意度,还可让护士体会到成就感。如果护士未能朝着有效评估患者心理状态的方向努力,其照护效果往往不显著。一级心理护理还可为下一步实施信息和情绪方面的护理做准备,也可为心理治疗提供参考。

(二)二级心理护理

二级心理护理是一级心理护理的深入和提高。与患者较多接触后,心理护理即由意识到患者的心理需要(包括信息和教育),逐步进入用简略记录方式评估患者的心理状态。护士即从经常与患者接触、从事健康照护者到成为患者“心灵的眼睛和耳朵”。整个过程中,特别需要强调的即为最简单的“一切以患者为中心”的交流,以达到更完整了解患者状况的目的。心理干预可与常规的治疗、护理等操作同时进行,也可单独进行。

(三)三级心理护理

三级心理护理即心理治疗,指护士凭借自身能力不足以帮助那些困扰非常大的患者时,把患者转诊给临床心理医师,这是三级心理护理的重要环节,护士是该层次心理护理的组织者。当通过评估发现患者心理反应过度、出现精神症状时,即需寻求心理或精神科医生的帮助或转诊。由心理医生实施专业心理治疗帮助患者度过心理危机,阻止事态的进一步恶化。

临床患者一、二层级的心理护理,主要由护士承担。护士可通过患者为中心的倾听、交流,及时发现患者的心理护理需求,借助评估工具和观察访谈了解患者心理反应的影响因素,了解患者在信息、情感、咨询等方面的需求,并给予心理护理和干预。对于三级心理护理,则要求护士具备发现患者有否精神症状的能力,及时转诊精神异常的患者,帮助其及时获得针对性心理治疗。

九、心理护理的操作原则

(一)依据患者心理反应强度的干预原则

为患者实施心理干预,需依据其心理反应强度区分等级,合理配置实施干预所需的人力、时间和方式等,以确保重点对象的心理危机得以及时化解。如心理护理应高度关注有严重心理危机的患者,迅速与其建立信任、合作关系,安排专人陪伴有严重抑郁或自杀意念的患者,必要时协助患者寻求心理咨询或治疗师的援助等;对仅表现轻、中度心理反应的患者,护士可酌情与之较深入交流,动态评估其身心变化,运用“患者为中心疗法”等基本技术,为其提供信息、情感等支持,引导患者获得自身的适宜身心状态;对心理反应适度的患者,则无须特别投入人力和时间,职业微笑和良好沟通即可。此外,还需随时掌握疾病诊治过程中病情突变或恶化、家庭变故等"突发事件"对患者身心状态的影响,以防其对患者构成严重心理危机。

（二）考虑患者心理反应主因的干预原则

考虑患者心理反应主因的干预原则指为患者实施心理干预,需从考虑患者的个性化特点入手,因人而异地施以相应对策,可类比疾病治疗过程中的对因治疗。如为高热患者施以降温措施并不能从根本上治愈疾病,针对患者心理反应的主要原因所实施的干预就像查找感染病原后针对性使用抗生素。再如,两位癌症患者虽同样陷于严重抑郁等心理危机,但其主要原因可能并不相同:一位患者受制于疾病知识匮乏,视癌症为"不治之症"而产生自杀念头;另一位患者则因家庭经济拮据、无法承受巨额医疗费用,不愿拖累家人而打算结束自己的生命。如果护士未弄清两位患者严重抑郁且有轻生念头的主因,仅给予一般的劝慰、保证便不能真正走进患者的内心世界体察、剖析其心理危机的实质,其干预对策必定苍白无力,也不可能从根本上化解患者的心理危机。因此,欲使心理护理的针对性强、效用高,实施干预时必须明确患者心理危机的个体主因。

（赵　娟）

第四章

专科常见辅助检查

第一节　脑影像检查

一、头颅CT

计算机X线扫描断层摄影（computed tomography，CT）是临床常用的结构性影像技术，根据不同层次各种组织的衰减系数差异，显示人体有关组织、器官的解剖学横断面图像，可显示脑室的大小、脑沟宽度、脑实质密度的改变及局灶化的异常，可比较直观地发现正处于病理、生理状态下的颅内情况，向临床提供比较准确的定位与定性判断，相较于脑血管造影等诊断脑萎缩的方法，其敏感度、特异性更高。

（一）临床应用范围

临床上存在精神障碍情况患者的颅脑形态会出现一定的变化，如精神分裂症患者的CT影像主要表现为大脑萎缩、小脑萎缩、大脑非对称性改变和左额叶密度减低等脑结构变化。阿尔茨海默病患者的CT影像主要表现为脑萎缩。酒精所致精神障碍患者的CT影像主要表现为脑室扩大、脑沟增宽和脑回变窄明显。通过头颅CT检查可以及时了解患者脑结构的变化，大大提高了病变的检出率和诊断的准确性，并对治疗方案调整有积极意义，最大限度地降低脑组织受损情况，缓解患者痛苦，促进康复。

（二）注意事项

1. **去除检查部位体表金属异物（发夹、耳环、眼镜、活动义齿等）**　由于CT扫描部位的金属异物会产生放射伪影影响诊断观察准确性，甚至掩盖被检查者真实病变部位，因此，在接受CT检查前，被检查者应将扫描部位的金属异物或全身金属异物去除。

2. **家属陪同**　对于年龄较大的检查者、年龄过小的幼儿、危重症患者、行动不便者应在一名或以上家属的陪同下，在检查过程中，若出现身体不适，则应第一时间告诉操作医生。

3. **对于无法安静平卧20分钟的人员不可做CT检查**　由于CT检查时要求检查者安静地在检查舱内平卧20分钟左右，对躁狂发作无法安静平卧20分钟的患者则不可在症状发作期进行CT检查，必要时可辅助镇静药物。

4. **血糖控制效果不佳者**　由于高血糖状态对CT显像效果具有较大影响，因此，在CT检查预约时，医护人员会明确告知检查者血糖控制要求，也会在CT检查前对检查者血糖进行测量。若检查者本身患糖尿病或者其他造成血糖控制效果不佳的疾病，就无法做CT检查。若必须进行检查，则可以在48小时内服用双胍类降糖药物，待血糖恢复平稳后接受检查。

5. **其他疾病患者**　除糖尿病患者以外，甲亢急性期、哮喘急性期、肝肾功能不全、处于妊娠期或者计划在半年内怀孕的人员均不可行 CT 检查,特别是 CT 增强检查。

二、头部 MRI 检查

磁共振成像技术(MRI)是通过激发患者体内的氢原子核,同时使氢原子核发生共振,不断吸收能量。结束射频脉冲后,患者体内的氢原子核会按照特定的频率释放射电信号,磁共振检查仪器会收录患者释放的能量,经检查仪器电子计算机对收录的能量进行处理后,最终形成具体的磁共振图像,然后用来探究大脑不同功能区的相关神经活动在不同刺激条件下的变化情况。

(一)临床应用范围

磁共振成像技术(MRI)已普遍用于精神科的临床诊断中,如 MRI 的研究发现精神分裂症患者存在某些脑区的体积下降,如颞上回、前额叶、丘脑等;临床怀疑病变部位在颞叶、小脑、皮质下结构、脑干和脊髓;怀疑有特殊病变:白质或去髓鞘病变、癫痫病灶、痴呆、梗死、肿瘤(脑膜瘤除外)、血管畸形(包括血管造影下不可见者)、亨廷顿病;因患者不能耐受下列情况,而不能用 CT:放射、碘造影剂、静脉内操作的情况下可安排进行 MRI 检查。

(二)注意事项

1. 在磁共振检查设备周围大概 5m 范围内,磁场的强度较大,在进入检查室前,患者及陪伴患者的人员须将铁磁性物品和电子产品放在远离磁共振检查室的位置。除电子产品外,钥匙、硬币、打火机及钢笔等铁磁性物品也在禁止携带范围内,发卡、眼镜、病床以及轮椅等也禁止带入磁体间。

2. 对于某些患者来说,磁共振检查十分危险,如体内植入心脏起搏器、除颤器及心脏支架的患者,严禁做磁共振检查。陪伴家属如果植入以上物品,也应禁止靠近和进入,否则会对患者或者陪伴检查家属的生命安全造成威胁。另外,体内植入药物灌注装置或骨骼生长器等电子装置或生物刺激器的患者以及陪伴家属也在禁止接触磁共振检查器的范围内。此外,具有金属缝合线、子弹头以及义肢等的患者也不能做该检查。

3. 妊娠女性也不能进行磁共振检查,危重患者同样应避免磁共振检查。为最大限度提高磁共振检查的安全性,接受检查的患者应向医生提前声明,是否具有器官移植以及心肾手术史,以便医生综合判断患者是否适合接受磁共振检查。

4. 有幽闭恐惧症患者在接受磁共振检查前应提前告知医生,因为检查过程很容易引起幽闭恐惧症发作。他们会出现头晕、头痛、口干、胸闷、面色苍白等症状。

(1)检查前:如果患者紧张可先观察患者的检查过程,告知患者在检查过程中感到不适可随时打电话,尽量引导患者放松精神。如果患者在检查过程中紧张,可将其耳朵用棉球进行堵塞,以此降低噪声。

(2)检查期间的护理:倘若患者需要家属的陪伴,护理人员须积极满足患者的需求。焦虑患者得到适当的鼓励和安慰后可稳定情绪。患者及其家属可以通过帮助患者克服心理问题,与患者聊天帮助分散注意力来完成检查。如有必要,测试前 30 分钟无法克服恐惧的患者可用镇静剂治疗。

(3)检查后的护理:注意患者的精神状态,20 分钟后无症状方可离开。

5. 癫痫患者需要使用镇静剂进入睡眠状态。稳定期患者不能使用药物,只能由家属或医务人员陪同检查,必要时使用镇静剂使其在检查前进入睡眠状态,防止由于缺乏自我控制能力而在长时间扫描期间被唤醒,无法顺利完成检查。

(1)检查前:与患者及其家属充分沟通,了解患者的病史和严重程度,并向患者解释磁共振检查的步骤。如果必须使用镇静剂,需要向患者解释情况。没有镇静的患者必须由家属或医务人员陪同。

(2)检查中的护理:检查中密切观察患者的情况,即使使用镇静剂的癫痫患者,也可能由于扫描过程中发出巨大的声音而觉醒,必须采取适当措施帮助患者完成检查。

(3)检查完成后护理:患者完成检查后需观察 20 分钟左右,患者各项体征无异常才能离开。

6. 磁共振检查一般不会对患者造成损伤,也不会存在任何辐射伤害,不过患者应知道,磁共振检查过程一般会产生较大的噪声,患者及家属如果遇到此类情况,不必惊慌,要放松心情,检查中患者要保持静止不动。磁共振检查时间在 15~60 分钟。

三、功能性脑影像

常用的功能性脑影像检查主要包括单光子发射计算机断层扫描(single photon emission computed tomography,SPECT)、正电子发射计算机断层扫描(positron emission tomography,PET)、功能性磁共振成像技术(functional magnetic resonance imaging,fMRI)。SPECT 通过检测能发射单光子同位素标记的显像剂在体内的立体分布而定量、定性地检测脑血流及其变化,也可通过检测受体的放射性配体以了解神经受体的占有率和功能情况。PET 是通过导入人体的不稳定放射性同位素,标记体内的各种化合物及其代谢物,研究活体生理、生化过程的功能性影像成像技术。fMRI 是一种主要通过检测脑部区域血流量的一系列变化来间接测量被测试神经元活动的一类技术,因其具有较高时间分辨及空间分辨率,具有较高对比度的成像效果,可以直观及准确地了解大脑功能活动的部位和区域范围,对人体无伤害辐射,且可多次重复进行,能够尽早地确定病变的部位等优势,目前已成为精神疾病研究的热点技术,广泛应用于精神疾病的生物学基础及发病机制的研究。

第二节 实验室检查

实验室检查可为脑器质性病变所致精神障碍、躯体疾病所致精神障碍、精神活性物质所致精神障碍等的诊断提供确切的依据。如阿尔茨海默病患者脑脊液 Aβ42 下降,总 Tau 蛋白、P-Tau181 升高,内脏器官疾病所致精神障碍可有相应器官结构改变或功能障碍的实验室证据,病毒、细菌、立克次体、螺旋体或寄生虫等颅内感染所致精神障碍患者脑脊液中可找到相应的病原体感染证据,精神活性物质所致精神障碍患者尿液精神活性物质成分检测阳性。D-二聚体应用于弥散性血管内凝血诊断,在恶性肿瘤、冠心病、糖尿病、脑血管疾病甚至精神性疾病的诊治方面均有应用价值。精神科药物氯丙嗪、利培酮、奥氮平等容易引起药物性肝损伤(DILI)、糖代谢异常,心肌酶检测可辅助判断药物肝损伤,血糖监测可及时监测患者血糖水平。

精神病药物作为一种必不可少的治疗手段,治疗效果仅凭借经验及量表的评定,缺乏依据论证。随着药物浓度监测技术的不断发展,已逐渐应用于精神科疾病药物治疗领域,目前血药浓度监测是在药代动力学原理的指导下,通过使用现代化分析技术,测定血液中或其他体液中的药物浓度,探讨药物在体内过程,研究人体体液中的药物浓度与临床疗效、毒性的关系,指导药物的使用。药物基因组学研究显示细胞色素 P450 酶基因多态性可通过影响代谢水平进而影响疗效与毒性反应。利用现有的研究指导抑郁患者选药可减少潜在的不良反应发生率,改善治疗反应。

第三节　神经电生理检查

一、脑电图

脑电图(electroencephalogram,EEG)是一种无创性生物物理检查方法。在安静无外界刺激时,将电极置于头皮上进行描记,可得到大脑持续性、节律性的电位变化。脑电图既可反映脑的生理功能,也可反映脑的病理变化,通过分析其波形、波幅、节律,有助于了解大脑皮层的活动和病变情况,可以敏感反映觉醒、睡眠或意识水平的波动。已广泛应用于癫痫、精神疾病、心理疾病等的诊断和治疗。

（一）临床应用范围

1. 判断有无意识障碍,辅助诊断器质性精神障碍、精神发育迟滞和癫痫性精神障碍等。

2. 鉴别功能性精神障碍与器质性精神障碍,如癔症与癫痫的鉴别。

3. 精神药物中枢神经系统毒性作用监测。

（二）注意事项

1. 检查前一天晚将头发洗干净,不使用任何护发美发用品,如护发素等。

2. 检查前三天停用各种神经兴奋剂和镇静剂,避免影响检查结果的判断;如癫痫患者停药有困难时,要向检查人员说明服用的药名、剂量,以便检查人员参考。

3. 检查前避免过于饥饿,以免低血糖影响检查结果。

4. 精神异常或不合作者,应做睡眠脑电图,建议自然睡眠,一般不用镇静剂,需晚睡早起(晚上 11 时后睡觉、早上 5 时前起床),以备检查时入睡。

5. 检查时患者必须安静合作,关闭手机、传呼器等通讯设备,按医生要求,睁眼、闭目或过度呼吸。脑血管疾病、脑外伤、颅内压增高、严重的心肺疾病和临床情况危重的患者禁用或慎用过度换气试验。

6. 检查时头皮上要安放接收电极,不要紧张,以免脑电波受到干扰。

7. 检查当天如有发热,不宜进行检查。

8. 检查时请勿接触仪器设备及拉扯导联线。

9. 长程脑电图监测时的特殊注意事项。

（1）把电极线在几个转折点处用胶带分别固定,以免一次牵拉就扯掉电极。

（2）提供一个安静、舒适的环境,患者以自然睡眠为佳。

（3）视频监测时要细心观察,当发现患者有发作迹象时,迅速揭开患者身上的被褥,暴露其肢体以便录像记录其发作姿势,同时调整摄像头角度、焦距至最佳状态。

（4）监测过程中最少要包括有一个完整的睡眠周期,大约的时间是 90 分钟以上。

（5）监测前要求患者排空大小便,更换一套可以从胸前解开的宽松衣服、正常进食。另外,与患者或家属沟通患者发作时和整个监测过程中的可能情况,避免不必要的纠纷。

（6）监测过程中调整检查室内温度，一般 24~26℃。发作时记录发作的时间，呼唤患者名字，判断其意识状态，保护患者，保持呼吸道通畅，避免坠床、咬舌和电极脱落，及时通知医生、询问是否有进一步处理。

（7）监测后要护送患者回普通病房，向值班医生和护士交代病情，技术员要及时整理资料，在视频录像中做好时间标记以便医生重复观看。

二、诱发电位

诱发电位（evoked potential，EP）是给生物体的神经系统及感觉器官以适当的刺激后，可以从神经系统及其效应器记录一系列与刺激有固定时相关系的电活动。按刺激形式可分为视觉诱发电位（VEP）、听觉诱发电位（AEP）、体感诱发电位（SEP）、嗅觉诱发电位（OEP）、味觉诱发电位（GEP）。诱发电位潜伏期的长短可反映神经活动的速度，波幅的高低可反映大脑兴奋性的高低。

（一）临床适用范围

随着电生理检测技术的日益发展和完善，脑诱发电位已成为精神疾病患者神经感知觉活动过程中一种可靠的检测手段，与脑神经影响技术同步结合进行数据记录，可以弥补事件相关电位（ERP）空间分辨率的不足，有利于更全面理解精神疾病的脑结构和功能异常。

（二）注意事项

1. 应在饭后检查，以免因血糖过低影响结果。
2. 应于检查前一天洗头，以免头皮等污垢影响检查结果。
3. 检查前 24 小时停服抗癫痫药、催眠、镇痛等药物。
4. 儿童或精神异常者合作困难时，应酌情给予镇静剂。
5. 危重患者或不合作者，需医护人员及家属陪同检查。
6. 应避免精神紧张。
7. **不适宜人群**　颅脑外伤及颅脑手术后头皮破裂伤或手术切口未愈合时。

三、事件相关电位

事件相关电位（ERP）是一种特殊的脑诱发电位，也称诱发反应（evoked response），是指给予神经系统（从感受器到大脑皮层）特定的刺激或使大脑对刺激（正性或负性）的信息进行加工，在该系统和脑的相应部位产生的可以检出的、与刺激有相对固定时间间隔（锁时关系）和特定位相的生物电。ERP 技术相对较高的时间分辨率、安全性及低廉的成本，在医学、心理学等方面应用广泛。

（一）临床适用范围

1. **临床应用**　神经精神科、昏迷预后、辅助诊断等。
2. **心理生理**　注意、记忆、语言加工、知觉、意识等。
3. **功能评估**　智能评估、音乐认知能力、健康评估等。

（二）注意事项

1. 检查前嘱患者用中性洗发膏洗头，以便去除灰尘、油脂和死皮，对鼻尖、乳突、眼周的电极点位置，要先用磨砂膏去除角质，提高导电性。

2. 选择与被试头部大小合适的电极帽,以免患者不舒适或电极与头皮接触不良。

3. 确保操作准确,若佩戴随意,会导致实际电极点与标准电极点的位置不一致。

4. 接地电极和参考电极应先涂导电膏,确保接触良好后,再涂其他电极。

5. 对于头发较长、较密的被试,在填涂导电膏时,可拨开对应电极点的头发再涂导电膏。

四、多导睡眠监测

多导睡眠仪(polysomnography,PSG)是集监测记录及分析全夜(监测时间>7 小时)睡眠过程中的脑电、眼电、肌电、呼吸、血氧等生理信号,经处理分析后得出有关睡眠结构、呼吸事件、血氧饱和度、鼾声、体位和心电图动态变化具体数据为一体的睡眠监测仪器。PSG 作为监测全夜睡眠情况的装置,不仅为睡眠障碍患者的诊断评估及疗效评估提供客观依据,也为其提供了一定的诊断思路。同时,在睡眠障碍相关性内科和精神科损害方面的临床应用也逐渐拓展,可以提示疾病间的密切关系,并在疾病的早期发现和阻断中起重要作用,因此降低了疾病治疗的困难程度、患者的病痛及家属的负担。PSG 是当今睡眠医学中的一项重要新技术,在世界睡眠研究界又称为诊断睡眠障碍疾病的“金标准”。

(一)临床适用范围

1. 失眠、睡眠增多或睡眠不佳。

2. 睡眠打鼾及睡眠呼吸暂停。

3. 不宁腿综合征及睡眠期周期性肢体活动。

4. 伴有失眠症状的抑郁症及昼夜节律紊乱性疾病。

(二)注意事项

1. 为保证检查质量,检查当天用洗发水洗头,确保无过多油脂,洗头后不要使用护发素及定型产品。男性患者检查前剃须,女性患者不要化妆、不要戴耳环、耳钉等,不要涂有色指甲油,头发最好不要过肩。

2. 检查前三天勿饮酒及含咖啡因的饮料;检查当天正常饮食,避免剧烈运动和情绪激动。

3. 检查时请穿宽松舒适的衣物(领口、裤口不宜过紧)。

4. 检查时患者不能离开房间,可自备便盆供患者使用。

5. 为了配合检查及照顾患者起居,必须有一名家属陪同。

6. 家属需填写患者夜间发生事件的时间及事件的具体内容。

7. 监测过程中关闭电子产品,并禁止在房间内给电子产品充电。

8. 有过敏史的患者请及时告知(检查过程中需要使用酒精、胶布、电极膏及金属电极)。

五、近红外光学脑成像

近红外光学脑成像技术(near-infrared spectroscopy,NIRS)近年来运用于临床的一种新型脑功能状况检测手段。近红外光谱术对组织有良好穿透性,并且具有在组织中低吸收和高散射的特性,通过对大脑内血液中血红蛋白浓度变化的血流动力学信息,反映大脑皮层的血氧代谢情况。相比于其他脑成像技术,NIRS 以其安全性高、生态效度高、空间和时间精度相对较高、低成本、易操作、可连续检测等优势越来越多地受到脑科学家的青睐。

（一）临床适用范围

NIRS 广泛应用于脑神经科学的各个领域,其在精神疾病中的应用更为深入,主要应用于抑郁症、精神分裂症、惊恐障碍、进食障碍等疾病的前额叶血流动力学检测,但在精神科临床实际应用过程中应注意,对于处于躁狂状态、精神分裂症有冲动行为者、听力下降者不适宜接受该检测,以杜绝不必要的医疗纠纷和麻烦。

（二）注意事项

1. 检查当天如有条件可用洗发水洗头,确保无过多油脂,洗头后不要使用护发素及定型产品,保持头部清洁干燥。

2. 去除检查部位体表金属异物(发夹、耳环、眼镜等)以及发圈,将头发自然散落。

3. 保持操作环境安静、舒适。

4. 集中注意力,跟随技师指令完成相关作业。

六、眼球运动检测

人类的信息加工在很大程度上依赖于视觉,80%~90% 的外界信息是通过眼睛获得,其活动状态能反映脑功能状态。在观察物体时,人的眼球运动主要有三种形式:注视(fixations)、跳动(saccades)和平滑追随(smooth pursuit)。注视表现为在被观察目标上停留持续 100 毫秒以上。绝大多数信息只有在注视时才能获得并进行加工。跳动是双眼同时在注视点间的快速跳跃,在眼跳动期间,由于图像在视网膜上移动过快和眼跳动时视觉阈限升高,几乎不获得任何信息。平滑追随是指眼睛能平滑地追踪运动速度为 1°~30°/s 的目标。眼动检测技术的主要参数有总注视次数、注视持续时间、注视次数、注视点序列、第一次到达兴趣区的时间等,可用来探索各种不同条件下视觉对信息的处理过程,进而揭示人类心理活动的机制。

（一）临床常用的眼球运动检测

目前,应用较多的是平稳眼跟踪运动(smooth pursuit eye movement,SPEM)、眼跳视运动(saccadic eye movement)和探索性眼球运动(exploratroy eye movement)、反跳视力眼球运动(antisaccade,AS)、眼注视(eye gaze,EG)、视觉扫描路径(visual scanpath,VS)、预测性眼跳(predictable eve movement,PEM)等。

1. **平稳眼跟踪运动** 指受试对象的视线跟踪"摆"类靶目标运动时所出现的平滑均匀眼球运动。在 SPEM 研究中,跟踪值是眼球运动速度与靶运动速度的比值。当眼球运动能很好地追踪靶目标运动时,还会出现一种眼跳视运动,又称眼急动。定量研究将眼跳视运动分为补偿性和干扰性两大类。

2. **眼跳视运动** 是当受试者的视线由一点转移至另一点时出现的急速眼球颤动,也称急眼动。近年来,研究者通过眼跳视模式来研究眼球运动异常,有不同的行为模式,能选择性地研究注意力、感知、肌肉运动和认知过程。最基本的模式是反射性眼跳视,由听觉或视觉刺激所诱发。另一种模式为抗眼跳视任务,受试者被指示做一个与靶运动方向相反的眼跳视。这需要更主观地抑制反射性眼跳视,同时发起主动性眼跳视运动。

3. **探索性眼球运动** 是受试者随意注视静止图像时出现的眼球运动。方法是让受试者注视几何图形或人物等的图片,观察注视点数及活动范围,记录指标为注视点、总移动距离、平均移动距离、认知性探究分和反应性探究分等。

（二）临床适用范围

眼动检测技术在精神障碍研究中越来越受到重视，是精神科临床有力的辅助诊断工具。目前在精神分裂症临床检测中多使用探究性眼动技术，抑郁症和焦虑症的研究主要集中在认知功能的检测方面。此外，眼动检测技术在儿童孤独症（自闭症）、阿尔茨海默病等精神障碍方面的研究也在逐步开展。

（三）注意事项

目前，各临床机构广泛应用的是基于瞳孔 - 角膜反射向量法的医用眼动仪，检测屏幕普遍太小、分辨率不高，容易限制患者视野且需要语音引导进行治疗，检测前要充分评估被试的身体条件，保证工作环境安静，如被试无法做到精力高度集中，很容易产生空测。此外，眼动检测结果可能会受药物、疾病等因素的影响，临床需要结合患者用药的种类、剂型、剂量及疾病是首发还是复发、病程长短、不同症状等做出分析。

（刘晓梅）

第三篇
专科疾病护理常规

第一章

精神分裂症及其他精神病性障碍的护理

第一节　精神分裂症

一、定义

精神分裂症是一组病因未明的重性精神疾病,是以基本个性改变、思维、知觉、情感和行为等多方面的障碍,精神活动与周围环境的不协调为主要特征的一类疾病,一般无意识及智能障碍。精神分裂症的护理措施重点在于保证患者安全、健康教育、预防疾病的复发。

二、疾病特点

（一）病因

1. **遗传**　国内外有关精神分裂症的家系调查发现本病患者亲属中的患病率要比一般人群高数倍,且血缘关系越近,发病率越高。遗传因素在本病发病中占主要作用。

2. **大脑结构异常**　随着医学影像的应用和发展,肯定了精神分裂症患者脑结构的损害中,最为确切的是侧脑室扩大、皮层与皮层下的功能连接异常。

3. **神经生化异常**

（1）多巴胺（DA）假说:20世纪60年代提出了精神分裂症中枢DA功能亢进。经典抗精神病药物均是通过阻断DA受体发挥治疗作用。

（2）5-羟色胺（5-HT）假说:5-HT受体可能与情感、行为DA调节释放有关。

（3）氨基酸类神经递质假说:使用放射配基结合法及磁共振波谱技术,发现与正常人群相比,精神分裂症患者大脑某些区域谷氨酸受体亚型的结合力有显著变化,非典型抗精神病药物的作用机制就是增加中枢谷氨酸的功能。

4. **神经发育异常**　D.Weinberger和R.Murray提出了精神分裂症的神经发育假说,该假说认为由于遗传的因素以及在母孕期或围生期受到损伤,新皮质形成期神经细胞从大脑深部向皮层迁移过程中出现了紊乱,导致心理整合功能异常,进入青春期或成年早期后,在外界环境因素的不良刺激下,会不可避免地出现精神分裂症的症状。

（二）临床表现

1. **感知觉障碍**　精神分裂症最突出的感知觉障碍是幻觉,以幻听最为常见,内容多半为争论性或评论性。

2. **思维障碍**

（1）思维内容障碍:最主要是妄想,最多见的妄想是被害妄想和关系妄想,可表现为一种或多种妄想。

(2) 被动体验:患者感到自己的躯体运动、思维活动、情感活动、冲动都受人控制的,有一种被强加的被动体验,常常描述思考和行动身不由己。

(3) 思维形式与思维过程障碍:思维散漫、思维破裂、语词新作,思维贫乏,缺乏主动语言,多"是""否",很少加以发挥。

3. 情感障碍 情感淡漠或情感不协调是精神分裂症的重要症状,主要表现为情感迟钝或平淡、表情呆板、缺乏体态语言、讲话语调很单调、缺乏抑扬顿挫等,与思维内容、其他精神活动或周围环境不协调。

4. 意志与行为障碍

(1) 意志减退:患者在坚持工作、完成学业、料理家务方面有很大困难,缺乏积极主动性。

(2) 紧张综合征:以全身肌张力增高,包括紧张性木僵和紧张性兴奋。两者可交替出现,是精神分裂症紧张型的典型表现。

(三)治疗

1. 药物治疗 强调早发现、早诊断、早治疗,足量、足疗程用药。传统的抗精神病药物:氯丙嗪,奋乃静,舒必利等;非典型抗精神病药物:氯氮平,利培酮,奥氮平,喹硫平等。

2. 无抽搐电休克治疗。

3. 心理社会干预 包括家庭干预、社会技能训练、职业康复训练、认知行为治疗等。同时,加强对家庭成员的心理教育,减少来自家庭社会中的不良刺激,降低复发率。

(四)预后

本病的预后与病因、临床特点、病程、治疗的及时性和系统性等因素密切相关。一般分为临床痊愈、轻度缺损、明显缺损、精神衰退。

第二节 妄想性障碍

一、定义

是一组病因未明,以系统妄想为主要症状的精神障碍,若存在幻觉,则历时短暂且不突出,病程演进缓慢,患者可在不涉及妄想的情况下,具有一定的工作和社会适应能力。

二、疾病特点

(一)病因

多数学者认为,发病通常是在性格缺陷的基础上遭遇社会环境因素中的应激事件后发展而来。患者多具有偏执型人格特征(固执偏见、敏感多疑、自我中心、人际关系差等)。遗传因素与本病的关系尚需进一步研究。此外,可能与脑室扩大、多巴胺活动亢进、社会隔离有关。

(二)临床表现

最突出的或唯一的临床特征是出现一种或一整套相互关联的持久性妄想。妄想系统较固定,疾病过程无幻觉或幻觉不突出,且与妄想的主题相关,随时间迁移社会功能相对良好,人格保持较完整,无精神衰退。可间断性地出现抑郁症状甚至完全的抑郁发作,但没有心境障碍时,妄想仍持续存在。

1. **钟情型**　妄想的核心主题是另一个人钟爱自己。

2. **夸大型**　妄想的核心主题是个体坚信自己有些伟大的(但未被认可的)天赋、洞察力或取得了重大的发现。

3. **嫉妒型**　妄想的核心主题是他/她的配偶或爱人不忠。

4. **被害型**　妄想的核心主题涉及个体的信念,即他/她认为被阴谋算计、被欺骗、被监视、被跟踪、被投毒或被下药、被恶意诽谤、被骚扰,或被妨碍追求长期目标。

5. **躯体型**　妄想的核心主题涉及躯体的功能或感觉。

6. **混合型**　适用于没有一个妄想主题占主导地位的情况。

7. **未特定型**　占优势地位的妄想信念不能被清楚地确定或其特定类型不能被清楚地描述(例如,关系妄想中没有突出的被害或夸大的成分)。

（三）治疗

1. **药物治疗**　首选治疗是抗精神病药治疗。治疗过程中缓慢增加药量使得患者能够耐受药物,剂量和疗程应个体化。

2. **心理干预**　常配合药物进行,有效的心理干预有助于良好医患关系的建立,提高治疗依从性。

3. **家庭干预**　也可以给患者和家属进行疾病和治疗方面的健康教育,建立医患联盟,鼓励家庭成员稳定患者情绪,使其配合治疗。

（四）预后

此病程多为持续性,部分患者可终身不愈。有些患者年老后由于体力和精力的日趋衰退,症状可有所缓解。少部分患者经治疗后可有较好的缓解。

第三节　分裂情感性障碍

一、定义

分裂情感性障碍是一组精神分裂症和躁郁症两种病同时存在或交替发作,症状又同样典型,常有反复发作的精神病。

二、疾病特点

（一）病因

病因迄今仍未明确,分裂情感性障碍本身是否为一类独立的精神疾病目前尚存争议。

（二）临床表现

1. 有典型的抑郁或躁狂症状,同时具有精神分裂症症状。两种症状同时存在或先后在发病中出现。

2. 病程呈间歇发作,症状缓解后无明显缺陷残留。

3. 起病急,发病可存在应激诱因。病前个性有明显的缺陷,部分患者可有分裂症、躁郁症家族史。

4. 发病年龄以青壮年多见,女性多于男性。

（三）治疗

1. 分裂情感性躁狂的治疗 最常用的药物是氯氮平、氯丙嗪、利培酮或奥氮平。此外，锂盐或卡马西平、丙戊酸钠对部分双相性分裂情感障碍的患者可单独或联合使用，迅速控制兴奋，可加用苯二氮䓬类药物。

2. 分裂情感性抑郁的治疗 可采用抗精神病药物和抗抑郁药物联合用药。

（四）预后

一般认为分裂情感性障碍预后较精神分裂症好，较情感性精神病差。持续的精神病性症状而缺乏情感性症状是预后不良的指征。

三、精神分裂症及其他精神病性障碍的护理

（一）专科评估和观察要点

1. 健康史 现病史、既往史、个人史、家族史。

2. 生理功能 生命体征，意识，患者个人卫生、衣着整洁度；躯体疾病或外伤；饮食、营养状况；睡眠情况，入睡困难、早醒、多梦等情况、睡醒后患者的感受如何；排泄状况，便秘、尿潴留等；药物不良反应等。

3. 心理功能

（1）感知觉障碍：幻觉，尤其是命令性幻听，幻听出现的时间、频率及患者的感受和应对措施。

（2）思维：思维形式障碍如思维破裂、散漫、贫乏、语词新作、逻辑倒错性思维等；思维内容障碍，妄想及妄想的种类、内容、性质、出现的时间、涉及范围是否固定。

（3）情感：情感淡漠、情感迟钝、情感反应与周围环境是否相符。

（4）意志行为：意志行为减退，攻击、自杀、伤人等行为。

（5）自知力：自知力障碍程度，治疗依从性。

4. 社会功能 社会角色、职业功能、人际关系、社会交往能力、生活自理能力、经济状况。

5. 风险评估 有无自杀、冲动、外走、藏药的观念及行为，有无跌倒、压力性损伤、噎食的风险及高危因素，需注意动态评估，危险因素发生变化时随时评估。

（二）护理问题

1. 不依从行为 与自知力缺乏有关。

2. 思维过程改变 与妄想、思维逻辑、思维联想障碍有关。

3. 生活自理缺陷 与运动及行为障碍、精神衰退导致生活懒散有关。

4. 睡眠型态紊乱 与妄想、幻听、兴奋、环境陌生、不适应、睡眠规律紊乱等有关。

5. 营养失调：低于机体需要量 与幻觉、妄想、极度兴奋、摄入量不足有关。

6. 有冲动、暴力行为的危险 与幻觉、妄想、缺乏自知力有关。

7. 个人应对无效 与无法应对妄想内容、对现实问题无奈、难以耐受药物不良反应有关。

（三）护理措施

1. 安全护理

（1）病房安全管理：严格执行安全检查制度，加强患者物品管理，严防危险物品带入病

房。患者入院、外出返回、探视后进行检查,并做好宣教工作。晨晚间护理时,再次检查床单位有无危险物品。

（2）加强巡视,掌握病情:按照级别护理,定时巡视病房,密切观察患者的言语、动作和行为表现及非语言的情感反应,加强重点患者、关键环节、薄弱环节、特殊时段的护理。

2. 生活护理

（1）饮食护理:评估患者的进食情况,分析原因,针对不同症状的患者制订饮食计划。对于有被害妄想而拒食的患者,可与其他病友共同进餐或自行取食。对于自罪自责的患者,可以把饭菜拌在一起,以达到诱导进食的作用。对于行为退缩、不主动进食的患者,按时督促其参加集体进餐,并通过正向鼓励,培养患者自行进餐的基本生活技能。对于老年患者、药物不良反应引起吞咽困难的患者,进食速度要慢,以流质或半流质为主,防止噎食。对于木僵患者,遵医嘱给予静脉输液或鼻饲。对于暴饮暴食的患者,应当限制进食量,控制进食速度,适当进行饮食卫生宣教。进食后评估患者有无腹胀,记录饮食量,每周测量体重1次。

（2）睡眠护理:为患者创造良好的睡眠环境,帮助患者养成正确的睡眠习惯。指导患者应对失眠和早醒的方法,如睡前采取喝牛奶、洗热水澡等方式协助患者入睡,睡前避免服用咖啡、茶等兴奋性饮料。夜间定时巡视病房,密切观察患者的睡眠情况。必要时,遵医嘱运用镇静催眠药物辅助睡眠,注意观察用药后的反应及睡眠改善情况。

（3）生活护理:督促或协助患者料理个人卫生,训练其生活自理能力。对于木僵、不能自理的患者,应做好口腔护理,皮肤护理,防止感染和压力性损伤。保持呼吸道通畅,头偏向一侧。女性患者应注意经期的护理、大小便的护理。

3. 心理护理

（1）建立良好的护患关系,关心、尊重、温和、坦诚地对待患者。

（2）正确运用沟通技巧,耐心倾听患者的诉说,鼓励其表达内心感受,选择适当时机对其所诉说内容进行限制和合理的解释。

4. 特殊症状的护理

（1）自杀、自伤的护理:评估患者自杀、自伤的危险性,密切观察病情变化,予以重点监护,做好安全排查,根据患者的病情,讨论自杀问题和面对挫折的态度。

（2）幻觉状态的护理:评估幻觉出现的次数、内容、时间和规律,幻觉的类型和内容,鼓励其说出幻觉的内容。待患者病情稳定时,与患者讨论幻觉带来的感受,帮助患者辨别病态的体验,区分现实与虚幻,促使患者学会自我控制,对抗幻觉的产生。

（3）妄想状态的护理:有关系妄想者,护士应掌握引发妄想的原因。接触时,语言宜谨慎,避免诱因,以免加重病情;有被害妄想者,让患者信任的护士耐心劝导,外出有人陪伴,对同病房有被害嫌疑时,及时将患者安置在不同病房。当患者自行谈及妄想内容时,不要急于纠正或与其争辩。待病情稳定,帮助其分析病情,恢复自知力。

（4）兴奋状态的护理:评估患者冲动行为发生的原因、诱发因素、持续时间,合理安置患者。患者一旦出现冲动行为,应及时给予心理疏导或口头限制,一方面由患者信任的护理人员分散其注意力,另一方面从患者后面或侧面给予有效控制,并配合药物控制。必要时遵医嘱给予保护性约束,同时要注意约束部位的血液循环。

（5）木僵状态的护理:做好晨晚间护理,保持皮肤清洁干燥、防压力性损伤。每日进行口腔护理。保证入量及营养供给,必要时遵医嘱给予静脉输液或鼻饲治疗。

(6) 不合作患者的护理:严格执行操作规程,保证药物治疗的顺利进行。选择适当的时机,帮助患者了解自己的疾病并向其说明不配合治疗所带来的严重后果。

5. 药物治疗的护理

(1) 严格执行操作规程,发药到手,看服到口,服药后要检查口腔、水杯。

(2) 密切观察用药后的治疗效果和不良反应,有异常情况时与医生联系及时处理。

(3) 分析原因,对患者及家属进行有针对性的健康宣教,提高患者服药依从性。

（四）健康指导

1. 宣传睡眠与疾病的关系以及有助睡眠的方法。

2. 药物的相关知识宣教　禁饮酒、咖啡、浓茶、可乐等,禁止驾车及高空作业。服药后,变换体位时动作要缓慢,遵循"三个三十秒",防跌倒。

3. 物理治疗指导。

4. 讲解精神分裂症的相关知识。

5. 指导患者学会应对症状的技巧,如寻求护士帮助、肌肉放松训练、听音乐、抒发情绪、大声阅读、散步、做手工等。

6. 指导患者日常生活的技巧,保持合理而有规律的生活习惯。

7. 鼓励患者参加综合康复活动,加强工娱治疗。

8. 帮助患者及家属识别病情波动、复发的早期症状,以便及时就医。

9. 指导患者按时门诊复查,坚持服药。

（五）护理结局评价

1. 患者是否学会促进睡眠的方法,做到有效保证充足的睡眠。

2. 患者的基本生活需求(饮食、睡眠、卫生)是否得到满足及生理功能的恢复情况。

3. 患者有无意外事件和并发症的发生,住院期间无意外发生。

4. 患者精神症状是否得到最大限度的缓解,自知力的恢复情况。

5. 患者能较确切地反映心理问题与心理需要。

6. 患者是否学会控制情绪的方法。

7. 患者是否了解所患疾病及用药的相关知识,配合治疗护理工作。

8. 患者社会功能的恢复情况。

（王　波）

第二章

双相情感障碍的护理

一、定义

双相情感障碍是指反复(至少 2 次)出现心境和活动水平紊乱的发作,有时表现为情感高涨、活动增加等躁狂症状,有时表现为情感低落、活动减少等抑郁症状,发作间期基本缓解。起病年龄较早,多在青年期,躁狂发作与抑郁发作无固定的顺序,间歇期间长短不一,可从数月至数年不等。

二、疾病特点

(一)病因

应激性生活事件、遗传、5- 羟色胺、去甲肾上腺素、多巴胺功能活动增高,神经内分泌功能异常,脑电生理变化可能与躁狂发作有关。

(二)临床表现

1. **躁狂发作** 其表现是多种多样的,心境高涨、兴奋话多和易激惹是躁狂发作的核心症状。

(1)情感高涨:兴高采烈、很愉快、很幸福、笑容满面、谈笑风生、自信心膨胀、胆大。

(2)思维奔逸:联想过程加快、言语增多,肢体语言丰富、随境转移。

(3)思维内容障碍:非常自信,过高评价自己,言语内容夸大、吹嘘自己才华出众、权威显贵或腰缠万贯、神通广大。

(4)精神运动性兴奋:患者精力旺盛、不知疲倦、爱管闲事、什么也想做、但往往虎头蛇尾,一事无成。

(5)躯体症状:自我感觉良好,很少躯体症状和不适主诉。因常外跑,皮肤干燥、发红;因话多口渴多饮,食欲旺盛,但由于忙碌不能安静,无暇用餐,体重一般减轻,常有睡眠障碍,如入睡困难。

(6)以易激惹、愤怒、敌意为特征,对干涉和反对暴怒相向。

2. **抑郁发作** 其表现也是多方面的,抑郁心境、兴趣或愉快感丧失是抑郁症的核心症状。

(1)情绪低落:郁闷、压抑、悲伤、愁眉苦脸、唉声叹气、痛不欲生、悲观绝望、生不如死。

(2)自我评价过低:过分贬低自己、无助、无望、无价值感。

(3)精神运动迟滞:表现为思维迟缓,思考问题吃力,言语少、兴趣索然、闭门独居、疏远亲友、回避社交,主观感到精力不足,疲乏无力,记忆力减退,行动缓慢。

(4)自杀观念和行为:自杀观念通常逐渐产生,随症状加重,自杀念头日趋强烈,偶尔会出现"扩大性自杀"。

(5) 昼夜节律:晨重暮轻。

(6) 躯体症状:头痛、心悸、胸闷、恶心、呕吐、口干、便秘、消化不良、睡眠障碍,以早醒、易醒最为多见。

(三) 治疗

1. 药物治疗 以抗抑郁药物治疗及心境稳定剂为主,必要时可合用抗精神病或苯二氮䓬类药物。遵循长期治疗、联合用药、全程治疗等原则。

2. 物理治疗 无抽搐电休克治疗、重复经颅磁刺激治疗。

3. 心理治疗 可采用支持性心理治疗、认知疗法、行为治疗、人际心理治疗等治疗技术。同时,注重家庭干预和家庭教育。

(四) 预后

双相情感障碍的复发率明显高于单相抑郁障碍,若每年发作,连续 2 年以上,应长期服用锂盐治疗,可有效预防躁狂或双相抑郁的复发,且预防躁狂发作更有效。

三、双相情感障碍的护理

(一) 专科评估和观察要点

1. 健康史 现病史、既往史、个人史、家族史。

2. 生理功能 生命体征,意识,个人卫生、衣着整洁度,躯体疾病或外伤,精力旺盛、交感神经兴奋,食欲旺盛、性欲亢进,睡眠情况,排泄情况,碳酸锂中毒等情况,应用锂盐治疗者,定期评估血锂浓度。

3. 心理功能 包括情感与认知特点的评估,易激惹、兴奋、情感高涨、夸大、自负或抑郁、焦虑,尤其是自杀意念等表现。

4. 社会功能 社会支持系统、人际关系、社会交往能力、生活自理能力、经济状况。

5. 风险评估 有无冲动、自杀、外走观念及行为;有无跌倒、坠床风险及高危因素,注意动态评估,风险因素发生变化时随时评估。

(二) 护理问题

1. 躁狂发作

(1) 睡眠型态紊乱:入睡困难、早醒:与精神运动性兴奋、精力旺盛有关。

(2) 营养失调:低于机体需要量:与兴奋消耗过多、进食无规律有关。

(3) 便秘:与生活起居不规律、饮水量不足有关。

(4) 卫生 / 穿着 / 进食自理缺陷:与躁狂兴奋、无暇料理自我有关。

(5) 有对他人施行暴力行为的危险:与易激惹、好挑剔、过分要求受阻有关。

(6) 有受外伤的危险:与易激惹、活动过多、好挑剔有关。

(7) 思维过程改变:与重度躁狂兴奋及思维异常有关。

(8) 自我认同紊乱:与思维障碍(夸大妄想)有关。

(9) 社交障碍:与极度兴奋、情绪不稳定、易激惹及有暴力行为的危险有关。

2. 抑郁发作

(1) 睡眠型态紊乱:早醒、入睡困难 与情绪低落、沮丧、绝望等因素有关。

(2) 营养失调:低于机体需要量 与抑郁导致食欲下降及自罪妄想内容有关。

(3) 便秘:与日常活动减少、胃肠蠕动减慢有关。

(4) 卫生 / 穿着 / 进食自理缺陷:与精神运动迟滞、兴趣减低、无力照顾自己有关。

(5) 有自杀(自伤)的危险:与抑郁、自我评价低、悲观绝望等情绪有关。

(6) 有暴力行为的危险:与抑郁转躁狂、扩大自杀行为有关。

(7) 有受伤害的危险:与抑郁情绪、行为反应迟钝有关。

(8) 自我认同紊乱:与抑郁情绪、自我评价过低、无价值感有关。

(9) 焦虑:与无价值感、罪恶感、内疚、自责、疑病等因素有关。

(10) 应对无效:与抑郁情绪、无助感、精力不足、疑病因素有关。

(三)护理措施

1. 躁狂发作

(1) 安全护理:合理安置患者,环境宜安静、安全、舒适。严密观察病情变化,及时了解和掌握患者发生暴力的原因,尽早发现暴力行为的先兆表现,严防自伤或伤人。

(2) 生活护理:提供高营养、易消化的食物及充足的饮用水,保证营养的摄入。多饮水、常吃蔬菜、水果,防止便秘。鼓励其自行完成个人卫生、衣着活动,对不恰当的言行给予适当引导和限制。合理安排活动,使患者能得到适当的休息和睡眠。

(3) 症状护理:尊重患者,避免与患者发生正面冲突,尽可能地满足其大部分要求,对于不合理、无法满足的要求也应尽量避免采用简单、直接的方法拒绝,以避免激惹患者。若患者有明显的暴力行为时,设法分散患者的注意力,疏散周围其他患者,立即寻求帮助,控制局面,迅速解除武装,必要时遵医嘱进行保护性约束。

(4) 药物治疗的护理:严格执行操作规程,发药到手,看服到口,服药后检查口腔。注意接受锂盐治疗的患者,需要经常监测患者的血药浓度。

2. 抑郁发作

(1) 安全护理:严格执行安全检查制度,严防危险物品带入病房。患者入院、外出活动返回、探视后进行检查。晨晚间护理时,再次检查床单位有无危险物品。定期巡视病房,识别自杀的预兆,注意节假日、夜间等薄弱环节发生意外,做好交接、加强风险防范措施。

(2) 生活护理:宜进食含有充足的热量、蛋白质、维生素及富含纤维的食物,可采取少食多餐制,保证患者营养摄入。多饮水,常吃蔬菜、水果,并观察患者的排泄情况。教会患者应对失眠和早醒的方法,对早醒者给予安抚,必要时遵医嘱用药,帮助患者入睡。督促或协助做好日常生活护理工作,多以正性语言给予患者支持和关心,帮助其逐步建立生活的信心。

(3) 心理护理:充分理解和同情患者,帮助患者分析问题的来源,教会患者如何应对生活中的各种诱发抑郁的事件,修正过去对自己负性的评价和自我感受。

(4) 症状护理:对有自杀意念的患者要严密观察,尽早发现自杀的征兆,连续评估自杀危险性,必要时遵医嘱给药或行保护性约束,保证药物治疗的进行。一旦发生自杀自伤,应立即采取隔离,进行抢救。对自杀自伤后的患者做好心理疏导,以纠正患者的不良行为。

(5) 药物治疗的护理:严格执行操作规程,发药到手,看服到口,服药后检查口腔、水杯。密切观察用药后的治疗效果和不良反应,有异常情况时与医生联系及时处理。

(四)健康指导

1. 讲解双相情感障碍的相关知识。

2. 指导患者在医生的监护、指导下服药,巩固疗效,不可擅自加药、减药或停药。

3. 讲解疾病复发可能出现的先兆表现。

4. 宣讲保持健康稳定的情绪,合理的营养、充足的睡眠、良好的心境对疾病的作用。

5. 指导家属为患者创造良好的家庭环境,锻炼患者的生活和工作能力。

（五）护理结局评价

1. 症状改善情况。

2. 是否发生过异常情绪状态下的冲动、伤人、自伤、自杀等意外行为。

3. 自知力恢复状况。

4. 睡眠、营养、生活自理的改善状况。

5. 能否建立新的心理应对技巧,能否恰当地与他人交往,能否体现一定的社会功能。

6. 家属是否对疾病的简单知识及如何应对疾病有所了解,掌握一定的照顾患者的方法。

（王　波）

第三章

抑郁障碍的护理

一、定义

抑郁障碍是一种常见的心境障碍,可由多种病因引起,以显著而持久的心境低落为主要临床特征,伴有相应的思维和行为异常,部分患者有明显的焦虑和运动性激越,严重者可有精神病性症状。抑郁障碍呈发作性病程,有复发倾向,部分可有残留症状或转为慢性。

二、疾病特点

(一)病因

应激性生活事件;血缘关系越近,患病率越高;5-羟色胺、去甲肾上腺素、多巴胺功能活动降低;神经内分泌功能异常;脑电生理变化。

(二)临床表现

抑郁症"三低":情感低落,思维迟缓,意志活动减退。目前认为抑郁症的核心症状包括情绪低落、兴趣减退、快感缺失,可伴有躯体症状、自杀观念和行为。

(三)治疗

分为急性期治疗、恢复期治疗和维持期治疗。应遵循以下原则:治疗方案个体化,足量足疗程,尽可能单一用药,逐渐递增剂量,症状缓解后不要立即停药,联合心理治疗。

(四)预后

70%左右抑郁障碍患者病后能够保持良好的社会功能,15%~20%的患者处于慢性、轻性精神病状态,常伴有各种躯体不适主诉,社会功能未能恢复到病前水平,其余10%患者则会丧失社会生活能力。发病年龄晚、家族史阳性、缺乏社会支持和人格长期适应不良等因素常常会使抑郁障碍的预后较差。

三、抑郁障碍的护理

(一)专科评估和观察要点

1. **健康史** 现病史、既往史、个人史、家族史。

2. **生理功能** 生命体征,意识,躯体疾病或外伤,营养状况,食欲、性欲减退,睡眠情况,排泄情况等。

3. **心理功能**

(1)情感:情绪低落、自责。

(2)思维:思维迟缓、贫乏、散漫,有无妄想,妄想出现的时间、频率、强度、性质。

(3)意志行为:意志活动减少、懒于生活料理及不顾个人卫生等。

4. **社会功能** 患病前生活事件、应对方式、性格特点、兴趣爱好、家庭成员对疾病的认识程度,家庭环境,工作学习环境、患者的社会支持系统,生活自理能力,经济状况。

5. **风险评估** 有无自伤、自杀、冲动、外走、藏药、压力性损伤、坠床跌倒等危险因素。

（二）护理问题

1. **有自杀（自伤）的危险** 与严重抑郁悲观情绪或自责自罪观念有关。

2. **卫生/穿着/进食自理缺陷** 与精神运动迟滞、兴趣减低、无力照顾自己有关。

3. **营养失调:低于机体需要量** 与自责自罪观念、躯体症状或木僵状态有关。

4. **睡眠型态紊乱:早醒、入睡困难** 与情绪低落、沮丧、绝望、悲观情绪或入睡困难有关。

5. **自我认同紊乱** 与抑郁情绪、自我评价过低、无价值感有关。

6. **应对无效** 与抑郁情绪、无助感、精力不足、疑病因素有关。

7. **焦虑** 与无价值感、罪恶感、内疚、自责、疑病等因素有关。

8. **便秘** 与日常活动减少、胃肠蠕动减慢有关。

9. **有受伤害的危险** 与抑郁情绪、行为反应迟钝有关。

（三）护理措施

1. **安全护理** 严格执行安全检查制度,严防危险物品带入病房。患者入院、外出活动返回、探视后进行检查。晨晚间护理时,再次检查床单位有无危险物品。定期巡视病房,识别自杀的预兆,注意节假日、夜间等薄弱环节发生意外,做好交接、加强风险防范措施。

2. **生活护理**

(1) 饮食护理:选择患者喜欢的食物,宜含有充足的热量、蛋白质、维生素及富含纤维,可采取少食多餐制。若患者坚持不肯进食或体重持续下降,可遵医嘱采取鼻饲、静脉输液等,以保证患者的营养摄入。多饮水、常吃蔬菜、水果,并观察患者的排泄情况。

(2) 睡眠护理:教会患者应对失眠和早醒的方法,清晨应加强护理巡视,对早醒者给予安抚,必要时遵医嘱用药帮助患者入睡。

(3) 生活护理:帮助拟定作息时间表,督促或协助做好日常生活护理工作,多以正性语言给予患者支持和关心,逐步建立生活的信心。

3. **心理护理** 充分理解和同情患者,帮助患者分析问题的来源,教会患者如何应付生活中的各种诱发抑郁的事件,修正过去对自己负性的评价和自我感受。

4. **症状护理** 对有自杀意念的患者要严密观察,尽早发现其自杀征兆,连续评估自杀的危险性,必要时遵医嘱给药或行保护性约束。保证药物治疗的进行,一旦发生自杀自伤,应立即采取隔离,进行抢救。对自杀自伤后的患者做好心理疏导,以纠正其不良行为。

5. **药物治疗的护理**

(1) 严格执行操作规程,发药到手,看服到口,服药后检查口腔、水杯,保证用药安全和药物治疗的顺利进行。

(2) 密切观察用药后的治疗效果和不良反应,有异常情况时与医生联系及时处理。

（四）健康指导

1. 为患者讲解抑郁障碍的相关知识。

2. 药物的相关知识宣教。

3. 讲解疾病复发可能出现的先兆表现,如睡眠不佳、情绪不稳、烦躁、疲乏无力等,尽早识别复发症状,及时就医,定期门诊复查。

4. 锻炼培养健康的身心和乐观生活的态度。

5. 指导家属帮患者拟定一个简单的作息时间表。

6. 宣传睡眠与疾病的关系以及有助睡眠的方法。

(五)护理结局评价

1. 患者能否维持营养、水分、排泄、休息和睡眠等方面的生理功能。

2. 患者有无自杀、自伤、冲动等事件的发生。

3. 患者抑郁情绪是否逐步得到改善,学会如何控制和宣泄抑郁的心境。

4. 患者是否能够认识和分析自己的病态行为,掌握相关疾病及用药知识,是否能够自我应对和自我管理。

5. 患者的人际交往、沟通能力是否得到恢复。

(王 波)

第四章

神经症的护理

第一节 惊恐发作

一、定义

惊恐发作是一类急性严重焦虑发作,发作时患者常有明显的心血管和呼吸系统症状,如心悸、胸闷、气急等,严重者可有濒死体验或担心失控、发疯或死亡。

二、疾病特点

(一)病因

可能与人格特质、乳酸过高引发生化改变及中枢神经系统的肾上腺素能系统、多巴胺能系统、5-羟色胺能系统、γ-氨基丁酸等神经递质失衡有关

(二)临床表现

1. **惊恐发作** 患者在日常各种活动时,突然出现失控感、濒死感,同时伴有躯体不适(胸闷、心悸或过度换气等),有时伴有出冷汗、头晕、震颤、手足麻木等自主神经症状。一般发作不超过1小时,可自行缓解。

2. 回避及求助医疗机构。

3. **预期焦虑** 紧张不安、担心害怕。

(三)治疗

1. **药物治疗** 抗焦虑药物如苯二氮䓬类、丁螺环酮等。对伴有抑郁情绪的患者可以用抗抑郁药进行治疗。

2. **心理治疗** 运用解释性心理治疗、认知行为疗法等,教会患者焦虑控制法及生物反馈疗法。

(四)预后

起病通常在青少年和35~40岁两个高峰年龄,部分病例会在数周内完全缓解,病程超过6个月的患者容易发展为慢性波动性病程。约半数患者伴抑郁发作,约7%的患者有自杀未遂史。

三、惊恐发作的护理

(一)专科评估和观察要点

1. **健康史** 现病史、既往史、个人史、家族史。

2. **生理评估** 营养、睡眠、排泄情况,运动性不安、肌肉紧张、自主神经功能紊乱等表现;躯体化症状(消化、泌尿、呼吸循环系统症状等);实质性躯体疾病。

3. **心理评估** 提心吊胆、惶恐不安的强烈内心体验;对外界过于敏感、难以集中注意力等情况;恐惧感;有何种求助行为或采取明显的回避行为。

4. **社会功能评估** 患者的社会功能、社会支持系统等。

5. 药物治疗效果和不良反应。

6. **风险评估** 有无自伤、自杀、冲动、外走、压力性损伤、坠床跌倒等危险因素。

(二)护理问题

1. **睡眠型态紊乱** 与焦虑有关。

2. **焦虑** 与焦虑症状、担心再次发作有关。

3. **恐惧** 与惊恐发作症状有关。

4. **潜在的或现存的自杀、自伤行为** 与抑郁情绪或在症状影响下可能采取的过激行为有关。

5. **有孤立的危险** 与担心发作而采取回避的行为方式有关。

6. **社会交往障碍** 与回避行为有关。

7. **家庭应对无效** 与家庭不能有效地应对患者病情有关。

(三)护理措施

1. **安全护理** 安静舒适的环境,减少外界的刺激。密切观察情绪变化,注意防范患者发生自杀、自伤行为,防止跌倒、烫伤等。

2. **生活护理** 改善环境对惊恐障碍患者的不良影响,保持病室安静、整洁、舒适,避免光线、噪声等不良刺激。帮助患者构建良好的生活方式,评估其不良的生活方式,协助患者做出调整措施,增加患者对自身的重视。满足患者在饮食、睡眠、排泄等生理方面的需要。对主诉躯体不适的患者,注意区别是心因性还是器质性,及时向医生反馈,并给予相应的护理措施。

3. **心理护理** 建立良好的护患关系,帮助患者学会放松。重建正确的疾病概念和对待疾病的态度:顺其自然,接受症状。

4. **症状护理** 惊恐急性发作期间,立即帮助患者脱离应激源或改变环境,将患者和家属分开或隔离,并给予适当的安抚,鼓励患者用可控制和接受的方式表达焦虑、激动等情绪。遵医嘱给予相应的治疗药物,如抗焦虑药、抗抑郁药等。

间歇期教会患者关于惊恐障碍及其对躯体影响的知识,帮助患者辨别可能诱发惊恐发作的因素,教会患者放松技术、鼓励参加反馈治疗,并适当应用药物。

5. **药物治疗的护理** 同第三章 抑郁障碍的护理

(四)健康指导

1. 教会患者放松方法,如肌肉放松训练、气功、太极拳、慢跑等。

2. 向患者进行惊恐发作的健康宣教。

3. 指导其坚持服药,定期去门诊复查。

4. 引导患者参加工娱活动、病区集体活动,以转移注意力。

5. 帮助患者学习会谈技巧,以获得更多的社会支持系统。

（五）护理结局评价

1. 认识到躯体不适是由疾病所导致，而非器质性病变。

2. 出院后是否能正常工作、生活和学习。

3. 是否以积极乐观的态度对待生活中的事件。

4. 是否正确认识和接受疾病，并对治疗充满信心。

5. 能否主动参加集体活动或康复训练。

第二节　广泛性焦虑障碍

一、定义

广泛性焦虑障碍的主要临床特征是对多种境遇的过分焦虑和担忧，同时伴有不安、肌肉紧张和行为的改变。

二、疾病特点

（一）病因

同"惊恐发作"。

（二）临床表现

1. **精神方面**　过分担心而引起的焦虑体验，不能意识到担心的对象或内容，而是一种提心吊胆、惶恐不安。

2. **躯体方面**　运动性不安、肌肉紧张（紧张性疼痛）、自主神经紊乱（胸部不适、眩晕、心悸、心动过速、呼吸困难）等。

3. **警觉性增高**　对外界过于敏感、注意力难以集中、睡眠差等。

4. **其他**　抑郁、强迫、恐惧、惊恐发作等症状。

（三）治疗

1. **药物治疗**　抗焦虑药物如苯二氮䓬类、丁螺环酮等。对伴有抑郁情绪的患者可以用抗抑郁药进行治疗。

2. **心理治疗**　运用解释性心理治疗，认知行为疗法等，教会患者焦虑控制法及生物反馈疗法。

（四）预后

起病缓慢，病程迁延，少见自行缓解。发病年龄越早，症状越重，社会功能减退越显著，预后越不理想。

三、焦虑障碍的护理

（一）专科评估和观察要点

1. **健康史**　现病史、既往史、个人史、家族史。

2. **生理评估**　营养、睡眠、排泄情况，运动性不安、肌肉紧张、自主神经功能紊乱等表现；有躯体化症状（胃肠道不适、泌尿、呼吸循环系统症状等）；有无实质性躯体疾病。

3. **心理评估**　提心吊胆、惶恐不安的强烈的内心体验；对外界过于敏感、难以集中注意力等情况出现;恐惧感;有何种求助行为或采取明显的回避行为。

4. **社会功能评估**　患者的社会功能、社会支持系统等。

5. 药物治疗效果和不良反应。

6. **风险评估**　有无自伤、自杀、冲动、外走、压力性损伤、坠床跌倒等危险因素。

（二）护理问题

1. **睡眠型态紊乱**　与焦虑有关。

2. **焦虑**　与焦虑症状有关。

3. **潜在的或现存的自杀、自伤行为**　与情绪抑郁或在症状影响下可能采取的过激行为有关。

4. **有孤立的危险**　与担心发作而采取回避的行为方式有关。

5. **家庭应对无效**　与家庭不能有效地应对患者的病情有关。

（三）护理措施

1. **安全护理**　做好安全检查,避免环境中的危险物品和其他不安全因素,防止患者在焦虑症状下采取过激行为。定期巡视病房,观察患者的面部表情、目光、语调、语气等,评估患者的焦虑程度、持续时间和伴随症状,识别自杀、冲动的先兆,注意节假日、夜间等薄弱环节发生意外,做好交接、并给予风险防范措施。

2. **生活护理**　满足患者在饮食、睡眠、排泄等生理方面的需要。对主诉躯体不适的患者,注意区别是心因性还是器质性,及时向医生反馈,并给予相应护理措施。

3. **心理护理**　建立良好的护患关系,帮助患者学会放松。重建正确的疾病概念和对待疾病的态度:顺其自然,接受症状。

4. **症状护理**

（1）提供支持性心理护理,了解患者的内心感受和体验,对患者的痛苦给予高度的理解和尊重。

（2）教会患者应用意向引导、深呼吸或其他放松技巧来逐步放松肌肉。

（3）鼓励患者表达自己的情绪和不愉快的感受,协助其识别和接受负性情绪及相关行为。

（4）帮助患者矫正扭曲的认知,或改变不正确的看法,改善或消除适应不良的情绪和行为。

（5）重新建立正确的疾病概念和对待疾病的态度。

（6）教会患者负性思维阻断的行为技术,阻断负性思维。

5. **药物治疗的护理**

（1）严格执行操作规程,发药到手,看服到口,服药后检查口腔、水杯。保证用药安全和药物治疗的顺利进行。

（2）注意观察用药效果及不良反应,如口干、便秘、心动过速、直立性低血压、心电图结果等,保证治疗的顺利进行。

（四）健康指导

1. 教会患者放松方法,如肌肉放松训练、气功、太极拳、慢跑等。

2. 向患者进行广泛性焦虑的健康宣教。

3. 指导其坚持服药,定期去门诊复查。

4. 引导患者参加工娱活动、病区集体活动,以转移注意力。

5. 帮助患者学习会谈技巧,以获得更多的社会支持系统。

（五）护理结局评价

1. 认识到躯体不适是由疾病所导致，而非器质性病变。
2. 出院后是否能正常工作、生活和学习。
3. 是否以积极乐观的态度对待生活中的事件。
4. 是否正确认识和接受疾病，并对治疗充满信心。
5. 能否主动参加集体活动或康复训练。

第三节　恐　怖　症

一、定义

恐怖症是以恐惧症状为主要临床相的神经症。患者对某种客观事物或情境产生强烈恐惧、明知过分、不合理、不必要、又无法控制，伴有明显的焦虑不安及自主神经症状。患者有回避行为，并因此常影响正常生活。

二、疾病特点

（一）病因

1. **遗传因素**　广场恐怖症患者近亲的发病率较正常人的发病率高近 3 倍。
2. **生化因素**　研究表明，约 50% 社交恐怖症患者出现恐惧时肾上腺素水平增高。
3. **心理因素**　条件反射理论认为恐惧是通过操作性条件反射建立的，当某些食物或场景与患者的不愉快情感体验相联系，引起较高程度的焦虑，为缓解焦虑所导致的不适，患者会不自觉地采取回避行为，但同时也成为一个强化因素，最终使此种行为模式固着在患者身上。

（二）临床表现

1. **广场恐怖症**　对某种特定环境的恐惧，如高处、广场、密闭的环境；回避这些环境，甚至不敢出门。
2. **社交恐怖症**　对一种或多种人际关系持久的强烈的恐惧和回避行为。
3. **特定恐怖症**　以惧怕特定的情境或物体为主，对存在或预期的某种特殊物体或情境而出现的不合理的恐惧，并有回避行为而影响了生活或引起烦恼。

（三）治疗

1. **行为治疗**　可采用系统脱敏疗法、暴露冲击疗法等心理治疗技术。
2. **药物治疗**　抗抑郁药物、抗焦虑药物与普萘洛尔。

（四）预后

各类恐惧症均有慢性发展趋势，而病程越长，预后越差。儿童期的动物恐怖症很多可自行缓解。

三、恐怖症的护理

（一）专科评估和观察要点

1. **健康史**　现病史、既往史、个人史、家族史。

2. **生理功能**　生命体征,营养、进食、排泄状况,月经情况,自理能力。

3. **心理功能**　恐惧的程度、因素、对象,对恐惧的心理应对方式,抑郁、焦虑、强迫、人格解体,合作情况。

4. **社会功能**　人际交往能力,患者的个性特点,对周围环境接触如何,年幼时的生活环境,父母的教养方式,家庭经济、婚姻、子女,社会支持情况。

5. 用药效果和药物的不良反应。

6. **风险评估**　有无自伤、自杀、冲动、外走、压力性损伤、坠床跌倒等危险因素。

（二）护理问题

1. **焦虑**　与焦虑症状、担心再次发作有关。

2. **恐惧**　与恐惧的环境和对象有关。

3. **不合作**　与认识疾病程度有关。

4. **社交能力受损**　与社会活动的恐惧和回避有关。

5. **个人应对无效**　与社交功能减退有关。

（三）护理措施

1. **安全护理**　安静舒适的环境,减少外界的刺激。密切观察情绪变化,注意防范患者发生自杀、自伤行为,防止摔倒、烫伤等。

2. **生活护理**　鼓励患者进食,宜食易消化、富营养的食物,保证营养摄入及出入量的平衡。保证充足的睡眠,必要时给予镇静剂。

3. **心理护理**　建立良好的护患关系,鼓励患者表达自己的情绪,协助其获得家人的支持与理解,帮助患者提高自理能力,帮助患者注意症状之外的其他事情,终止负性和应激性思维。用行为示范方法让患者学会对压力的处理。

4. **症状护理**

（1）恐惧症状加重时,立即让患者脱离应激源或改变环境。

（2）与患者共同探讨恐惧的对象及原因,协助患者消除应激。

（3）教会患者使用放松术以缓解心理压力。

（4）加强巡视,密切观察患者的情绪变化,防止意外的发生。

5. **药物治疗的护理**　同第三章　抑郁障碍的护理

（四）健康指导

1. 宣传有助睡眠的方法。

2. 讲述恐怖症的病因、发展及治疗方式。

3. **药物的相关知识宣教**　禁饮酒、咖啡、浓茶、可乐等,禁止驾车及高空作业。服药后,变换体位时动作要缓慢,遵循"三个三十秒",防跌倒。

4. 鼓励患者参加适当的集体活动,减少白天卧床时间,转移注意力。

5. 指导患者出院后定期门诊复查,告知遵医嘱坚持服药的重要性。

（五）护理结局评价

1. 患者能否自述恐惧的原因。

2. 患者情绪是否稳定。

3. 对治疗是否有信心,能否接受并且坚持。

4. 患者的社会功能是否有提高。

第四节　强　迫　症

一、定义

强迫症是以强迫观念、强迫冲动或强迫行为等强迫症状为主要表现的一种神经症。患者深知这些观念、行为不合理、不必要,但却无法控制或摆脱,因而焦虑和痛苦。本病通常在青少年发病,也有起病于儿童期者。多数为缓慢起病,无明显诱因。其特点是有意识的自我强迫与反强迫同时存在,两者的尖锐冲突使患者焦虑和痛苦。

二、疾病特点

(一)病因

1. **生物因素**　强迫行为的素质与遗传、5-HT 系统功能亢进有关。选择性基底节功能失调,即眶额 - 边缘 - 基底节的功能失调可以导致强迫症状的发生。

2. **个性特征**　优柔寡断、办事古板、胆小怕事、凡事求全、一丝不苟等。

3. **心理 - 社会因素**　长期精神因素,如工作压力大,家庭关系紧张,性生活不满意及剧烈的心理冲突、突然打击。

(二)临床表现

1. **强迫观念**

(1) 强迫怀疑:对自己做过的事情的可靠性表示怀疑,需要反复检查、核对。

(2) 强迫性穷思竭虑:对一些事情刨根究底,自知毫无现实意义,但不能自控。

(3) 强迫联想:强迫性对立思维。

(4) 强迫回忆:患者不由自主地反复呈现经历过的事情,无法摆脱,感到苦恼。

(5) 强迫意向:患者反复感受到自己要做违背意愿的事情或强烈的内心冲动。

2. **强迫动作和行为**

(1) 强迫洗涤:反复洗涤,常见强迫洗手、洗衣物、消毒家具等。

(2) 强迫检查:为减轻强迫怀疑引起焦虑不安而采取的措施,表现反复检查门窗、煤气是否关好等。

(3) 强迫性仪式动作:为自己的行为规定一套复杂、在他人看来可笑的程序和仪式,如以手拍胸部,以示可逢凶化吉等。

(三)治疗

1. **心理治疗**　可采用行为治疗、认知疗法、精神分析治疗、系统脱敏疗法。

2. **药物治疗**　氯丙咪嗪、氟西汀最为常用。一般强迫症用药治疗时间不少于 6 个月。

(四)预后

总体治疗效果不明显,预后差,可伴有中度甚至重度社会功能障碍。一些起病急、病前无性格特征、起病有精神因素者,有时可自行缓解,若给予治疗效果亦很显著。

三、强迫症的护理

（一）专科评估和观察要点

1. **健康史**　现病史、既往史、个人史、家族史。

2. **生理功能**　睡眠、饮食、排泄状况，衣着的清洁度等。

3. **心理功能**　发病时的症状特点，强迫的程度、内容，强迫行为的持续时间，人格的弱点，疾病的诱发因素，情绪的变化。

4. **社会功能**　社会功能受损程度，生活环境，父母的教养方式，家庭经济、婚姻状况，与家庭成员的关系。

5. 药物治疗效果和不良反应。

6. **风险评估**　有无自伤、自杀、冲动、外走、压力性损伤、坠床跌倒等危险因素。

（二）护理问题

1. **睡眠型态紊乱**　与焦虑症状有关。

2. **有皮肤完整性受损的危险**　与强迫动作有关。

3. **个人应对无效**　与强迫行为、强迫观念有关。

（三）护理措施

1. **安全护理**　安静舒适的环境，减少外界的刺激；密切观察情绪变化，注意防范患者发生自杀、自伤行为；防止摔倒、烫伤等。

2. **生活护理**　饮食宜营养丰富，有助于提高机体和皮肤的抵抗力，保证充足的睡眠。多饮水、常吃蔬菜、水果，并观察患者的排泄情况。

3. **心理护理**　提供支持性心理护理，教会患者负性思维阻断的行为技术，帮助患者学会放松，矫正扭曲的认知。可运用说明、解释、分析、推理等技巧使患者认识其症状行为，以帮助患者接受症状。

4. **症状护理**

（1）适当限制强迫动作，给予行为治疗。

（2）鼓励患者多参加工娱活动，培养兴趣爱好，分散注意力。

（3）症状严重者应适当限制其活动范围，安置在靠近护理站的病房。

（4）对企图自杀的患者要加强巡视，严格做好交接班。

（5）严密观察患者的病情变化，预防消极行为的发生。

5. **药物治疗的护理**　同第三章　抑郁障碍的护理

（四）健康指导

1. 教育家属对患者既不姑息迁就，也不矫枉过正。

2. 鼓励患者积极从事有意义的文体活动，多参加工娱活动，使患者产生疲劳感。

3. 宣传疾病知识，使患者主动配合治疗。

4. 帮助患者找出人格上的弱点，教会患者合理的应激处理办法。

（五）护理结局评价

1. 患者能否积极配合，做好行为治疗、放松治疗。

2. 情绪是否稳定，接受症状，顺其自然。

3. 强迫动作,强迫思维持续时间是否缩短,次数减少。

4. 社会功能是否有所提高。

第五节　躯体形式障碍

一、定义

躯体形式障碍是一种以持久地担心或相信各种躯体症状的优势观念为特征的神经症。

二、疾病特点

(一)病因

个性因素(自恋倾向、多疑、孤僻、主观、固执、对自身过分关注等),错误的传统观念,过分、不恰当的宣传以及医源性影响。

(二)临床表现

1. **躯体化障碍**　多种多样,反复出现,时常变化的躯体不适症状(疼痛、胃肠道反应、泌尿生殖系统症状、假性神经系统症状)。

2. **未分化的躯体形式障碍**　一种或多种多变的躯体症状,涉及部位不如躯体障碍广泛和丰富。

3. **疑病症**　担心或相信自己患有某种严重的躯体疾病,医学检查阴性结论和医生的解释也不能消除其顾虑,伴有焦虑、抑郁情绪。

4. **躯体形式的疼痛障碍**　不能用生理过程或躯体障碍合理解释的、持久而严重的疼痛。常见的疼痛部位有头部、面部、腰背部。

(三)治疗

1. **心理治疗**　支持性心理治疗为本病的治疗基础,可采用行为治疗、认知疗法、森田疗法等。

2. **药物治疗**　可采用镇痛药、镇静药、抗焦虑药物、抗抑郁药物对症处理。

(四)预后

急性起病、治疗及时恰当的病例预后较好,其余情况预后欠佳。

三、躯体形式障碍的护理

(一)专科评估和观察要点

1. **健康史**　现病史、既往史、个人史、家族史。

2. **生理功能**　既往病史,各种躯体不适,各种检验结果,饮食、睡眠、排泄情况,躯体不适的主诉。

3. **心理功能**　感觉过敏、异常、缺失、皮肤不适等;焦虑、抑郁,对躯体不适的关注和担心程度,对健康的认识和关注程度。

4. **社会功能**　文化水平对疾病认识的影响,家庭支持情况,行为异常,四处求医。

5. 药物治疗效果和不良反应。

6. **风险评估**　有无自伤、自杀、冲动、外走、压力性损伤、坠床跌倒等危险因素。

（二）护理问题

1. **焦虑**　担心躯体不适有关。

2. **睡眠型态紊乱**　与焦虑情绪有关。

3. **舒适度减弱**　与疑病症状有关。

4. **感知觉紊乱**　与感觉过敏或减弱、感觉异常有关。

5. **舒适度减弱**　与疑病症状有关。

（三）护理措施

1. **安全护理**　安静舒适的环境,减少外界的刺激;密切观察情绪变化,注意防范患者发生自杀、自伤行为;防止摔倒、烫伤等。

2. **生活护理**　保证营养入量,水电解质平衡。遵守作息时间,保持良好的睡眠环境,必要时遵医嘱给予镇静药。

3. **心理护理**

（1）以支持和疏导的方法帮助患者了解疾病,做好疾病的宣教。

（2）选择适当的时机向患者提出心理 - 社会因素与躯体疾病关系问题的讨论。

（3）运用意向引导、深呼吸或其他放松技巧来逐步放松肌肉。

（4）协助患者获得家庭的理解和社会的支持。

4. **症状护理**

（1）严重焦虑者,将其安置在安静舒适的房间,避免干扰,并有专人护理。

（2）注意倾听患者对躯体不适的主诉,允许其适度地发泄情绪。

（3）密切观察患者的情绪波动和行为表现,防止意外发生。

5. **药物治疗的护理**　同第三章　抑郁障碍的护理

（四）健康指导

1. 进行躯体形式障碍疾病知识的教育,使患者了解到症状本质并不严重,是非器质性的。

2. 不喝浓茶、不酗酒、不饮咖啡,保证充足的营养和睡眠。

3. 鼓励患者参加各项活动,以分散注意力。

4. 指导患者坚持用药,定期到门诊复查。

5. 提醒患者注意复发的迹象:失眠、情绪波动等,旧有症状重新出现时应及时就诊。

（五）护理结局评价

1. 患者情绪是否稳定,有无焦虑、紧张情绪。

2. 安全和生理需求是否得到满足。

3. 是否了解疾病的相关知识,并且能够积极配合治疗。

4. 躯体症状是否有所缓解,从而对身体不适关注逐渐减少,正确看待健康状况。

第六节　分离（转换）性障碍

一、定义

分离（转换）性障碍是指一种以解离症状和转换症状为主的精神疾病。解离症状表现为部分或完全丧失对自我身份的识别和对过去的记忆;转换症状表现在遭遇无法解决的问题和冲突时所产生的不愉快心情,以转化为躯体症状的方式出现,但症状与患者的现实不相符,也无可证实的器质性病变。

二、疾病特点

(一)病因

性格特征(自我中心、暗示性强、富于幻想、情感丰富而肤浅、情绪反应不稳定),紧张、压力、恐惧等精神刺激,脑外伤及其他躯体疾病。

(二)临床表现

1. **解离性障碍**　分离性遗忘、分离性漫游、分离性身份识别障碍、分离性精神病。

2. **转化性障碍**　运动障碍、抽搐发作、感觉障碍。

(三)治疗

1. **心理治疗**　暗示治疗(经典疗法)、催眠治疗、行为治疗、家庭治疗。

2. **药物治疗**　根据病情选用药物,如抗焦虑药、抗抑郁药。

(四)预后

一般预后良好,如病情反复发作,病程冗长则治疗困难,并且预后不良。

三、分离(转换)性障碍的护理

(一)专科评估和观察要点

1. **生理功能**　卫生整洁度,接触情况,睡眠,饮食,营养状况,生活自理能力,生命体征,感觉、运动障碍的程度,病前的身体状况,对疾病的认识程度。

2. **心理功能**　发作的原因、持续性、频繁性、严重性;情绪控制方式,对生活的期望值,应激的方式。

3. **社会功能**　社会背景、受教育程度如何;社交及人际关系是否受影响,家属对患者患病前、后的评价;患者的社会关系。

4. 药物治疗效果和不良反应。

5. **风险评估**　有无自伤、自杀、冲动、外走、压力性损伤、坠床跌倒等危险因素。

(二)护理问题

1. **睡眠型态紊乱**　与焦虑症状有关。

2. **自我认同紊乱**　与人格转换有关。

3. **体象紊乱**　与对身体功能变化的言语性反应有关。

4. **有外伤的危险**　与分离(转换)性障碍抽搐有关。

5. **突发意识障碍**　与意识水平改变,意识丧失有关。

(三)护理措施

1. **安全护理**　环境要安静,减少外界刺激,加强危险因素的管理。

2. **生活护理**　保证患者在饮食、睡眠、排泄等生理需要上的满足。木僵或癔症性瘫痪的患者,要定时翻身,预防压力性损伤的发生。癔症发作期,需喂饭。

3. **心理护理**　耐心倾听,分析疾病的原因与危害,鼓励患者按可控制和可接受的方式来表达思想情感。

4. 症状护理

（1）分离（转换）性障碍发作时,应安置在单间,适当约束,必要时专人看护。

（2）意识朦胧时,加强生活护理和观察,防止冲动、走失等意外事件。

（3）对木僵或癔症性瘫痪的患者,鼓励其加强肢体锻炼和自主功能训练。

（4）遵医嘱给予相应的药物治疗,抗焦虑、抗抑郁、抗精神病等。

（5）严密观察患者的情绪反应,防止其自杀企图。

（6）发作间歇期,教会患者放松技术。

（7）争取家庭和社会对患者的支持。

5. 药物治疗的护理 同第三章 抑郁障碍的护理

（四）健康指导

1. 避免过度紧张和劳累,保证充足的睡眠。

2. 适当参加以娱乐性游戏为主的活动。

3. 发作时,缓慢地深呼吸,在吸气时默念"放松"。

4. 教会患者正确对待创伤后体验和困难。

5. 坚持服药,不可随意增减药量,定时复查。

（五）护理结局评价

1. 发作次数是否减少,持续时间缩短。

2. 患者能否说出疾病相关知识,配合治疗,定期复查。

3. 学会一些处理人际关系和应对困难的技巧。

4. 情绪是否平稳。

5. 积极主动参加自己感兴趣的文体活动。

（王　波）

第五章

创伤及应激相关障碍的护理

第一节　急性应激障碍

一、定义

急性应激障碍,又称急性心因反应,是指由于遭受急剧、严重的心理社会应激因素后,在数分钟或数小时内产生的短暂心理异常。

二、疾病特点

（一）病因

发病机制相对比较复杂,至今仍未完全阐明。机体在应激状态时可通过中枢神经系统、神经生化系统、神经内分泌系统、免疫系统等相互作用,影响机体内环境平衡,引起各器官功能障碍、组织结构变化,从而出现一系列生理、心理的改变。

（二）临床表现

1. **以意识障碍为主的表现**　定向力障碍、注意狭窄、言语缺乏条理、动作杂乱、对周围事物感知迟钝、可有人格解体、偶见冲动行为、有的可出现片段的心因性幻觉,患者事后常对发病情况出现部分遗忘。

2. **以伴有情感迟钝的精神运动性抑制为主的表现**　目光呆滞,表情茫然,情感迟钝,行为退缩,少语少动,甚至出现缄默、对外界刺激毫无反应的木僵状态。此型历时短暂,一般不超过1周,有的可转入兴奋状态。

3. **以伴有强烈恐惧体验的精神运动性兴奋为主的表现**　激越兴奋,活动过多,有冲动、毁物行为。

4. 部分患者可伴有严重的情绪障碍,如焦虑、抑郁;也可同时伴有自主神经症状,如大汗、心悸、面色苍白等。

（三）治疗

1. **药物治疗**　抗焦虑、抗抑郁、抗精神病治疗。

2. **心理治疗**　主要治疗手段,选用指导性咨询、支持性心理治疗、精神分析治疗、认知疗法等。

（四）预后

如果应激源被消除,症状往往历时短暂,预后良好,缓解完全。

第二节 创伤后应激障碍

一、定义

创伤后应激障碍,又称延迟性心因性反应,是指突发性、威胁性或灾难性生活事件导致个体延迟出现和长期持续存在的精神障碍,其临床表现以再度体验创伤为特征,并伴有情绪的易激惹和回避行为。

二、疾病特点

(一)病因

发病机制相对比较复杂,至今仍未完全阐明。机体在应激状态时可通过中枢神经系统、神经生化系统、神经内分泌系统、免疫系统等相互作用,影响机体内环境平衡,引起各器官功能障碍、组织结构变化,从而出现一系列生理、心理的改变。

(二)临床表现

核心症状有三组,即闯入性症状、回避症状和警觉性增高(易激惹)症状。

1. **闯入性症状** 短暂"重演"性发作,不由自主地回想受打击的经历;反复发生错觉、幻觉;反复发生触景生情的精神痛苦,如目睹死者遗物、旧地重游,或周年纪念日等情况下会感到异常痛苦和产生明显的生理反应,如心悸、出汗、面色苍白等;反复出现有创伤性内容的噩梦。

2. **回避症状** 极力不想有关创伤性经历的人与事,避免参加能引起痛苦回忆的活动,不愿与人交往,对亲人变得冷淡,兴趣爱好范围变窄,选择性遗忘,对未来失去希望和信心。

3. **警觉性增高(易激惹)症状** 入睡困难或睡眠不深、易激惹、集中注意困难、惊跳反应。

(三)治疗

1. **药物治疗** 抗焦虑、抗抑郁、抗精神病治疗。

2. **心理治疗** 危机干预、一般心理支持治疗、行为治疗等。

(四)预后

大多数患者可自愈或治愈,少数患者由于病前人格缺陷或有神经症病史导致预后不良,迁延不愈或转化为持久的人格改变或社会功能受损。

第三节 适 应 障 碍

一、定义

适应障碍是因长期存在应激源或困难处境加上患者的人格缺陷产生烦恼、抑郁等情感障碍以及适应不良行为(如退缩、不注意卫生、生活无规律等)和生理功能障碍(如睡眠不好、食欲缺乏等),并使社会功能受损的一种慢性心因性障碍。

二、疾病特点

（一）病因

发病机制相对比较复杂,至今仍未完全阐明。机体在应激状态时可通过中枢神经系统、神经生化系统、神经内分泌系统、免疫系统等相互作用,影响机体内环境平衡,引起各器官功能障碍、组织结构变化,从而出现一系列生理、心理的改变。

（二）临床表现

1. 以焦虑、抑郁等情感障碍为主的抑郁型和焦虑型

（1）抑郁型适应障碍:为成年人较常见的适应障碍。主要表现为心境不良、对生活丧失兴趣、自责、绝望、哭泣、沮丧,严重时可有自杀行为,但比重度抑郁轻,常伴有睡眠障碍、食欲减退、体重减轻。

（2）焦虑型适应障碍:以神经过敏、心烦、心悸、紧张不安、激越等为主要症状。主要表现为紧张不安、担心害怕、神经过敏、颤抖,可伴有心悸、窒息或喘气后感觉舒服一点,坐立不安、出汗等。

（3）混合型适应障碍:抑郁型适应障碍和焦虑型适应障碍的综合症状。

2. 以适应不良行为为主的品行障碍型和行为退缩型

（1）品行障碍型适应障碍:多见于青少年,主要表现为对他人权利的侵犯或对社会准则和规章的暴力行为。品行异常的表现有不履行法律责任,违反社会公德,如逃学、旷工、打架、斗殴、毁坏公物、粗暴、对人无礼貌,乱开汽车、偷窃、离家出走、过早的性行为、打架和饮酒过量等。

（2）行为退缩型适应障碍:孤僻离群、不注意卫生、生活无规律、尿床、幼稚言语或吸吮手指等。

（3）以上类型均可出现生理功能障碍,如睡眠不好、食欲缺乏、头痛、疲乏、胃肠道不适等,同时可影响日常活动,导致社会功能受损。

（4）患者的临床表现可以某一类型为主要症状,也可混合出现。部分患者表现为不典型的适应障碍或社会功能突然下降,但无明显的焦虑、抑郁情绪。

（5）通常在应激事件或生活改变发生后 1 个月内起病。

（6）病程往往较长,但一般不超过 6 个月。随着时过境迁,刺激的消除或者经过调整形成了新的适应,精神障碍随之缓解。

（三）治疗

1. 药物治疗　抗焦虑、抗抑郁、抗精神病治疗。

2. 心理治疗　一般心理支持治疗、行为治疗等。

（四）预后

随着时过境迁,刺激的消除或者经过调整形成了新的适应,精神障碍随之缓解。

三、创伤及应激相关障碍的护理

（一）专科评估和观察要点

1. 应激源　发生的原因、种类、强度、持续时间、发生频率。

2. 精神状况和行为方式　感知觉症状,情感状态、意识状态,现存的或潜在的冲动、伤人、自伤、自杀、木僵等行为;退缩和品行障碍行为。

3. **生理功能**　躯体的一般情况和各器官的功能水平,营养、饮食、睡眠和排泄情况。

4. **心理应对方式和认知评估**　对压力事件的处理方式、对应激事件的认识、对该疾病的态度。

5. **社会功能评估**　人际交往能力、日常生活能力、职业功能、社会角色等状况,社会支持情况。

6. 药物治疗效果和不良反应。

7. **风险评估**　有无自伤、自杀、冲动、外走、压力性损伤、坠床跌倒等危险因素。

（二）护理问题

1. **睡眠型态紊乱**　与应激事件导致的情绪不稳、主观感觉不安、无法停止担心、环境改变、精神运动性兴奋有关。

2. **有自杀自伤的危险**　与应激事件引起的焦虑、抑郁情绪有关。

3. **有暴力行为的危险**　与应激事件引起的兴奋状态、冲动行为有关。

4. **有受伤的危险**　与意识范围狭窄、兴奋躁动、行为紊乱有关。

5. **社会交往障碍**　与应激事件引起的行为障碍有关。

6. **感知改变**　与应激事件引起的反应有关。

7. **进食自理缺陷**　与应激事件导致行为紊乱或行为退缩有关。

（三）护理措施

1. **脱离应激源**　消除精神因素或脱离引起精神创伤的环境,改善人际关系、建立新的生活规律。

2. **安全护理**

（1）提供安静舒适的环境,减少外界刺激。

（2）密切观察病情变化,注意有无自伤自杀、暴力行为的征兆,评估自杀、自伤暴力行为的程度,并给予相应的护理措施。

（3）加强不安全因素和危险物品的管理,以便早期发现自杀、自伤或冲动行为的先兆,防患于未然。

3. **生活护理**

（1）维持营养,水、电解质平衡:了解患者的饮食习惯,尽量满足其口味,一起进食,采用少量多餐的方式,促进食欲。必要时喂饭或静脉补液。

（2）改善睡眠:作息时间应规律,睡前避免过度兴奋、过度活动,必要时给予镇静剂。

（3）协助料理个人生活:对木僵患者做好晨晚间护理,加强饮食护理,必要时可鼻饲饮食,保证其营养的需要。定时翻身,做好皮肤、口腔等护理,防止压力性损伤,以暗示言语鼓励其循序渐进地加强自主功能训练。

4. **心理护理**

（1）建立良好的护患关系:以真诚友善的态度,主动接触患者,耐心倾听,运用非语言沟通技巧传达护士的关心和帮助。

（2）给予支持性心理护理:分析应激相关障碍症状和恶劣心境的原因和危害,鼓励患者表达感受和应对方法,帮助列出可能解决问题的各种方案。

（3）帮助患者纠正负性认知:指导患者通过与现实的检验,帮助患者发现自己的消极认知和信念是不符合实际的,并找出认知歪曲与负性情感的关系。

(4)暴露疗法:帮助患者面对痛苦的记忆和感受,控制情绪,理性处事,正视现实。

(5)帮助患者学习应对技能:教会患者管理焦虑、处理压力情境、处理应激,运用社会支持的办法。

5. 药物护理 保证药物治疗的顺利进行,帮助患者了解和自行观察药物的作用和不良反应。

(四)健康指导

1. 讲解疾病的相关知识。

2. 使家属既要关心患者,又不过分迁就患者。

3. 协助患者合理安排工作、生活,处理好人际关系,帮助患者恢复社会功能。

4. 指导患者学会应对压力的有效措施,掌握疾病康复的途径。

(五)护理结局评价

1. 患者是否发生自杀、自伤、冲动、伤人行为,是否发生跌伤、走失后果。

2. 患者的生活需要是否得到满足。

3. 患者能否正确认识和应对应激事件。

4. 患者是否学会调整和控制情绪。

5. 患者的适应能力是否改善。

(王 波)

第六章

进食障碍的护理

第一节　神经性厌食

一、定义

神经性厌食是指患者对自身体象的感知歪曲,担心发胖而故意节食,以致体重显著下降为主要特征的一种进食障碍。

二、疾病特点

(一)病因
病因及发病机制尚未完全阐明,可能与以下因素有关。

1. 社会文化因素　现代社会文化、社会竞争的加剧。

2. 家庭因素　家庭教育方式不当、家庭过度保护和干涉、对父母过于依赖、家庭中有节食、减肥、酗酒、抑郁者,存在过多谈论减肥和体型美的环境、个人童年早期的不幸经历。

3. 生物学因素　神经内分泌中枢系统功能失调,如下丘脑 - 垂体 - 性腺轴等系统异常,神经递质如 5- 羟色胺、去甲肾上腺素,以及免疫调节功能的异常。

(二)临床表现

1. 病态的恐惧肥胖,关注体型　对肥胖的强烈恐惧和对体型体重的过度关注。

2. 想方设法控制体重　严格限制饮食,过度运动,进食后催吐,使用大量泻药、利尿剂、减肥药等。

3. 心理障碍　抑郁、易冲动、焦虑、恐惧、强迫、人格障碍、偷窃食物、储藏食物。

4. 生理功能紊乱　轻者消瘦、皮肤干燥脱发、代谢缓慢、便秘、头痛、多尿和睡眠障碍等,重者器官功能低下、水电解质紊乱、性功能异常。

(三)治疗

1. 支持治疗　纠正水电解质平衡,恢复正常营养状态。

2. 心理治疗　以心理治疗为主,特别是认知疗法、行为治疗。

3. 药物治疗　抗抑郁药、苯二氮䓬类药物和锂盐等间接促进患者行为的改善,合并小剂量三环类抗抑郁药。

(四)预后

预后良好的相关因素:发病年龄小、病程短、不隐瞒症状、病前的心理社会适应情况较好、体重降低不太明显、对疾病的自我认识水平较高。

第二节　神经性贪食

一、定义

神经性贪食是以反复出现强烈的进食欲望和难以控制的、冲动性暴食,以及惧怕发胖的观念为主要特征的一种进食障碍。

二、疾病特点

(一)病因

病因及发病机制尚未完全阐明,可能与社会文化因素、家庭因素、生物学因素有关。

(二)临床表现

1. **不可控制的暴食**　不可控制的发作性暴食是本病的主要特征。无法自控的大量进食的强烈欲望,较喜欢高热量的松软甜食和含油多的食物,伴失控感,吃到腹部胀痛或恶心时为止。

2. **避免体重的增加**　为抵消暴食引起的体重增加,患者常采用自我诱吐、导泻、过度运动的方法减少热量的摄入。

3. **生理功能受损**　脱水和电解质失衡,牙釉质腐蚀,少数患者可发生胃、食管黏膜损伤。其他症状包括头痛、咽喉肿痛、唾液腺肿大、腹痛腹胀、软弱无力,月经紊乱、闭经等。

4. **心理障碍**　通常会存在抑郁心境,部分患者可合并精神障碍,如焦虑、心境障碍等。

(三)治疗

1. **支持治疗**　纠正水电解质平衡,恢复正常营养状态。

2. **心理治疗**　以心理治疗为主,特别是认知疗法、行为治疗。

3. **药物治疗**　抗抑郁药、苯二氮䓬药物和锂盐等间接促进患者行为的改善,合并小剂量三环类抗抑郁药。

(四)预后

本病呈慢性病程,症状可迁延数年,但在无电解质紊乱或代谢低下的并发症时,对患者生命没有严重伤害。约30%患者可完全缓解,40%患者残留部分症状。

三、进食障碍的护理

(一)专科评估和观察要点

1. **生理功能**　营养状况,包括生命体征、各项营养指标,食欲、体重变化情况,节食情况。

2. **心理功能**　情绪状况;自杀、自伤倾向;对自身身材和自我概念的看法。

3. **社会功能**　与家属的关系以及家属对疾病的认知和态度。

4. **用药评估**　药物滥用史、催吐剂、导泻剂及其他催吐方法的使用情况。

5. **风险评估**　有无自伤、自杀、冲动、外走、压力性损伤、坠床跌倒等危险因素。

(二)护理问题

1. **营养失调:低于机体需要量**　与限制或拒绝进食,或存在清除行为有关。

2. **体液不足**　与摄入不足或过度运动、自引吐泻行为导致消耗过大有关。

3. **无效性否认**　与自我发展延迟、害怕丧失对生活的控制感有关。

4. **体象改变**　与自我发展延迟、家庭功能不良、对自身体象不满有关。

5. **焦虑**　与无助感、对生活缺乏控制有关。

（三）护理措施

1. **安全护理**　安静舒适的环境,密切观察情绪变化,注意防范患者发生自杀、自伤行为,防止跌倒、烫伤等。

2. **生活护理**

（1）保证营养,维持正常体重,水电解质平衡。

（2）向患者讲解低体重的危害,并解释治疗目的,以取得患者配合。

（3）与营养师和患者一起制订饮食计划和体重增长计划,鼓励患者按照计划进食。

（4）每日定时使用固定体重计测量患者体重,密切观察和记录患者的生命体征、出入量。

（5）进食时和进食后需严密观察患者,以防患者采取引吐、导泻等行为。

（6）其他生理护理问题:贫血和营养不良导致的活动无耐力、体液不足、有感染的危险等护理问题需采取相应的护理常规。

3. **心理护理**　纠正患者的体象障碍,重建正常的进食行为模式,重组导致进食障碍发生的歪曲信念。注意评估患者的情绪反应,进行相应的心理护理。

4. **药物治疗的护理**　同第三章　抑郁障碍的护理

5. **家庭干预**

（1）对患者家庭进行宣教,鼓励家属参与家庭治疗和团体治疗。

（2）指导家庭与患者之间加强沟通。

（四）健康指导

1. 教会患者和家属有关疾病和药物的基本知识。

2. 教会患者及家属能早期识别疾病复发的早期征兆,如情绪不稳、低落,对体型体重的过度关注等。

3. 教会患者按时复诊,不擅自增减或停药。

4. 教会患者多参加各种社会活动。

5. 使患者对进食障碍有正确认识,养成正常的进食习惯。

6. 指导家属既要关心患者,又不能过分迁就和强制。

（五）护理结局评价

1. 患者营养状况是否改善,躯体并发症是否好转。

2. 患者能否遵从治疗计划。

3. 患者是否建立健康的进食习惯。

4. 患者对形象的理解是否现实。

5. 患者家庭是否能提供足够支持。

（王　波）

第七章

睡眠障碍的护理

睡眠是一种周期性可逆的静息现象,它与醒觉交替进行,与昼夜节律相一致,是人体生物体系的重要功能之一。

睡眠障碍是指由各种原因导致的睡眠质量不正常及睡眠中出现异常的行为,是睡眠和觉醒正常节律性交替紊乱的表现。常见的睡眠障碍包括失眠症、嗜睡症、发作性睡病、异常睡眠等。造成睡眠障碍的因素很多,一般包括生理、心理、社会、环境等多种因素。

第一节 失 眠 症

一、定义

失眠症(insomnia)是一种对睡眠的质和量持续长时间的不满意状况,是最常见的睡眠障碍。它可以是单独的一种疾病,也可以是其他疾病的临床表现之一。

二、疾病特点

（一）病因

1. **心理因素**　如遭遇生活事件,精神紧张、不安恐惧等。
2. **躯体因素**　疼痛、瘙痒、频繁咳嗽、夜尿等。
3. **环境因素**　更换场所、声音嘈杂、光线刺激等。
4. **生物药剂因素**　饮用咖啡、浓茶,服用中枢兴奋药物等。
5. 其他神经系统和精神疾病引起。

（二）临床表现

失眠症的临床表现主要为入睡困难、睡眠不深、易惊醒、自觉多梦、早醒、醒后不易再睡、醒后感到疲乏或缺乏清醒感。

（三）治疗

失眠症的治疗首先应针对病因,消除或减轻造成失眠的各种因素。一般采用心理治疗为主,适当配合镇静催眠药物治疗。各种放松训练疗法、生物反馈疗法、电针及中医治疗均有助于睡眠的改善。

药物作为辅助治疗的手段,常用催眠药物为苯二氮䓬类,该类药物可缩短入睡潜伏期,减少夜间醒转次数。为避免形成药物依赖,药物治疗建议短期使用,一般以1~2周为宜。

（四）预后

失眠可能对白天正常工作和生活造成影响,需要及时干预。通过心理治疗、物理治疗、药物治疗等可以恢复正常睡眠,使醒后保持精力充沛。短期失眠者,需要消除失眠诱因,避免转化为慢性失眠。曾经发生过失眠的人群,应该保持良好的睡眠习惯,避免再次发生失眠。

三、失眠症的护理

(一)专科评估和观察要点

1. 评估患者的精神症状、情绪状态以及对睡眠的认知。

2. 评估睡眠障碍的表现,是否存在入睡困难、早醒、多梦,再次入睡的难易程度以及次日的精神状况。

3. 了解患者睡眠习惯,评估24小时睡眠情况,区分是夜间睡眠问题还是白天睡眠过多。

4. 评估睡眠的环境。

5. 评估患者是否有其他躯体疾病引起的不适。

6. 评估是否受药物或兴奋性物质影响,如酒精、咖啡因、尼古丁、抗抑郁药等。

7. 评估患者身高、体重与体重指数(BMI)、颈围、口鼻腔气道、颅面部(如下颌后缩),判断有无出现睡眠呼吸暂停的风险。

(二)护理问题

1. **睡眠型态紊乱** 与社会心理因素刺激、焦虑、睡眠环境改变、药物影响等有关。

2. **疲乏** 与失眠、异常睡眠引起的不适状态有关。

3. **焦虑** 与睡眠形态紊乱有关。

4. **恐惧** 与异常睡眠引起的幻觉、梦魇有关。

5. **绝望** 与长期处于失眠或异常睡眠状态有关。

6. **应对无效** 与长期处于失眠或异常睡眠有关。

(三)护理措施

1. **对失眠患者的护理** 对失眠患者的护理重在通过各种心理护理措施,帮助患者认识失眠,纠正不良睡眠习惯,重建规律、有质量的睡眠模式。

(1)消除诱因

1)建立信任的护患关系,通过了解患者深层次的心理问题来解决由于心理因素、不愉快情绪导致的失眠。

2)运用支持性心理护理,帮助患者认识心理刺激、不良情绪对睡眠的影响,使患者学会自行调节情绪,正确面对心理因素,消除失眠诱因。

3)使用认知疗法,帮助其了解睡眠的基本知识,引导患者认识睡眠,以正确的态度对待失眠,消除对失眠的顾虑,解除心理负担,纠正恶性循环状态。

(2)睡眠卫生宣教:教会患者自我处理失眠的各种措施。

1)生活规律,三餐、睡眠、工作的时间尽量固定。

2)睡前避免服用引起神经兴奋的药物,勿饮用饮料、茶;睡前2小时避免易兴奋的活动。

3)睡前避免吃得过饱,饮水不宜过多,但也不能在饥饿状态下就寝,睡前要排空膀胱,避免中途醒后难以入睡。

4)白天多在户外活动。

5)使用睡前诱导放松的方法,包括腹式呼吸、肌肉松弛法等;睡前可以温水泡脚,以减少脑部血流量,促进睡眠。

6）营造最佳的睡眠环境：避免光线过亮或直射脸部；维持适当的温度和湿度；保持空气流通；避免噪声干扰；选择合适的寝具；用熟悉的物品或习惯帮助入睡。

7）注意睡卧姿势，不蒙头盖面，取健康的仰卧或侧卧姿势。

8）正确应用镇静催眠药物。

（3）重建规律、有质量的睡眠模式

1）刺激控制训练：帮助失眠者减少与睡眠无关的行为，建立规律性睡眠-觉醒模式。具体方法为：把床当作睡眠的专用场所；感到想睡觉才上床，而不是一累就上床；不在床上从事看书等与睡眠无关的活动；睡不着或无法再入睡（无睡眠20分钟后）时立刻起床到另一房间，直到睡意袭来再回到床上；无论夜间睡眠质量如何，都必须按时起床；避免白天睡觉。

2）睡眠定量疗法：主要目的是教导失眠者减少在床上的非睡眠时间，限制待在床上的时间。具体方法：如果患者每晚在床上时间是9小时，但实际睡眠时间为5.5小时，即通过推迟上床或提前起床来减少患者在床上的时间至5.5小时，然后将患者上床睡眠的时间每周增加15分钟，每晨固定时间起床，以保证在床上的时间至少有85%~90%用于睡眠。

2. 其他睡眠障碍的护理　对嗜睡、发作性睡眠、睡行症等睡眠障碍患者的护理主要在于保证患者发作时的安全、消除或减轻诱发因素，以减少发作次数、消除患者和家属的恐惧心理。

（四）健康指导

1. 教会患者和家属有关疾病、药物、睡眠的基本知识。

2. 教会患者及家属能早期识别疾病复发的早期征兆，如入睡困难、早醒等。

3. 教会患者按时复诊，不擅自增减或停药。

4. 教会患者白天多参加各种社会活动，有助于晚上入睡。

5. 保持乐观、知足常乐的好心态。

（五）护理结局评价

1. 患者睡眠是否改善。

2. 患者对其睡眠质量是否满意。

3. 患者睡眠过程中是否无安全意外发生。

4. 患者及家属对睡眠障碍的相关知识是否已了解。

第二节　嗜　睡　症

一、定义

嗜睡症（hypersomnia）是指不存在睡眠量不足的情况下出现睡眠过多，或醒来时达到完全觉醒状态的过渡时间延长的情况。嗜睡症并非由于睡眠不足或存在发作性睡病等其他神经精神疾病所致，而是常与心理因素有关。

二、疾病特点

（一）病因

嗜睡症病因较多，包括心理社会因素、精神障碍及躯体器质性疾病等。部分患者有家族遗传倾向。

（二）临床表现

1. 白昼睡眠时间延长,醒转后常有短暂意识模糊,呼吸及心率增快,很难达到完全觉醒状态,常可伴有抑郁情绪。

2. 部分患者可有白天睡眠发作,发作前多有难以控制的困倦感。

3. 脑电波检查为正常的睡眠脑波。

（三）治疗

主要是对症治疗。消除发病的诱导因素,适当给予中枢神经兴奋剂。其次可辅以支持疗法和疏导疗法,以达到治疗和预防疾病的目的。白天主动安排短时小睡可减小甚至终止嗜睡发作。

（四）预后

嗜睡症多呈慢性病程,症状可能长期存在,需要长期治疗以缓解症状;大多数患者的症状通过药物治疗可以改善;部分嗜睡症患者随年龄的增加,发作次数逐渐减少、程度减弱,甚至自行停止发作。

三、嗜睡症的护理

参照"失眠症的护理"。

第三节　发作性睡病

一、定义

发作性睡病(narcolepsy)也称为醒觉不全综合征,是一种原因不明的睡眠障碍,主要表现为长期警醒程度降低和不可抗拒的发作性睡眠。大多数患者常伴有一种或几种附加症状,如猝倒症、睡前幻觉或睡瘫。

二、疾病特点

（一）病因

发作性睡病病因不明,可能与遗传、环境等多因素有关。

（二）临床表现

发作性睡病最基本的症状是白天有不可抗拒的短暂睡眠发作,患者常在 1~2 分钟内进入睡眠状态,一般持续数分钟至十余分钟。睡眠发作前常有不可抗拒的困倦感,部分患者可无发作先兆,从相对清醒状态突然陷入睡眠。每天均可发作数次,发作后自然醒来或被他人唤醒,清醒后常有持续数小时的精神振奋。

（三）治疗

发作性睡病尚无特效疗法,主要治疗方法是减少症状发作,常用药物为中枢神经兴奋剂,还可用其他抑制快速动眼睡眠(REM)的药物。

治疗中的另一个重要内容是对家属和患者的健康宣教,让患者及家属了解疾病的性质,做好终生带病生活的思想准备,尽量减少如睡眠不足、饮酒等使疾病加重的因素,建立生活规律性。尽量避免参加可能发生危险的活动,防止意外事故的发生。

（四）预后

发作性睡病是一种终身性睡眠障碍性疾病。药物和行为心理干预可能会帮助缓解症状,但目前还无法治愈。该病会严重影响患者的生活质量,如果症状严重,甚至可能会因症状发作酿成意外事故,可能会危及生命。

三、发作性睡病的护理

参照"失眠症的护理"。

第四节　异　常　睡　眠

一、定义

异常睡眠（parasomnia）是指在睡眠过程或觉醒过程中所发生的神经系统、运动系统和认知过程的异常现象,包括梦魇症、睡惊症和睡行症。

二、疾病特点

（一）病因

梦魇症主要由于精神因素所导致的,通常在压力比较大、过度疲累、作息不正常、失眠、焦虑的情形下比较容易发生。

睡惊症发病原因可能与遗传因素有关,发热、过度疲劳或睡眠不足也会增加发作频次。

睡行症与遗传因素有一定的关系。躯体内部刺激如膀胱充盈和外部刺激如噪声等可以诱发睡行,另外睡眠不足、发热、疲劳过度、精神压力等也与睡行的发作有一定的关系。

（二）临床表现

1. **梦魇症**　梦魇症是指在睡眠过程中反复出现极度焦虑、不安的梦境,经历焦虑、恐惧、愤怒、厌恶等不良情绪体验,导致从睡眠中醒来。梦境内容通常涉及对生存、安全的恐怖事件。该症的一个显著特征是患者醒后对梦境中的恐怖内容能清晰回忆,伴有心跳加快和出汗,但患者能很快恢复定向力,处于清醒状态。部分患者因害怕梦魇症再次发作而难以入睡,有的在一晚上会反复出现几次。部分患者在白天常会出现头晕、注意力不集中、易激惹等症状,使工作生活能力受到影响。

2. **睡惊症**　是出现在夜间的极度恐惧和惊恐发作,伴有强烈的言语,运动形式和自主神经系统的高度兴奋状态。患者表现为在睡眠中突然惊叫、哭喊、骚动或坐起,双目圆睁,表情恐惧,大汗淋漓,呼吸急促,心率增快（可达 150~170 次 /min）,有的还伴有重复机械动作,有定向障碍,对别人的问话、劝慰无反应,历时数分钟而醒转或继续安睡。患者此时若醒转,仅能对发作过程有片段回忆,次晨完全遗忘,且无梦境体验。

3. **睡行症**　睡行症俗称梦游症,是睡眠和觉醒现象同时存在的一种意识模糊状态。主要表现为患者在睡眠中突然起身下床徘徊数分钟至半小时,或走出家门、进食、穿衣等,有的口中还念念有词,但口齿不清,答非所问,无法交谈。睡行时患者表情茫然、双目凝视,难以唤醒,一般历时数分钟,少数持续 0.5~1 小时,继而自行上床或随地躺下入睡,次日醒后对所有经过不能回忆,若在睡行期内强行唤醒,患者可有短暂的意识模糊。

（三）治疗

1. 消除或减轻发病的诱发因素,如减少心理压力、日常生活规律等。

2. 药物治疗,如苯二氮䓬类、中枢神经兴奋剂等。

3. 保证睡眠环境的安全性,避免意外事件的发生。

三、异常睡眠的护理

参照"失眠症的护理"。

（李晓俞）

第八章

儿童及青少年精神障碍的护理

儿童时期的生理、心理处于逐渐成熟的阶段,患儿的精神症状在许多方面有一定的特点。具体表现:①思维与感知。儿童的思维处于逐步发育阶段,因此儿童时期的精神症状中感知障碍多于思维障碍,感性认识多于理性认识。病理状态时,形象性幻觉和错觉较言语性幻觉多见,妄想少见,且妄想内容简单易变化,缺乏系统性。②情感。儿童时期易出现情绪波动。病理状态时情绪极不稳定,呈暴发性,易发生冲动毁物的行为。③意志和行为。儿童、青少年时期精神障碍中最常见的表现为运动性抑制和运动性兴奋。

第一节 精神发育迟滞

一、定义

精神发育迟滞(mental retardation)指个体在发育阶段(通常指18岁以前)因先天或后天的各种不利因素导致精神发育停滞或受阻,造成智力低下和社会适应不良。

二、疾病特点

(一)病因
1. **遗传及先天性因素** 包括染色体异常、基因异常和先天性颅脑畸形。
2. **围生期有害因素** 母孕期感染、药物、毒物影响;产时的各种并发症;母亲妊娠年龄偏大、营养不良等。
3. **出生后因素** 出生后中枢神经系统感染、颅脑损伤、严重的躯体疾病等;
4. 儿童无法接受文化教育。

(二)临床表现
精神发育迟滞的主要表现为不同程度的智力低下和社会适应能力不良,世界卫生组织(WHO)根据智商将精神发育迟滞分为四个等级。

1. **轻度** 患者智商为50~69,约占精神发育迟滞的80%,成年后心理年龄为9~12岁。通常在学龄期被发现,表现为语言发育迟缓,词汇不丰富,理解和抽象思维能力差。

2. **中度** 患者智商为35~49,占精神发育迟滞的10%~20%,成年心理年龄为6~9岁。语言发育差,词汇贫乏,不能表达较复杂的内容,能够完成简单劳动,但质量、效率低。在指导和帮助下能够简单生活,可学会自理,不易与同龄儿童建立合群关系。

3. **重度** 患者智商为20~34,约占精神发育迟滞的1%,成年后心理年龄为3~6岁。语言运动功能严重受损,不能进行有效交谈,生活需人照料,无社会行为能力,常有严重的脑部损害。

4. **极重度**　患者智商为 20 以下,极少见,约占精神发育迟滞的 1% 以下,成年后心理年龄约 3 岁以下。出生时即有躯体和神经系统异常,没有语言能力,以原始性情绪表达需求,生活不能自理,常有严重的脑部损害,伴有躯体畸形。

（三）治疗

1. **教育与训练**　对轻中度患者进行语言、生活技能和学习技能方面的训练。对重度和极重度的患者,应终身照顾、训练基本生活技能。

2. **药物治疗**　若能早期发现病因,采用对因治疗,使用能促进或改善认知功能的药物。

（四）预后

病因复杂,且发育与病程并存,对患者心理活动各过程和社会功能影响颇大,预后往往欠佳,必须积极预防。

三、精神发育迟滞的护理

（一）专科评估和观察要点

1. **健康史**　患儿既往健康状况。

2. **生理功能**　躯体发育指标与同龄人相比是否达标,有无躯体畸形和功能障碍;有无饮食障碍;有无营养失调及睡眠障碍;有无受伤的危险（跌倒、摔伤）。

3. **心理功能**　有无感知觉障碍、思维障碍、情感障碍、认知功能障碍和意志行为障碍。

4. **社会功能**　评估患者生活自理能力和环境的适应能力,如患儿能否独立进食、洗漱、穿衣、独立外出;患儿的学习能力、语言交流能力、自我控制与自我保护能力、社交活动等和同龄人相比是否存在差异。

5. 药物治疗效果和不良反应。

6. **风险评估**　有无自伤、自杀、冲动、外走、压力性损伤、坠床跌倒等危险因素。

7. 有无不当家庭教育方式、家属对疾病有无不正确的认识和偏见等。

（二）护理问题

1. **营养失调**:与智能水平低下所致贪食、食欲减退及消化不良有关。

2. **有受伤害的危险**　与智力水平低下,长期需要提供日常生活照顾有关。

3. **焦虑 / 恐惧**　与精神症状和疾病的演变过程有关。

4. **生活自理缺陷:进食、沐浴、穿着、修饰及如厕等自理缺陷**　与患儿智力水平低下有关。

5. **言语沟通障碍**　与智能低下及神经发育有关。

6. **社交障碍**　与智力低下、丧失语言能力及缺乏社会行为能力等有关。

7. **父母角色冲突**　与智力水平低下、需要照顾增多有关。

（三）护理措施

1. **生理护理**　密切观察患儿的进食、睡眠、排泄情况,保证充足睡眠和合理喂养,保证患儿良好的个人卫生状况。

2. **安全护理**　患儿居住环境应简单实用,应有相应的安全措施,随时排除危险的物品和设施。

3. **教育训练**　包括生活自理能力、语言功能、劳动技能、品德教育等多方面的训练。

4. **药物治疗的护理**　同第三章　抑郁障碍的护理

（四）健康指导

重点是针对家长与老师,从实际水平出发,鼓励其多说话、多练习、多接触,及时表扬和强化,提高患儿的学习兴趣和信心。此外,宣传有关此病的一些预防知识,如产前诊断、围生期保健措施等也很重要。

（五）护理结局评价

1. 患者的营养状况是否改善。

2. 患者的个人生活自理能力是否提高。

3. 患者的语言、学习能力是否提高。

4. 患者社会功能,包括社交能力、学习能力和劳动能力是否提高。

5. 患儿父母的角色冲突是否减轻或消除。

6. 患者是否受伤。

第二节　儿童孤独症

一、定义

儿童孤独症(autism)是广泛性发育障碍的一种亚型,男性多见。起病于婴幼儿期,主要表现为不同程度的语言发育障碍、人际交往障碍、兴趣狭窄和行为方式刻板等,大部分患儿伴有明显的精神发育迟滞。

二、疾病特点

（一）病因

孤独症的病因尚未阐明,可能与遗传因素、孕期及围生期并发症、神经解剖学、神经生化及免疫学因素等有关。

（二）临床表现

1. **社会交往障碍**　社交缺陷是孤独症的主要症状,患儿不能与他人建立正常的人际关系,对他人言语无反应,缺乏交往兴趣、愿望,不会根据社交情景调整自己行为。

2. **言语交流障碍**　为常见症状之一,语言发育明显落后于同龄儿童。大多数患儿词汇有限,语音小、语量少,有的患儿只会模仿和重复,不会提问或回答问题,还常常表现在代词运用的混淆颠倒。

3. **兴趣狭窄,行为刻板重复**　孤独症儿童常常在较长时间里专注于某种或几种游戏或活动,如有变动则大哭大闹,表现明显的焦虑反应,难以适应新环境。多数患儿同时还表现无目的活动,甚至出现自伤自残等动作。

4. **智能障碍**　智能的各方面发展不平衡,患儿的操作智商高于言语智商。

5. **其他症状**　患儿合并注意缺陷和多动,部分患儿出现癫痫发作,还可以出现自伤、冲动、违拗、强迫、进食、睡眠等问题。

（三）治疗

1. **教育训练**　通过注视训练、注意力训练和榜样学习等方法,提高社交技能和自理生活能力。

2. **心理治疗**　强化已经形成的良好行为,矫正影响接受教育和训练、社会交往和危害自身的行为。

3. **药物疗法**　目前尚无特异性治疗药物,但对伴发的情绪和行为症状,可对症治疗。哌甲酯、匹莫林等中枢神经兴奋剂有助于改善注意涣散、活动过度的患儿,但需防止癫痫发作。

（四）预后

远期预后差,约 2/3 患者有明显社会适应不良,难以独立生活。5 岁时,语言发育水平对预后影响很大。

三、儿童孤独症的护理

（一）专科评估和观察要点

1. **健康史**　患儿既往的健康状况,是否患有某些躯体疾病。

2. **生理功能**　躯体发育指标,有无躯体畸形和功能障碍;有无饮食障碍;有无营养失调及睡眠障碍;有无受伤的危险（跌倒、摔伤）;运动功能是否受限,运动的协调性如何。

3. **心理功能**　认知活动、情感活动、意志活动。

4. 药物治疗效果和不良反应。

5. **风险评估**　有无自伤、自杀、冲动、外走、压力性损伤、坠床跌倒等危险因素。

6. **社会功能**　评估患儿的社会交往能力、学习能力、语言交流和非语言交流能力、生活自理能力等。

（二）护理问题

1. **营养失调:低于机体需要量**　与自理缺陷、行为刻板有关。

2. **有自伤的危险**　与认知功能障碍有关。

3. **有对他人、自己实行暴力行为的危险**　与情绪不稳有关。

4. **社会交往障碍**　与社会交往功能缺陷有关。

5. **卫生 / 穿着 / 进食 / 如厕自理缺陷**　与智力低下、认知功能障碍有关。

6. **语言沟通障碍**　与言语发育障碍有关。

7. **家庭运作过程失常**　与疾病知识缺乏有关。

（三）护理措施

1. **生活护理**

（1）密切观察患儿的进食、睡眠、排泄情况。

（2）保证充足睡眠和合理喂养。

（3）协助或提供日常生活护理,合理安排日常活动。

（4）保证患儿良好的个人卫生状况,做好晨晚间护理。

2. **安全护理**　密切观察患儿的活动内容及情绪变化,找到不安全的隐患,做到心中有数,避免其接触危险物品,减少对患儿的不良刺激。鼓励其多参加有组织的活动,如出现不可避免的暴力行为和自伤行为的情况,要给予保护,避免伤害自己及其他人。

3. **教育训练**

（1）语言能力训练:①创造一定的语言环境,将语言训练融入日常生活的各个环节之中;②在游戏中学语言或让孩子反复模仿大人简单的问话,训练孩子记忆并慢慢可以正确回答。

（2）人际交往能力训练:①教患儿注视别人的眼睛和脸;②训练患儿用语言表达自己的

愿望和用语言传递信息；③使患儿理解常见体态语言的含义，如点头、摇头等，还可以通过游戏逐步学习与他人交往，扩大交往范围。

（3）行为矫正训练：可以用阴性强化法、阳性强化法、系统脱敏、作业疗法等进行行为矫正。

（4）生活自理能力训练：根据患儿的智力及现有的生活技能状况，制订具体的训练计划。将每种需要训练的生活技能分解成若干个小单元动作，由简单到复杂，并且分解成具体训练的步骤。每天训练的标准要根据患儿接受和掌握的程度而定。过程中，要进行强化，给予言语、行动、表情及物质上的奖励。

4. 药物治疗的护理

（1）严格执行操作规程，发药到手，看服到口，服药后检查口腔、水杯；保证用药安全和药物治疗的顺利进行。

（2）密切观察用药后的治疗效果和不良反应，有异常情况时与医生联系及时处理。

（四）健康指导

主要针对家长，讲解疾病的可能原因，减少家属对疾病的恐惧心理和对患儿生病的自责和内疚感，应冷静而理智地接纳患儿的疾病，树立信心，与专业人员配合一起训练和教育患儿。

（五）护理结局评价

1. 患儿的个人生活自理能力是否有所改善。
2. 患儿语言能力是否有改善。
3. 患儿社交能力、学习能力是否有改善。
4. 患儿的营养状况是否得到改善。
5. 患儿是否出现过对自身或他人的伤害。
6. 家长是否掌握与患儿沟通的技巧，家长的角色冲突是否减轻或消除。

第三节　注意缺陷和多动障碍

一、定义

注意缺陷和多动障碍（attention deficit and hyperactive disorder）简称多动症，主要特征是明显的注意力不集中和注意持续时间短暂，过度活动和冲动，常伴有学习困难或品行障碍。

二、疾病特点

（一）病因

注意缺陷和多动障碍病因不清，目前认为是多种因素相互作用所致。可能与遗传、神经递质功能异常、神经解剖和神经生理异常、神经发育异常、不良的家庭环境及心理社会因素等有关。

（二）临床表现

1. 注意力集中困难　表现为注意持续时间短暂，难以持久，容易因外界刺激而分心，做事有始无终、丢三落四，常常遗失作业或活动所需的物品，常常在日常活动中忘记事情。

2. **活动过多和冲动性**　常常不停地活动,难以安静地游戏或参加业余活动,讲话过多,常常打断或闯入他人的谈话或游戏。情绪不稳,容易过度兴奋,易出现反抗和攻击性行为,渴望及时满足,否则就哭闹、发脾气。

3. **学习困难**　因为注意缺陷和多动,致使学业成绩差,学业成绩与患儿的智力水平不相称。

4. **神经和精神的发育异常**　患儿的精细动作、协调运动、空间位置觉发育较差,少数患儿伴有语言发育延迟、语言表达能力差、智力低下等问题。智力检测显示部分患儿的智商偏低。

5. **品行障碍**　约半数患儿合并品行障碍,表现为攻击性或一些不符合道德规范及社会准则的行为。

（三）治疗

1. **药物治疗**　常用中枢神经兴奋剂,包括哌甲酯、匹莫林等,也可小剂量使用抗抑郁药等。

2. **心理治疗**　行为认知疗法、家庭治疗。

3. **其他治疗**　特殊教育项目、躯体训练项目、社会技能训练、父母教育。

（四）预后

多数患儿到少年期后症状会逐渐缓解,少数持续至成人。部分患儿成人后仍有人格障碍、反社会行为、物质成瘾、容易冲动等行为问题。

三、注意缺陷和多动障碍的护理

（一）专科评估和观察要点

1. **健康史**　患儿既往的健康状况,是否患有某些躯体疾病。

2. **生理功能**　与同龄孩子比较,躯体发育指标如身高、体重有无异常;有无躯体畸形和功能障碍;有无饮食障碍;有无营养失调及睡眠障碍;有无受伤的危险(跌倒,摔伤);有无容易感染等生理功能下降。

3. **心理功能**　情绪状态、认知功能、意志行为活动。

4. **社会功能**　生活自理能力、环境的适应能力。

5. 药物治疗效果和不良反应。

6. **风险评估**　有无自伤、自杀、冲动、外走、坠床跌倒等危险因素。

（二）护理问题

1. **营养失调:低于机体需要量**　与活动过度有关。

2. **有自伤的危险**　与情绪不稳、活动障碍有关。

3. **有对自己、他人施行暴力行为的危险**　与情绪不稳有关。

4. **卫生/穿着/进食/如厕自理缺陷**　与活动过度、注意缺陷有关。

5. **社会交往障碍**　与注意缺陷、多动有关。

（三）护理措施

1. **安全护理**　专人护理,控制患儿的活动区域,避免接触危险物品。密切观察情绪的变化,出现意外征兆及时给予控制,必要时给予保护,保证患儿安全。避免患儿从事竞争性较强或冒险的游戏。

2. **生理护理** 观察患儿的进食、睡眠、大小便的自理情况,给予高热量、高维生素的食物,保证每日水的摄入量,保证充足的睡眠,培养良好的生活习惯及规律。

3. **教育训练** 生活自理能力及注意力的训练。

4. **药物治疗的护理** 同第三章 抑郁障碍的护理

(四)健康指导

1. **对疾病认知的指导** 改变家长和老师把患儿当成是不服管教的"坏孩子"这一错误认知,教育他们用"赞扬、鼓励"的正性强化方式代替单纯的惩罚教育。

2. **干预措施指导** 让家长学会干预的步骤,确定训练目标;增加交流沟通;合理安排时间;培养学习兴趣;注意言传身教;建立家长、老师和医护人员治疗联盟。

3. **学校教育** 应使学校教师了解疾病的性质、学会观察评估患儿的病态表现,了解针对患儿的教育训练方法,恰当运用表扬和鼓励的方式提高患儿的自信心和自觉性,课程安排要考虑到给患儿充分的活动时间。

(五)护理结局评价

1. 患儿的饮食摄入是否均衡,营养状况是否得到改善。

2. 患儿有无出现躯体损伤。

3. 患儿有无出现对他人及自身的伤害。

4. 患儿的自理能力是否改善。

5. 患儿的社交能力是否改善。

第四节 青少年品行障碍

一、定义

青少年品行障碍(conduct disorder)指儿童少年期反复出现的持久的反社会性行为、攻击行为和对立违抗性行为。这些异常行为严重违反了相应年龄的社会规范,较之正常儿童的调皮或少年的逆反行为更严重。

二、疾病特点

(一)病因
青少年品行障碍病因是生物学因素、家庭因素和社会环境因素相互作用引起。

(二)临床表现

1. **反社会行为** 患者会出现一些不符合道德规范和社会准则的行为。包括偷窃贵重物品;勒索或抢劫他人钱财;强迫他人与自己发生性关系或有猥亵行为;对他人进行躯体虐待或伤害;故意纵火;经常逃学、离家出走,不顾父母的禁令而经常在外过夜;参与社会上的犯罪团伙,从事犯罪行为等。

2. **攻击性行为** 表现为对他人的人身或财产进行攻击。如经常挑起或参与斗殴,采用打骂、折磨、骚扰或长期威胁等手段欺负他人;虐待弱小、残疾人和动物;故意破坏或损毁公共财物等。

3. **对立违抗性行为** 指对成人,尤其对家长的要求或规定不服从、违抗或挑衅行为,多见于 10 岁以下儿童。表现为不是为了逃避惩罚而经常说谎、暴怒或好发脾气,喜欢怨恨和责怪他人、好记仇或心存报复,与成人争吵、与父母或老师对抗,故意干扰别人,违反校规或集体纪律,不接受批评等。

4. **合并问题**　常合并注意缺陷与多动障碍、抑郁、焦虑、情绪不稳或易激惹,也可伴有发育障碍,如语言表达和接受能力差、阅读困难、运动不协调、智商偏低等。品行障碍患儿一般以自我中心,好指责或支配别人,故意招人注意,为自己的错误辩护,自私自利,缺乏同情心等。

（三）治疗

主要治疗方法是针对患儿及其家庭的心理与行为治疗,并且在儿童少年出现品行障碍早期及时发现家庭和社会的相关危险因素,采用积极的干预措施。目前尚无特殊药物治疗,可视具体情况给予对症治疗。

（四）预后

少数患者预后较好,多数患者预后不良。部分患者的行为问题持续到成年期,致使就职、婚姻、人际关系等困难,其中约半数患者发展为成年期违法犯罪行为或人格障碍。

三、青少年品行障碍的护理

（一）专科评估和观察要点

1. **健康史**　询问患儿既往的健康状况,有无较正常儿童易罹患某些疾病。

2. **生理功能**　与同龄孩子比较,躯体发育指标有无异常、有无躯体畸形和功能障碍、有无饮食障碍、有无营养失调及睡眠障碍、有无受伤的危险(跌倒、摔伤)、有无容易感染等生理功能下降。

3. **心理功能**

(1) 认知功能:有无注意力、记忆和智能方面的障碍。

(2) 情绪状态:有无焦虑、抑郁、恐惧、情绪不稳、易激惹或淡漠迟钝等异常情绪,有无自卑心理。

(3) 行为活动:观察患儿在与伙伴相处的过程中有无冲动行为;遵守社会秩序的情况;是否有逃学、离家出走的现象。

4. **社会功能**

(1) 生活自理能力:有无穿衣、吃饭、洗澡、大小便不能自理等。

(2) 环境的适应能力:①学习能力,有无现存或潜在的学习困难。②语言能力,有无言语沟通困难。③自我控制与自我保护能力,有无现存或潜在的自我控制力、自我防卫能力下降。④社交活动,有无人际交往障碍,是否合群。

5. **其他**　有无家庭养育方式不当、父母不称职、家长对疾病有无不正确的认知;父母与患儿是否有情感的认同、有无沟通和感情的交流;有无现存或潜在的家庭矛盾和危机;家庭能否实施既定的治疗方案。

（二）护理问题

1. **有感染的危险(皮肤破溃)**　与攻击性行为及使用毒品有关。

2. **有对他人施行暴力行为的危险**　与反社会行为及攻击性行为有关。

3. **社会交往障碍**　与对抗性行为有关。

4. 照顾者角色紧张 / 有照顾者角色紧张的危险　与家庭破裂或采取不正确的教育方法有关。

（三）护理措施

1. 创造良好的训练环境　利用各种机会让患儿与其他同伴相处,引导患儿正确与他人交往,使其体会各种交往方式的不同感受,促使其改善交往方式;鼓励患儿参加有一定约束力的集体活动,让其共同参与制订活动规则,并要求其严格执行,通过阳性强化训练提高其自我控制能力。

2. 心理护理　以耐心、关爱、同情、包容的态度与患儿建立良好的护患关系,取得患儿的信任和合作。帮助患儿建立正确的人生观和价值观,通过事例、榜样,特别是现身说法来影响和教育,努力转变其不正确的观念。

3. 行为矫正

（1）对攻击行为的矫正:①示范法,是将有攻击行为的患儿有意地放在团结友爱、文明礼貌的集体中,以达到减少其攻击行为的目的。②消退法,暂时不理会其攻击行为,使他们得不到他人的注意。同时,应及时表扬他们有积极意义的行为,使之得到强化。③引导患儿用非武力解决问题,同时学会忍让。

（2）说谎的矫正:①减少说谎的机会。注意教育方法,既要有严格的纪律,也要给孩子一定程度的自由,创造讲真话的环境。②当患儿说谎时,要立即提出批评;当患儿做到不再欺骗时,及时给予表扬。

（3）不良习惯的矫正:①替代性反应法,即选择一个适当的行为来替代自己某种坏习惯,直到坏习惯消除。②患儿自己参与制订计划和目标,并做好记录,达到目标要自我表扬和鼓励。

4. 药物治疗的护理　让家长和患儿理解药物治疗的好处和可能的副作用,消除顾虑,配合医生治疗;告知家长应与医护人员保持联系,定期接受咨询。

（四）健康指导

讲解疾病的性质,使患儿和家长对病态的行为有正确的认识。通过教育使家长认识到家庭环境对患儿发病的重要影响,同时掌握正确的教育方式,引导患儿学会正确的社会规范和行为准则,树立正确的是非观念和道德观念,学会正确处理个人与他人、个人与家庭、个人与社会的关系。

（五）护理结局评价

1. 患儿的皮肤是否发生破溃。

2. 患儿是否发生对他人的伤害,能否控制攻击行为。

3. 患儿是否愿意配合治疗,能否主动服药。

4. 患儿的社交功能是否改善。

5. 家庭养育态度和方式是否合理,家属认识和处理疾病的能力有无加强。

（李晓俞）

第九章

精神活性物质所致精神障碍的护理

精神活性物质又称成瘾物质、药物，指来自体外，能影响人的情绪、行为，改变人的意识状态，并有致依赖作用的一类化学物质。使用这些物质后，会出现各种心理、生理症状，导致行为或反应方式的改变，使精神活动能力或社会功能明显下降。

第一节 镇静、催眠、抗焦虑药物滥用

一、定义

镇静催眠药和抗焦虑药物等都是临床使用较广的治疗药物，使用不当极可能产生滥用乃至形成药物依赖，主要有巴比妥类药物和苯二氮䓬类药物。

二、疾病特点

（一）病因

短效和中效巴比妥类药物更易产生依赖，并具有快速耐受性。抗焦虑药物特别是苯二氮䓬类药物在临床上应用广泛，一旦使用不当，易产生依赖现象。

（二）临床表现

1. **药物依赖** 患者表现为人格改变，出现易激惹、意志薄弱、说谎、缺乏责任感等现象。长期大量服用巴比妥类药物还会引起记忆力下降、注意力不集中、计算力和理解力损害等智能障碍。患者还会出现消瘦、面色苍白、步态不稳等躯体状况变差的症状。

2. **戒断综合征** 通常在停药 1~3 天出现，表现为失眠、焦虑、头痛、耳鸣、全身无力、出汗、心慌、震颤等，严重者出现一过性幻觉、欣快、兴奋或谵妄等。

3. **过量中毒** 一次大量服用可引起急性中毒，表现为意识障碍和轻躁狂状态，出现注意和记忆损害、情绪不稳、共济失调、攻击行为、眼球震颤、木僵或昏迷等。

（三）治疗

1. **戒药治疗** 采取逐渐减少剂量的方法，可根据需要使用一些辅助药。国外常采用替代疗法，如以长效的巴比妥类药物（苯巴比妥）替代短效药物（戊巴比妥），或苯二氮䓬类药物的长效制剂替代短效、中效制剂，然后再逐渐减少替代药物剂量。

2. **康复与预防** 镇静催眠药物和抗焦虑药物依赖者在脱瘾治疗后应进入康复阶段，接受心理、社会及支持治疗。应严格控制并加强对此类药物的管理和临床使用，以减少个体对这些药物产生依赖的机会；同时，要充分认识到滥用药物的危害性，提高对镇静催眠药及抗焦虑药形成依赖的警惕性。

三、药物滥用所致精神障碍的护理

（一）专科评估和观察要点

1. 精神活性物质滥用的评估　应用精神活性物质史、治疗情况。

2. 生理功能

（1）一般情况：生命体征、营养状况和体重，有无营养不良、极度消瘦。

（2）腱反射、周围神经损伤情况。

（3）躯体戒断症状。

（4）并发症：有无消化道疾病、肝功能损害、脑器质性损害。

（5）实验室及其他辅助检查：血、尿、便常规，血生化，心电图、脑电图检查结果。

3. 心理功能　认知、情感、意志行为活动及人格特征。

4. 社会功能　患者工作、学习效率，人际交往能力、生活自理能力、不良行为的程度，社会支持系统的状况。

5. 药物治疗效果和不良反应。

6. 风险评估　有无自伤、自杀、冲动、外走、压力性损伤、坠床跌倒等危险因素。

（二）护理问题

1. 急性意识障碍　与药物中毒、戒断反应有关。

2. 思维过程改变　与药物过量中毒、戒断反应有关。

3. 有暴力行为的危险（针对自己或他人）　与药物过量、戒断反应或个人应对机制无效有关。

4. 焦虑／恐惧　与自我概念、角色功能、健康状态受威胁，无法控制物质使用等有关。

5. 睡眠型态紊乱　与物质依赖所致欣快作用、行为模式异常、戒断症状等有关。

（三）护理措施

1. 安全护理　定期安全检查，加强巡视，观察患者言谈举止，分析掌握其心理活动和需求，保证患者的安全。

2. 生理护理

（1）观察患者每餐进食情况，给予清淡易消化、营养丰富的饮食，鼓励患者多饮水。吞咽困难者可给予软食、防止噎食。必要时，给予鼻饲或静脉营养。

（2）观察记录患者睡眠的时间，教会患者采取促进睡眠的办法。

（3）加强口腔护理、皮肤护理、排泄护理。

3. 症状护理

（1）过量中毒护理：备好抢救药品及器材，配合医生做好危重患者的抢救和护理。密切观察生命体征变化，保持水电解质及能量代谢的平衡，保持呼吸道通畅，预防并发症。

（2）戒断症状的护理：戒断反应期间应卧床休息，避免剧烈活动；站立时要缓慢，不应该突然改变体位。可能出现震颤、谵妄，需遵医嘱对症给药，密切观察其病情变化；如发生痉挛要有专人护理，痉挛发作时要放好牙垫，防止舌咬伤，保证呼吸道通畅，必要时吸痰、吸氧，尽量让患者卧床休息，确保其安全。

（3）精神症状护理：要以平静、理解的态度给予环境介绍及恰当的保证，以减轻患者恐惧，避免与其争辩。

（4）兴奋躁动护理:根据病情设立专人护理,必要时给予保护性约束。

（5）躯体并发症护理:对心血管系统疾病的患者,应密切监测血压、脉搏;对肝功能异常及其他消化系统疾病的患者,要减少刺激性食物对消化系统的损害;对神经系统存在的不同程度损害,如手指颤抖、共济失调的患者,应加强照顾,防止发生跌倒或其他意外。

4. 心理干预　建立良好的治疗性护患关系,加强认知干预,矫正不良行为,运用良好的应对方式,建立正性自我概念。

5. 药物治疗的护理

（1）严格执行操作规程,发药到手,看服到口,服药后检查口腔、水杯;保证用药安全和药物治疗的顺利进行。

（2）密切观察用药后的治疗效果和不良反应,有异常情况时与医生联系及时处理。注意观察心率、呼吸、血压、瞳孔、意识的变化。

6. 社会支持　鼓励参与各种文体工娱治疗和活动,充分发挥家庭支持的作用,鼓励其参与自助团体,利用过渡性安置机构,提供个体和团体的咨询,指导其有关依赖和康复方面的问题。

（四）健康指导

1. 要宣传严格遵医嘱服药,避免药物滥用。

2. 减少生活事件和家庭及环境不良影响。

3. 有良好的生活习惯,加强体育锻炼。

（五）护理结局评价

1. 患者躯体症状是否明显减轻,营养状况是否好转。

2. 患者是否建立正确的行为模式和人际关系。

3. 患者能否有效控制自己的情绪和行为。

4. 患者能否认真执行戒药计划,主动行使社会职能和承担社会责任。

第二节　酒精所致精神障碍

一、定义

酒精依赖症也称酒滥用或酒瘾,是长期过量饮酒引起的中枢神经系统严重中毒。表现为对酒的渴求和经常需要饮酒的强迫性体验,停止饮酒后常感心中难受、坐立不安,或出现肢体震颤、恶心、呕吐、出汗等戒断症状,恢复饮酒则这类症状迅速消失。

二、疾病特点

（一）病因

酒精依赖的原因不能用单一的模式解释,一般认为其与个体生物学因素、心理特点及社会文化环境等都有较密切的关系,是这些因素相互作用的结果。

（二）临床表现

1. 急性酒精中毒　大量饮酒后,绝大多数酗酒者发生构音不清、共济失调,伴有心率增快、呼吸急促、血压降低、皮肤血管扩张、呕吐、意识清晰度下降等。初期,自我控制力减退、

115

出现兴奋话多,情绪不稳等类似轻躁狂的兴奋期症状。进一步发展,则出现意识障碍,嗜睡、昏睡,甚至昏迷。

(1) 普通性醉酒:又称单纯性醉酒,是由一次大量饮酒引起的急性酒精中毒。绝大多数醉酒者发生构音不清、共济失调,并伴有心率增快、呼吸急促、血压降低、皮肤血管扩张、呕吐,意识清晰度下降等,但记忆力和定向力都保持完整。多数经数小时或睡眠后恢复正常。

(2) 病理性醉酒:个体特异性体质引起的对酒精的变态反应。发生于极少数人,以往不饮酒,一次少量饮酒就出现较深的意识障碍,多伴有片段恐怖性幻觉和被害妄想,表现为极度紧张惊恐。在幻觉妄想的支配下,患者常突然产生攻击行为,如毁物、自伤或攻击他人等。病理性醉酒发生突然,持续时间数分钟到数小时,多以深睡告终,醒后患者对发作过程多不能回忆。

(3) 复杂性醉酒:是介于普通性醉酒和病理性醉酒之间的一种中间状态。一般患者均有脑器质性疾病或躯体疾病。在此基础上,患者对酒精耐受力下降。患者常出现明显意识障碍,伴错觉、幻觉或被害妄想,可出现攻击和破坏行为。发作常持续数小时,醒后患者对事件经过可存在部分记忆,而不是完全遗忘。

2. 慢性酒精中毒

(1) 酒依赖:俗称"酒瘾",是由于长期反复饮酒所致的对酒渴求的一种特殊心理状态。其特征:对饮酒的渴求、强迫饮酒、无法控制;固定的饮酒模式;饮酒高于一切活动;对酒精耐受性逐渐增加;反复出现戒断症状;反复出现戒酒后重新饮酒。

(2) 戒断综合征:指长期大量饮酒者停止或减少饮酒后所引起的一系列躯体和精神症状。症状的严重程度受多种因素影响,如个体的饮酒方式、饮酒类型、年龄、机体状况、精神状况、既往的戒酒症状等。包括单纯性酒精戒断反应和震颤谵妄。

(3) 酒中毒性幻觉症:长期饮酒引起的幻觉状态,一般在突然停饮或减少酒量后48小时内发生。通常以幻视为主。

(4) 酒中毒性妄想症:慢性酒精中毒患者,在意识清晰情况下出现嫉妒妄想、被害妄想等症状,受其支配可出现攻击、凶杀等行为。

(5) 酒中毒性脑病:长期大量饮酒引起的严重脑器质性损害。临床以谵妄、记忆力缺损、痴呆和人格改变为主要特征。

3. 精神障碍　包括酒精性谵妄症、酒精性幻觉症、酒精性妄想症和神经系统的损害。通常发生于长期饮酒突然停饮或减少饮酒量之后,患者可出现肢体震颤、抽搐或自主神经功能亢进症状,也可有幻听、幻视、妄想等精神症状,部分患者以谵妄、记忆力缺损、痴呆和人格改变为主要特征。

(三) 治疗

1. **戒酒**　首先要保证断绝酒的来源。一般根据患者酒依赖的严重程度灵活掌握戒酒进度,轻者可尝试一次性戒断,严重者可采用递减法逐渐戒酒。在戒酒开始的第1周,要特别注意患者的体温、脉搏、血压、意识状态,及时处理可能发生的戒断反应。

2. **戒断症状的处理**　由于酒精与苯二氮䓬类药理作用相似,临床上常用此类药来缓解酒精的戒断症状。苯二氮䓬类为首选药物。阿片受体阻滞剂能减少酒依赖患者的饮酒量和复发率。此外,抗抑郁药物也能降低对饮酒的渴求。

3. **对症支持治疗**　多数患者有神经系统损害,躯体营养状态较差,可给予神经营养剂,同时补充大量维生素。若患者出现明显的兴奋躁动、幻觉妄想等,可给予小剂量抗精神病药。

4. 急性酒精中毒治疗　急性酒精中毒治疗主要包括催吐、洗胃、生命体征的维持和加强代谢等措施。

5. 康复治疗　进行心理社会干预,鼓励其参加各种文体活动,促进其职业康复。鼓励参加一些自助团体,如匿名戒酒会等。

6. 预防　通过社会宣教及健康促进活动改变公众的饮酒模式,提倡文明饮酒和以饮料代酒,严禁未成年人饮酒。

（四）预后

一旦形成酒依赖,饮酒会明显影响生活、社会功能,患者会进行短暂的戒酒,然后一段时间的少量饮酒,再次出现饮酒问题,周期性循环。但只要患者具有戒酒动机,有效的心理社会干预可帮助患者重返社会。

三、酒精所致精神障碍的护理

（一）专科评估和观察要点

1. 用药史的评估

（1）应用精神活性物质史:饮酒史、饮酒量、饮酒的种类、饮酒的模式等。

（2）治疗情况:患者既往戒酒史、治疗用药、药物不良反应等。

2. 生理评估

（1）一般情况:患者生命体征,体温、呼吸、脉搏、血压;皮肤注射痕迹、瘢痕、皮肤的完整性、营养状况和体重;有无营养不良、极度消瘦等。

（2）神经系统症状:注意腱反射、周围神经损伤情况。

（3）躯体戒断症状:患者有无打哈欠、流涕、发热、肌肉疼痛、腹痛、恶心、呕吐、腹泻、震颤、共济失调、睡眠障碍等。

（4）并发症:患者有无感染性疾病、消化道疾病、肝肾功能损害、心血管系统疾病、神经系统疾病、性病等。

（5）实验室及其他辅助检查:患者血、尿、便常规,血生化,心电图、脑电图检查结果。

3. 心理评估

（1）认知活动

1）患者有无知觉的改变,如出现幻听、幻视等症状。

2）患者有无思维内容障碍及思维过程方面的改变,如酒精中毒性嫉妒妄想。

3）患者有无智力与记忆损害,如遗忘、错构、虚构。

4）患者有无注意力减退和定向力障碍。

（2）情感活动

1）患者物质戒断时有无恶劣情绪,如焦虑、抑郁、紧张、恐惧等。

2）急性酒精中毒时,患者有无兴奋、吵闹、易激惹和情绪不稳。

（3）意志行为活动

1）生活规律:患者是否改变了原有的生活方式,基本需求能否满足。

2）在戒断过程中的防卫机制应用情况:患者有无抱怨、诉苦、争执等。

3）觅药行为:患者有无在脱瘾治疗中不惜一切手段持续用药,如说谎、偷窃、收集、藏匿、攻击等行为。

(4) 人格特征

1) 患者有无人格不成熟或缺陷,如经受不住失败与挫折,容易冲动,不经考虑便行动,反社会倾向。

2) 患者是否缺乏自信及决策能力,自卑感强烈而隐蔽,内心孤独、退缩、不合群、冷酷、仇恨、缺乏爱心等。

4. 社会评估

(1) 患者工作、学习效率是否降低,人际交往能力、生活自理能力有无减弱。

(2) 患者不良行为的程度,有无逃学、旷工、欺骗、偷窃、赌博等不负责任、不讲道德的行为,或有严重影响社会安定的犯罪问题等。

(3) 患者与家庭成员的关系有无受损,有无子女受虐待、教养不良、婚姻破裂等问题。

(4) 社会支持系统状况,如患者的家庭成员(父母、妻子或丈夫)中是否有药物滥用者和酒精依赖者,家庭成员及亲友对患者的支持及关心状况如何。

5. 药物治疗效果和不良反应。

6. 风险评估　有无自伤、自杀、冲动、外走、压力性损伤、坠床跌倒等危险因素。

(二) 护理问题

1. **急性意识障碍**　与酒精过量中毒、戒断反应有关。

2. **营养失调:低于机体需要量**　与以酒取代摄取营养的食物有关。

3. **思维过程改变**　与酒精过量中毒、戒断反应有关。

4. **有暴力行为的危险(针对自己或他人)**　与酒精过量、戒断反应或个人应对机制无效有关。

5. **焦虑/恐惧**　与自我概念、角色功能、健康状态受威胁,无法控制物质使用等有关。

6. **睡眠型态紊乱**　与物质依赖所致欣快作用、行为模式异常、戒断症状等有关。

(三) 护理措施

1. **安全护理**　定期安全检查,加强危险物品管理,保证断绝酒和各种精神活性物质的来源,严禁将酒带入病房,并密切观察患者有无再度饮酒的行为。观察患者言谈举止,分析掌握其心理活动和需求,保证患者的安全。

2. **生活护理**　观察患者每餐进食情况,给予清淡易消化、营养丰富的饮食,鼓励其多饮水。观察记录患者睡眠的时间,教会患者采取促进睡眠的办法,改善睡眠质量。加强口腔护理、皮肤护理、排泄护理。

3. **对症护理**

(1) 过量中毒护理:备好抢救药品及器材,配合医生做好危重患者的抢救和护理。密切观察生命体征变化,保持电解质及能量代谢的平衡,保持呼吸道通畅,预防并发症。

(2) 戒断症状的护理:密切观察患者生命体征和意识状态,观察和处理可能出现的戒断反应,适时用药。戒断反应期间应卧床休息,避免剧烈活动,减少体力消耗;站立时要缓慢,不应该突然改变体位。可能出现震颤、谵妄,需遵医嘱对症给药,密切观察其病情变化;如发生痉挛要有专人护理,痉挛发作时要放好牙垫,防止舌咬伤,保证呼吸道通畅,必要时吸痰、吸氧,尽量让患者卧床休息,确保其安全。

(3) 精神症状护理:存在精神症状(如幻觉、妄想)的患者,要以平静、理解的态度介绍环境及给予恰当的保证,以减轻患者恐惧,避免与其争辩。

(4)兴奋躁动护理:根据病情设立专人护理,必要时给予保护性约束,防止患者冲动性自伤或伤人。

(5)躯体并发症护理:对心血管系统疾病的患者,应密切监测血压、脉搏;对肝功能异常及其他消化系统疾病的患者,要减少刺激性食物对消化系统的损害;对神经系统存在的不同程度损害,如手指颤抖、共济失调的患者,应加强照顾,防止发生跌倒或其他意外。

4. 用药护理

(1)严格执行操作规程,发药到手,看服到口,服药后检查口腔、水杯。保证用药安全和药物治疗的顺利进行。

(2)密切观察用药后的治疗效果和不良反应,有异常情况时与医生联系,及时处理。注意及时调整静脉用药的液体滴速,并观察心率、呼吸、血压、瞳孔、意识的变化。密切观察戒酒可能出现的不良反应,如面部皮疹、过敏性皮炎、疲劳、震颤、头痛等。

5. 心理干预　建立良好的治疗性护患关系,加强认知干预,矫正不良行为,运用良好的应对方式,建立正性自我概念,预防复饮因素。

6. 社会支持　鼓励参与各种文体活动和工娱治疗,训练社交技能,协助家属了解疾病知识,强化家庭功能,充分发挥家庭支持的作用,帮助患者戒酒,鼓励其参与自助团体,利用过渡性安置机构,提供个体和团体的咨询,指导其有关依赖和康复方面的问题。

(四)健康指导

1. 宣传文明饮酒、不酗酒、不空腹喝酒,避免以酒代药导致酒瘾。

2. 严格执行未成年人法,控制未成年人饮酒。

3. 减少生活事件和家庭环境的不良影响。

4. 建立良好的生活习惯,加强体育锻炼。

(五)护理结局评价

1. 患者躯体症状是否明显减轻,营养状况是否好转。

2. 患者是否建立正确的行为模式和人际关系。

3. 患者能否有效控制自己的情绪和行为。

4. 患者能否认真执行戒酒计划,主动行使社会职能和承担社会责任。

(李晓俞)

第十章

器质性精神障碍患者的护理

　　器质性精神障碍是指由于脑部疾病或躯体疾病引起的精神障碍。前者称为脑器质性精神障碍,包括脑变性疾病、脑血管病、颅内感染、脑外伤、颅内肿瘤、癫痫等所致精神障碍。躯体疾病所致精神障碍是由脑以外的躯体疾病引起的,如躯体感染、内脏器官疾病等。

第一节　脑器质性精神障碍

一、定义

　　脑器质性精神障碍是指一组包括各种病因如脑部的感染、肿瘤、血管性疾病、中毒、外伤、脑变性病等因素直接损害脑组织所致的精神障碍。其特点是脑部存在肯定的病理生理和结构方面的变化,这些变化与精神异常有明确的因果关系。

二、疾病特点

（一）脑变性病所致精神障碍——阿尔茨海默病

　　阿尔茨海默病(Alzheimer's disease,AD)是一种中枢神经系统原发性退行性变性疾病,主要临床相为痴呆综合征。临床表现为持续进行性的记忆、智能障碍,人格改变及心境障碍,常伴有高级皮层功能受损。轻度的近事遗忘和性格改变是本病的早期症状,随后理解、判断、计算、概括等智能活动全面下降,导致不能工作或操持家务,直至终日卧床不起,生活不能自理,发音困难,口齿不清,言语杂乱。

　　1. 临床表现

　　(1) 早期表现:学习新知识能力明显下降,近期记忆的损害最为明显,远期记忆受损不明显。人格改变也往往出现在疾病早期。最初的人格改变是患者变得主动性不足,此后兴趣范围愈加狭窄,对人冷淡,甚至对亲人漠不关心,懒散,退缩,情绪变化大,易激惹。

　　(2) 中期表现:患者的远期和近期记忆力均受损,不能回忆自己的出生年月、工作经历、结婚日期等。理解力受损,判断力差,概括、分析能力丧失,逻辑和推理能力也明显受损。在此基础上可能会出现妄想。患者会出现时间、地点和人物定向力障碍,言语功能明显下降。

　　(3) 晚期表现:患者的远期和近期记忆力全面受损,除无法回忆外,还会出现某些神经系统症状。言语能力方面,此期患者仅能发出不可理解的声音,或者缄默不语,思维内容贫乏。进而缺乏羞耻感和伦理感,不注意卫生。

　　2. 治疗

　　(1) 积极治疗原发疾病:改善认知功能,营养神经。

（2）控制精神症状：应选用能有效控制精神症状、不良反应小的短效药物，且用量宜小。对伴有幻觉妄想及兴奋不安的患者可采用抗精神病药物治疗。处于抑郁、焦虑状态的患者可服用小剂量抗抑郁药物。对失眠患者可给予易代谢，且不良作用小的镇静催眠药。

（3）支持治疗：补充营养和水分，纠正酸碱平衡及电解质紊乱，保持心血管系统功能，给予大量维生素及神经营养物质，促进脑细胞功能的恢复。

3. **预后**　该病总病程一般为 2~12 年，其中发病早、有痴呆家族史者病程进展较快。前 2~4 年病情呈阶梯状进展，通常 5~10 年就可发展为严重痴呆，该病治疗效果不佳，最终常因营养不良、压力性损伤、肺炎等并发症引起脏器衰竭而死亡。

（二）血管性痴呆

血管性痴呆（vascular dementia，VD）是指由于脑血管病引起，以痴呆为主要临床相的疾病。

1. **病因**　导致血管性痴呆的危险因素很多，包括高血压、高血脂、糖尿病、吸烟、心房颤动及惯于久坐的生活习惯等。目前多数学者认为，血管性痴呆的病因是脑血管病变引起的脑组织血液供应障碍，导致脑功能衰退。

2. **临床表现**　血管性痴呆的临床表现一般包括早期症状、局限性神经系统症状和痴呆症状。

（1）早期症状：以脑衰弱综合征为主，即情绪不稳定、头晕、头痛、易疲劳、注意力不集中、工作效率低、失眠或多眠。

（2）局限性神经系统症状及体征：依据不同部位的脑出血或脑梗死产生不同的症状，如假性延髓性麻痹、构音障碍、吞咽困难等。

（3）痴呆症状：表现为以记忆下降为主的局限性痴呆。早期以痴呆症状主要表现：虽然出现记忆障碍，但是患者在相当长的时期内保存自知力或部分自知力；有的患者则出现病理性赘述，表现为说话啰嗦、无主次、无次序。患者的记忆力、智力虽然有所下降，但是日常生活能力、理解力、判断力以及待人接物的能力均能在较长时期内保持良好状态。人格也保持较为完好。

3. **治疗**

（1）积极治疗原发疾病：改善脑血流，预防再发脑梗死，促进大脑代谢。

（2）控制精神症状：选用能有效控制精神症状、不良反应小的短效药物，且用量宜小。对伴有幻觉妄想及兴奋不安的患者，可采用抗精神病药物治疗。处于抑郁、焦虑状态的患者，可服用小剂量抗抑郁药物，以不良反应较小的新型抗抑郁药为宜。对失眠患者，可给予易于代谢且不良作用小的镇静催眠剂。

（3）支持治疗：补充营养和水分，纠正酸碱平衡及电解质紊乱，保持心血管系统的功能，给予大量维生素及神经营养物质，以促进脑细胞功能的恢复。

4. **预后**　从诊断起，平均病程 6~8 年，许多研究表明血管性痴呆患者的存活时间短于阿尔茨海默病患者，而且最终往往死于心血管疾病或卒中发作。

（三）脑外伤伴发的精神障碍

脑外伤伴发的精神障碍系指颅脑遭受直接或间接外伤后，在脑组织损伤的基础上所产生的各种精神障碍。精神障碍可在外伤后立即出现，也可在外伤后较长一段时间后出现。

1. **病因**　脑外伤伴发精神障碍的病因比较复杂，与脑损伤的程度、部位、急性期的病理生理改变及修复期后遗病变等多种因素有关。

2. 临床表现

(1) 精神症状

1) 急性期精神障碍:患者往往出现意识障碍,可由意识模糊到昏迷,可持续24小时至数日。恢复后会出现暂时性记忆障碍。意识清晰后有的表现为情绪不稳,甚至有冲动行为。

2) 慢性期精神障碍:脑外伤后神经症性综合征患者表现为头痛、头晕、睡眠障碍、情绪易激惹、注意涣散、记忆减退、思维迟缓。有的患者会出现自主神经功能紊乱。

3) 其他精神障碍:如外伤性癫病、外伤后人格改变、外伤性痴呆。

(2) 躯体症状和体征:体格检查可见头部有新鲜伤口、陈旧瘢痕或手术瘢痕。神经系统检查可见与脑外伤有关的相应症状和体征。

3. 治疗

(1) 积极治疗原发疾病:手术治疗、对症治疗。

(2) 控制精神症状:应选用能有效控制精神症状、不良反应小的短效药物,且用量宜小。对伴有幻觉妄想及兴奋不安的患者可采用抗精神病药物治疗。处于抑郁、焦虑状态的患者可服用小剂量抗抑郁药物。对失眠患者可给予镇静催眠剂。

(3) 支持治疗:补充营养和水分,纠正酸碱平衡及电解质紊乱,保持心血管系统的功能,给予大量维生素及神经营养物质,以促进脑细胞功能的恢复。

4. 预后 脑外伤伴精神障碍的病程和预后与脑外伤的性质、部位、严重程度等因素密切相关。

(四)颅内感染伴发的精神障碍——麻痹性痴呆

颅内感染伴发的精神障碍是由病毒、细菌或其他微生物直接侵犯脑组织引起的精神障碍,麻痹性痴呆是神经系统梅毒中最常见的慢性脑膜炎,它是由梅毒螺旋体侵犯大脑引起的。

1. 病因 麻痹性痴呆是梅毒螺旋体侵入脑组织后慢性炎性反应的结果。

2. 临床表现

(1) 精神症状:一般情况下,麻痹性痴呆患者的精神症状最先引起人们的注意,按其临床进展可分为三个阶段。

早期阶段:起病隐匿,不易察觉;出现类似神经衰弱的症状。

发展阶段:行为方面一反常态,患者会出现举止轻浮、极度自私、不修边幅等表现;智能方面,患者的计算力丧失,抽象、概括、推理等能力明显受损;有的患者出现妄想,其中以荒谬的夸大妄想最多见;此期患者的情绪多不稳定,极易激惹,有的患者出现情感脆弱和强制性哭笑。

晚期阶段:此期患者的智能衰退严重,而本能活动则相对亢进,有的患者可出现意向倒错。

(2) 躯体症状和体征:在疾病早期可见感觉过敏、头痛、头晕,双侧瞳孔缩小且不等大、视力显著减退、言语及书写障碍等表现。

3. 治疗

(1) 积极治疗原发疾病:抗菌。

（2）控制精神症状：应选用能有效控制精神症状、不良反应小的短效药物，且用量宜小。对伴有幻觉妄想及兴奋不安的患者可采用抗精神病药物治疗。处于抑郁、焦虑状态的患者可服用小剂量抗抑郁药物。对失眠患者可给予镇静催眠剂。

（3）支持治疗：补充营养和水分，纠正酸碱平衡及电解质紊乱，保持心血管系统的功能，给予大量维生素及神经营养物质，以促进脑细胞功能的恢复。

4. **预后**　短者 3~6 个月，长者可达十余年。一般缓慢起病，并逐渐进展，如不经治疗，多在 1~5 年内因全身麻痹或感染而死亡。部分患者可自发缓解，从 1 个月到数年不等。

（五）颅内肿瘤所致的精神障碍

颅内肿瘤可为原发性肿瘤，也可以是由身体其他部位的肿瘤转移而来。脑瘤易引起精神障碍。

1. **病因**　脑瘤的原因尚不明确，与脑瘤引起的颅压高、肿瘤的部位、性质、肿瘤的生长速度以及个体素质有关。

2. **临床表现**

（1）一般表现：约半数患者以头痛为首发症状，有 20% 患者的初发症状是癫痫。

（2）颅内压增高的表现：症状的严重程度取决于肿瘤的部位、生长速度和患者的年龄。

（3）精神症状：可分为急性和慢性发展的脑肿瘤的精神症状。

1）急性发展的脑肿瘤以意识障碍为主，早期较轻，且呈波动性。

2）慢性发展的肿瘤以记忆障碍常见，特别是近记忆障碍为主。此外，知觉障碍也较常见，患者可出现幻觉。部分患者可有显著的智能障碍、人格改变、情感障碍。个别患者可出现欣快、焦虑不安、易激惹等。

3）与肿瘤部位有关的局限性肿瘤的精神症状。

3. **治疗**

（1）积极治疗原发疾病：手术治疗、化学治疗、放射治疗。

（2）控制精神症状：应选用能有效控制精神症状、不良反应小的短效药物，且用量宜小。对伴有幻觉妄想及兴奋不安的患者可采用抗精神病药物治疗。处于抑郁、焦虑状态的患者可服用小剂量抗抑郁药物，对失眠患者可给予镇静催眠剂。

（3）支持治疗：补充营养和水分，纠正酸碱平衡及电解质紊乱，保持心血管系统的功能，给予大量维生素及神经营养物质，以促进脑细胞功能的恢复。

（六）癫痫所致精神障碍

癫痫是一种常见的神经系统疾病，是由不同原因引起的脑内异常放电，导致突然发作的短暂的脑功能障碍，出现全身性或局部抽搐。

1. **病因**　与癫痫有关的原因很多，包括遗传、感染、中毒、脑肿瘤、脑外伤、脑血管病、脑变性病、代谢障碍等。

2. **临床表现**　癫痫性精神障碍可以发生在癫痫发作之前、发作期、发作之后、发作间歇期，其表现复杂多样，可大致归纳为发作期和发作间歇期两大类。

（1）发作期的精神障碍

1）精神性发作：发作短暂，持续数秒至数分钟，少数患者可持续数小时或数天。可单独发作或以先兆的形式出现。一般无严重的意识障碍，发作后无遗忘。

2）自动症：多数患者有先兆，如躯体感觉异常、错觉、幻觉、感知综合障碍、思维紊乱等。

发作突然,主要表现为意识障碍,做一些无目的、反复出现的刻板动作。此外,自动症还可表现为神游症和梦游症。

(2) 发作间歇期的精神障碍

1) 癫痫性人格障碍:主要表现为明显的"两极性",如一方面患者表现固执、自私、易激惹、纠缠、报复心强、好记仇、暴躁、易怒等,而另一方面又表现为过分殷勤、细腻、温柔恭顺。

2) 精神分裂症样状态:患者可在意识清晰的状态下出现幻觉、妄想,以幻听多见。

3) 癫痫性痴呆:是癫痫反复发作导致的缓慢进行性发展的智能减退。

3. 治疗

(1) 积极治疗原发疾病:抗癫痫治疗、低盐饮食、手术治疗、电休克治疗。

(2) 控制精神症状:应选用能有效控制精神症状、不良反应小的短效药物,且用量宜小。对伴有幻觉妄想及兴奋不安的患者可采用抗精神病药物治疗。处于抑郁、焦虑状态的患者可服用小剂量抗抑郁药物。对失眠患者可给予镇静催眠剂。

(3) 支持治疗:补充营养和水分,纠正酸碱平衡及电解质紊乱,保持心血管系统的功能,给予大量维生素及神经营养物质,以促进脑细胞功能的恢复。

三、脑器质性精神障碍的护理

(一) 专科评估和观察要点

1. 健康史

(1) 原发疾病的进展情况:包括原发疾病的主要表现、发展趋势、治疗情况、疗效以及预后等。

(2) 一般状况:包括生命体征、营养状况、进食情况、睡眠情况以及大小便是否正常等。

(3) 是否存在神经系统症状,有哪些阳性体征。

(4) 患者精神症状。

(5) 评估患者是否出现注意障碍、记忆障碍、智能障碍、思维障碍、情感障碍、意识障碍。

2. 心理社会因素

(1) 注意患者发病前个性特征、兴趣爱好、生活、学习、工作能力如何等。

(2) 病前是否发生过严重的生活事件,患者对其反应如何。

(3) 患者对自身疾病的态度如何。

(4) 患者的家庭状况评估,包括家庭环境、家庭成员、亲属与患者的关系、亲属能给予患者的支持等。

(5) 患者的经济状态如何。

(二) 护理问题

1. 急性 / 慢性意识障碍:嗜睡、意识模糊、谵妄等　与脑部感染、外伤、变性改变、肿瘤等疾病有关;与躯体疾病伴发精神障碍有关,大多以意识障碍为主要症状(程度轻重表现不一)。

2. 睡眠型态紊乱:入睡困难、易醒、睡眠质量不佳、睡眠规律颠倒等　与脑部病变导致缺氧有关;与意识障碍早期表现嗜睡有关;与焦虑有关。

3. 卫生 / 穿着 / 进食 / 如厕自理缺陷　与意识障碍、痴呆、原发脑部疾患有关;与躯体疾病有关；与精神障碍有关。

4. **营养失调：低于机体需要量**　与生活自理能力差有关；与情绪焦虑、抑郁食欲差有关；与合并感染、机体消耗大有关。

5. **排便失禁、便秘、尿潴留**　与意识障碍、痴呆、精神药物不良反应有关。

6. **语言沟通障碍**　与认知功能障碍有关。

7. **有对他人施行暴力的危险、有对自己施行暴力的危险**　与幻觉、错觉、妄想有关；与意识障碍、谵妄状态、精神错乱状态有关；与精神症状有关。

8. **有感染的危险**　与体质虚弱、生活自理能力差有关。

9. **有皮肤完整性受损的危险**　与卧床时间长有关。

10. **焦虑**　与原发疾病有关；与出现精神症状有关；与对疾病的恐惧、紧张有关；与担心被家人及社会抛弃有关；与伴发焦虑和抑郁症状有关。

11. **防护能力低下**　与躯体疾病导致机体抵抗力下降有关；与伴发意识障碍有关；与伴发精神症状有关。

12. **活动无耐力**　与慢性躯体疾病消耗大有关；与躯体疾病严重应卧床休息有关。

13. **疲乏**　与伴发精神障碍有关；与抑郁情绪、抑郁状态有关。

14. **有自伤、自杀的危险**　与伴发抑郁状态有关；与对无效的治疗失去信心有关；与不堪忍受疾病的折磨有关。

15. **社会交往障碍**　与艾滋病患者受到社会歧视有关。

16. **潜在并发症：**窒息；外伤；抗精神病药物不良反应；抗抑郁药不良反应；抗焦虑药物不良反应；抗癫痫药物不良反应。

（三）护理措施

1. **满足患者的生理需求**

（1）饮食护理：保证营养、水和电解质的平衡。给予患者高营养、易消化的软质食物。伴有高热的患者要注意有足够的饮水量。生活自理能力差的患者，要注意日常生活护理，保证患者清洁、舒适，防止并发症的发生。

（2）保证患者充足的睡眠：要为患者创造一个安静、舒适的睡眠环境，帮助患者熟悉病房的环境和同室的病友，以消除陌生感和不安全感。护理人员还要帮助患者做好入睡前的准备。对谵妄状态有恐怖性错觉或幻觉的患者，护理人员应在一旁陪伴、安慰患者，打开亮灯，必要时给予镇静催眠剂。对表现为睡眠规律颠倒的患者，白天应尽量让患者多活动，少卧床。

2. **观察病情变化**

（1）首先应重视生命体征体温、脉搏、呼吸、血压的变化：生命体征的变化与脑部疾患的关系十分密切。

（2）注意观察瞳孔的变化：要观察两侧瞳孔的大小是否正常，是否等大、等圆，对光反应是否灵活等。

（3）注意观察意识的变化：意识障碍的程度常预示着颅内疾患的严重程度，所以应该随时注意其变化，要经常检查患者的定向力以及对周围环境中刺激的反应。

3. **对症护理**　脑器质性精神障碍患者出现如头痛、恶心、呕吐、高热及昏迷等躯体症状时要给予患者恰当的对症护理措施。

4. 精神症状的护理

（1）意识障碍的护理：处于谵妄状态的患者，为了防止发生意外，应有专人护理，随时注意加强防范。当患者激动不安时，护士应该陪伴在患者的床边，耐心地予以安慰，帮助其稳定情绪。必要时可以用约束带暂时给予保护，按照医嘱给镇静剂协助患者安静下来。

（2）妄想状态的护理：护理人员应该做到事先掌握妄想的内容及所怀疑的对象，细致观察，予以解释和劝导，并将其与被怀疑的对象隔离开，避免发生不良后果。

（3）人格改变的护理：护理人员对此应表示同情和理解，照顾好患者的生活，并维护其尊严。

（4）木僵状态的护理：器质性木僵患者出现神经系统的症状和体征时，应该引起重视，报告医生，以便采取正确的诊断和治疗措施。

（5）痴呆的护理：痴呆的护理原则包括①根据患者自理能力提供不同程度的照护（完全照护、协助/部分照护）；②维持患者现有的日常生活能力；③帮助患者养成基本生活习惯；④进行难度适宜的智力与功能训练；⑤鼓励患者，避免责备与争执。

（6）近期记忆或短时记忆受损的护理：简化新的任务；将治疗方案和患者的日常生活习惯相结合；使用记忆辅助工具；限制新信息的传入。

（7）远、近记忆均受损的护理：环境要结合患者的能力和需要；尝试以做代说来唤起患者的记忆；将患者置于熟悉的环境中；不要期望患者能自己完成一件事，要陪伴患者左右，支持他们所付出的努力。

（8）判断力受损和形象思维的护理：用公认的权威人物的话来代替逻辑解释，以保证患者的依从性；连续监测患者的服药情况及其日常生活自理情况；对于患者无能力作出的决定和判断，不与其争执；随着痴呆的恶化，亲属应知道自己的经济、法律责任将要增加；如果患者失去知情同意能力时，建议由律师或监护人做决定；期望要明确，指导要清楚简洁；交谈时说话要确切。

（9）人格改变的护理：帮助家属减少在对待患者态度上的改变；避免责骂和惩罚、冲突和威胁情景；维护患者的尊严。

（10）定向力障碍的护理：照顾者固定，治疗地点固定；时间标识要清楚；用颜色标识患者的房间和床位（颜色的标识作用优于数字）；在患者衣服里放入救护卡。

（11）感觉剥夺：带领患者进行身体锻炼；鼓励患者参与一些能够唤起以往技能的活动；为患者提供宽敞、安全的环境，防止患者走失；保证患者的躯体舒适；帮助患者料理日常生活。

（四）健康指导

1. 首先要告知患者及其家属本病与脑部器质性病变的关系。根据原发疾病的性质及程度的不同，其精神症状可能是暂时的，当原发疾病得到控制以后，精神症状可以减轻或者消失，但是部分患者的精神症状可能会持续很长时间或转为慢性状态。为了使精神症状能够尽快地恢复，避免导致严重的后果，应该积极地治疗原发疾病。

2. 在疾病的急性期，精神症状主要以意识模糊、兴奋为主，此时应尽快带患者到医院接受治疗，并防止因为兴奋导致自伤、伤人等冲动行为的发生。在疾病慢性期，患者主要以记忆力减退、智能减退和人格改变为主，此时应主要照顾好患者的日常生活，防止发生营养缺乏、感染、跌伤、骨折、压力性损伤等。

3. 家属应该了解患者所服药物的名称、剂量、服药方法、常见的不良反应等。应该照顾患者按照剂量服药,不可自行减药或停药,否则会使病情加重、复发或发生严重的不良反应。

4. 指导家属掌握观察病情的方法,如发现患者情绪激动、抑郁、焦虑或出现幻觉、妄想等应及时到医院复查。

5. 指导家属帮助患者进一步恢复生活功能和社会功能,延缓痴呆进展的速度。

(五)护理结局评价

1. 精神症状应该得到控制或者缓解。

2. 营养应能维持在均衡状态。

3. 睡眠得到改善。

4. 排便功能恢复正常。

5. 未出现因冲动行为导致自伤或伤人的不良后果。

6. 身体结构保持完整,未因生活自理能力下降而发生并发症。

7. 治疗方案实施正确,未因观察不当而发生严重的不良反应。

8. 经过教育和指导患者及其家属应掌握了对疾病的观察和正确的护理方法,掌握了帮助患者进一步恢复生活和社会功能的方法。

第二节 躯体疾病所致精神障碍

一、定义

躯体疾病所致精神障碍是指由于中枢神经系统以外的各种躯体疾病造成中枢神经系统功能紊乱所致的精神障碍的总称。

二、疾病特点

(一)病因

各种躯体疾病是该病的主要致病原因。在此基础上,其他生物学因素、心理因素和环境因素对该病有促发作用。

(二)临床表现

1. 临床表现的共同特点

(1)精神症状的发生、发展、严重程度及其转归等情况与所患躯体疾病的病程变化相一致。随躯体疾病的发生而出现、随躯体疾病加重而明显、随躯体疾病的缓解或治愈而消失。

(2)精神症状通常出现在躯体疾病的高潮期。

(3)精神症状多数情况下呈现昼轻夜重的特点,即患者白天可能意识清楚、精神症状不明显,而一到夜晚,患者的意识清晰度下降,精神症状逐渐明显。

(4)有相应的躯体疾病的症状、体征及实验室检查的阳性发现。

(5)疾病的预后与原发疾病的治疗密切相关。

2. 常见临床表现 躯体疾病所致精神障碍的临床表现几乎涉及精神活动的所有方面,

急性躯体疾病常引起急性脑病综合征(如谵妄),其特点是起病急、以意识障碍为主要表现。慢性躯体疾病引起或急性脑病综合征迁延而来的慢性脑病综合征,特点是缓慢发病、病程迁延和不伴意识障碍,主要表现为智能障碍、人格改变、遗忘综合征。另外,在躯体疾病初期、恢复期或慢性躯体疾病过程中,可出现脑衰弱症状群,从急性期过渡到慢性期可出现抑郁、躁狂、幻觉、妄想、兴奋、木僵等精神症状,并在躯体疾病整个病程中,具有多变和错综复杂的特点。

(三)治疗

病因治疗、支持治疗和控制精神症状。

(四)预后

躯体疾病所致精神障碍的病程与预后主要取决于原发躯体疾病的处理是否积极和恰当。如果原发躯体疾病治疗及时和处理恰当,一般预后较好,时间不会太长,也不会留下后遗症状。但是,原发躯体疾病处理不及时,可能使精神症状迁延,转为慢性脑病,出现智能减退、记忆缺陷和人格的改变。

三、躯体疾病所致精神障碍的护理

(一)专科评估和观察要点

护士通过交谈、观察、身体检查、查阅患者有关记录及实验室检查报告等方式,对各种躯体疾病伴发精神障碍的患者收集其目前健康的主客观资料。

1. 目前健康状况

(1)一般状况:生命体征、营养状况、进食情况、排泄、睡眠状况等。

(2)躯体疾病:起病缓急、主要症状、发展规律,与精神症状的关系。如感染性疾病关注患者的体温变化,营养缺乏、脱水、衰竭、能量不足、电解质紊乱、酸碱失衡等都是影响脑功能活动的危险因素。

(3)实验室及其他辅助检查结果:收集重要内脏器官心、肺、肝、肾等病变影响机体循环、代谢障碍、水与电解质紊乱和酸碱不平衡的生理功能情况。关注各种体征和实验室报告。

2. 心理社会功能受损程度评估　主要包括自我照顾能力、定向与记忆能力、精神症状的评估。

3. 心理社会相关因素的评估

(1)发病前主要的生活经历、职业及受教育情况、生活方式。

(2)药物或酒精滥用的历史和精神疾病历史。

(3)病前性格特点,是否有明显的焦虑、抑郁、偏执等人格特点。

(4)是否存在应激或长期的心理矛盾或冲突。

(5)家庭关系,包括家庭成员对患者疾病的认识、态度,对患者的关怀支持程度等。

(二)护理问题

1. 营养失调:低于机体需要量　与生活自理能力差导致营养摄入不足有关。

2. 睡眠型态紊乱　与情绪不稳、环境改变、躯体不适等有关。

3. 有受伤害的危险　与意识障碍、神经系统症状(肢体震颤、痉挛等)、精神症状有关。

4. 感知觉紊乱　与躯体疾病导致的病理生理改变、注意力改变、思维障碍等有关,如注意力过于集中或分散,而对躯体的症状刺激反应夸大或减弱。

5. 焦虑　与对疾病缺乏恰当的认识和评价、环境改变等有关。

6. 恐惧　与对疾病缺乏恰当的认识评价、担心疾病的预后等有关。

7. 自我认同紊乱　与躯体疾病所致的外表或功能改变,精神障碍对外表的不现实感以及与自我概念对自我尊重、角色表现和个人认同的影响有关。

8. 语言沟通障碍　与躯体疾病所致局部功能障碍或意识障碍有关,与患者处于焦虑、恐惧、抑郁等情绪有关,与文化差异、缺乏知识、不适应环境及人际关系有关,与发展和年龄因素如儿童、老年患者、智力障碍患者等有关。

9. 生活自理缺陷　与意识障碍、智能障碍、躯体疾病等导致患者活动受限或精神症状影响的行为紊乱等有关。

10. 健康维护能力低下　与躯体疾病所造成的感觉、知觉受损、沟通障碍、个人应对无效、缺乏相关知识等有关。

11. 缺乏娱乐活动　与患者躯体疾病导致疲乏、活动无耐力,不适、疼痛,与抑郁、焦虑、恐惧、悲伤等负性情绪及因治疗因素限制活动范围如约束、静脉输液、氧疗等有关。

(三)护理措施

1. 生活护理　患者受躯体疾病和精神症状的影响,生活自理能力明显下降和缺失,应加强患者的生活照顾。

(1)饮食护理:①结合原发疾病的情况、为患者提供易消化、营养丰富的饮食,同时注意水分的摄入,对有吞咽困难,呛咳,不能进食的患者应给予鼻饲流质饮食或静脉补充营养和能量;②为患者创造一个安静舒适的进餐环境,特别是针对烦躁、兴奋的患者,应单独进食,并有专人协助。对老年患者应提醒,细嚼慢咽,预防噎食。

(2)睡眠护理

1)评估患者睡眠障碍的原因、程度。

2)创造良好的睡眠环境。

3)指导患者建立良好的睡眠规律和习惯,如避免白天卧床,增加适当娱乐活动,避免睡前谈兴奋刺激的话题,看刺激的电视,饮用刺激性的饮料、咖啡、浓茶等。

4)指导患者采用一些恰当的辅助睡眠的方法,如温水泡脚、全身放松等。

5)给予心理护理,包括解释、支持以减轻患者的紧张、焦虑,同时注意给予鼓励和积极的暗示。

6)密切观察患者睡眠状况,并做好护理记录。

7)必要时按医嘱给予睡眠辅助药物帮助入睡。

(3)排泄护理:针对患者出现的便秘、尿潴留等问题。做到①仔细观察患者排泄情况(次数、形态和量),并做好记录;②叮嘱患者多饮水、多活动、多进食粗纤维食物或水果,以保持排便通畅,必要时按医嘱给予缓泻剂或灌肠。对有尿潴留的按医嘱给予导尿;③对长期卧床患者,定时给予排便器,使患者适应床上排泄,对有认知障碍的患者应定时督促如厕,训练患者养成规律排便。

(4)个人卫生:患者受躯体疾病和精神症状影响,个人卫生的自理能力下降或缺失,应采用如下措施。①定时督促或协助患者料理个人卫生,包括沐浴、更衣、理发、洗漱、修剪指甲和胡须等;②做好患者的皮肤护理,保持床单位的整洁和干燥,防止压力性损伤及感染的发生。

2. 安全护理

（1）提供安全的治疗环境：病室环境应安静，光线、温度适宜，避免强光、噪声刺激，同时，注意病室内尽量减少摆放障碍物和危险物品。

（2）根据病情安排合适的病室

1）一般将患者安置于易于监护的重病室，必要时设专人护理，对有意识障碍的患者应加床栏保护或约束，防止患者坠床或跌倒或在幻觉、妄想影响下出现暴力行为。

2）对行为紊乱、明显兴奋躁动的患者安置在单人病房，病房设置应尽量简单、安全，尽量减少周围环境对患者的影响。

3）对有自杀自伤企图或行为的患者，应安置在护理人员易观察及安全的环境中，避免患者单独居住。

（3）严密观察病情变化，做好安全巡视和危险物品检查，防止患者出现冲动、自杀、自伤行为。

3. 心理护理

（1）与患者建立良好的护患关系，主动关心患者身心需要，尽可能满足。

（2）给予患者心理支持，鼓励患者表达自己的感受和想法，给予发泄负性情绪和悲伤的机会，从而减轻患者的焦虑和抑郁情绪。

（3）对严重焦虑、抑郁的患者，特别是有自杀自伤企图或行为的患者，应重点关注，提供积极的心理干预。同时，鼓励患者参加集体活动、转移对疾病的注意力，感受集体活动的快感和释放不愉快情绪。另外，要严密观察患者情绪和行为变化，必要时专人护理，严防患者自杀自伤。

（4）对兴奋状态的患者，应耐心和态度温和，避免不良语言刺激患者，应鼓励患者用恰当方式表达自己的需要和想法，帮助患者控制自己的情绪。当患者出现严重冲动行为时应给予适当的保护性约束，防止患者受精神症状影响出现暴力行为。

（四）健康指导

1. 提供正确的疾病信息，减少患者对疾病不恰当的认知以缓解患者对疾病的紧张和恐惧。

2. 给予心理健康教育，帮助患者认识自身人格中的不足，指导学习处理压力、解决问题和克服不良行为的方法。

（五）护理结局评价

1. 生理方面

（1）营养摄入是否充分，有无营养失调及水、电解质失衡发生，体重是否有增加。

（2）睡眠是否改善。

（3）大小便是否正常。

（4）有无受伤。

2. 心理方面

（1）感知、思维过程的障碍是否有好转。

（2）对疾病的认知是否恰当，焦虑和恐惧是否减轻。

（3）是否因紧张、恐惧、抑郁等出现意外事件。

3. 社会方面

(1) 生活自理能力是否提高。

(2) 自我健康维护能力是否有提高。

(3) 家属对疾病的了解认识是否提高。

（李晓俞）

第十一章

人格障碍的护理

人格是个体在对人、对事、对己等方面的社会适应中行为上的内部倾向性和心理特征，由人格倾向性和人格心理特征两个方面构成。人格的形成是由先天生理因素和后天环境因素影响所决定的，一般到青春期固定下来。一种特定的人格一旦形成，往往是持久的、相对稳定，可以通过心理活动和行为表现出来。

一、定义

人格障碍指明显偏于正常且根深蒂固的行为方式，导致对于环境和周围的人际关系表现出明显的适应不良。当一个人具有某种人格障碍时，其人格特征是多变的、不适应的，严重损害社会功能，常和社会生活发生严重的冲突，明显影响其人际关系和职业功能。

二、疾病特点

(一)病因

造成人格障碍的原因不明，主要是由生物、心理、家庭、社会等多种原因引起。

1. 缺乏应有的爱，在情感上变得冷漠，他人保持较远的距离。

2. 教育方式不当。

3. 人格成长受挫。

4. 不和谐的家庭氛围、恶劣的社会环境及不合理的社会制度等。

5. 遗传因素。

(二)临床表现

1. 临床表现的共同特征

(1) 对外来压力不能适应和应对：患者不能正确地认识和处理生活中的应激事件，常感到焦虑、紧张、恐惧，或是固执、强迫。

(2) 在工作和爱情方面无能：患者对人对事在观念上的与众不同以及行为上的古怪孤僻，使其很难与其他人建立持久的真正感情，在爱情和工作等方面始终存在很大的障碍。

(3) 易与他人发生争吵：他们缺乏客观看待自己的能力，常惹人讨厌、招人反感。

2. 常见临床特点

(1) 偏执型人格障碍：极度敏感、多疑。患者认为周围的人或现象都对自己别有用心，无端猜疑；对周围的人和发生的事情极度敏感。

(2) 反社会型人格障碍：对抗社会或有犯罪行为。患者办事常没有目标，经常对别人有暴力行为，对别人的阻挠和干预回报以疯狂的挑衅和报复；患者以自我为中心，缺乏道德准则，做了坏事没有内疚感；冷酷无情，缺乏爱心；生活层次低下。

（3）边缘型人格障碍：情感脆弱、依赖、性情不稳定、人际关系紧张、承受压力无能。患者情感活动不稳定，经常突然出现情感低落、忧虑或烦躁、沮丧等；患者经常采用自我伤害的行为或威胁要自我伤害，好冲动，经常威胁或做出自杀或自残的事情；人际关系不稳定；生活层次低。

（4）依赖型人格障碍：缺乏自信、过度依赖。患者内心无助，自尊低下，情感脆弱；患者总是被动的、顺从的、自我怀疑的，每时每刻都在寻找能够提供帮助的人；患者常有被抛弃感。

（5）分裂样人格障碍：行为和观念奇特、情感冷漠、孤独偏爱、脱离社会及人际关系差。最典型的特征是情感与现实分离，患者对任何事情都漠不关心，缺乏感觉；性格孤僻，缺乏幽默感，喜欢独来独往，很难适应社会。

（6）表演型人格障碍：又称癔症型或戏剧型人格障碍，该患者一生的处事方式具有戏剧性，以自我为中心，用过分夸大的言行来表现自己，想方设法地吸引别人的注意力。

（7）自恋型人格障碍：过高地评价自己，头脑中充满无限的成功、权力、智慧和幻想，而忽视他人的感受。该患者总是善于抬高自己的地位，而忽视他人的态度，其结果常常是侵犯他人的利益，特别是一些弱者。

（8）强迫型人格障碍：过分谨小慎微、严格要求，或追求完美但内心有不安全感。强迫型人格障碍患者的生活和工作中总是处于紧张焦虑状态，他们通过自己独特的行为来抵消焦虑和恐惧，而这些焦虑和恐惧的行为是由于他们失去对某些情境、事物以及人的控制。

（9）冲动型人格障碍：情感暴发，难以自制。患者对事态缺乏预见能力及计划性，自控能力非常差，极易激惹，常常因微小的刺激引起争吵、冲动，甚至暴力伤人，或有自杀或杀人行为。

（10）焦虑型人格障碍：经常性紧张、焦虑。他们办事缺乏自信，常有不安全感，对别人的批评或评论非常敏感，习惯于夸大现实生活事件和情境，害怕改变和创新。

（三）治疗

1. **心理治疗**　纠正患者的异常行为。

2. **药物治疗**　当患者出现精神病性症状时，可服用抗精神病药物；出现情感不稳定时，可服用情感稳定剂；患者易冲动常伴有抑郁，选用抗抑郁药物常有较好的效果；焦虑明显时可用苯二氮䓬类药物。

三、人格障碍的护理

（一）专科评估和观察要点

1. **起病特点**　人格障碍的特点是早年开始，于童年或少年起病，到青春期开始定型。评估时应注意：患者是否在童年时出现孤独、敏感、言语刻薄，到成年早期（青春期）是否出现猜疑和偏执；患者是否在 15 岁前（幼年时）有明显行为失常表现，如不遵守学校纪律、离家出走、过早性行为、虐待动物、破坏公物、偷窃等；患者是否在幼年时表现为过分要求严格与完美无缺；患者是否在幼年时性格表现为退缩回避的特点；患者是否在幼年时表现出对他人的依赖和过分需要他人的保护。

2. **心理状况**　人格障碍以心理和行为问题为主，很少有生理症状，但人格障碍与其他疾病同时出现时，亦可出现生理症状。

3. 心理行为症状

(1) 极度敏感和多疑。

(2) 对抗社会行为或犯罪史。

(3) 性情不稳定和承受压力无能。

(4) 缺乏自信和过度依赖。

(5) 行为和观念奇特和情感冷漠。

(6) 以自我为中心和过分夸大言行来表现自己。

(7) 过分夸大自我的重要性。

(8) 过分谨小慎微、严格要求或追求完美。

(9) 情感暴发、难以自制的冲动。

(10) 经常性紧张、焦虑。

4. 人际关系状况　人格障碍患者由于思维和行为方式与现实的文化不一致,所以常出现人际关系紧张。

(1) 偏执型人格障碍患者:护士应评估患者是否有自傲自大、过度自信、凌驾于他人之上及疏远人群等。

(2) 反社会型人格障碍患者:护士应评估患者是否将所有感情都倾注在自己身上,为了满足自己的需要,他们利用、唆使别人,遭伤害的往往是亲人和朋友。

(3) 边缘型人格障碍:护士应评估患者是否出现人际关系紧张而不稳定,是否经常把敌意投向所依赖的人,把亲戚、朋友搞得精疲力竭。

(4) 依赖型人格障碍患者:护士应评估患者是否总是被动的、顺从的、自我怀疑的,并且想方设法地摆脱责任,生怕惹人不高兴而被别人抛弃,从而没人照顾自己。患者是否对批评相当敏感,当感到人际关系紧张或有冲突时,是否非常焦虑不安。

(5) 表演型人格障碍患者:护士应评估患者是否人际关系肤浅,总想操纵支配别人,她们所采用的戏剧、夸张式的行为和举止是否经常搅乱其社会关系。

(6) 自恋型人格障碍患者:护士应评估患者是否过高地评价自己,头脑中充满无限的成功、权力、智慧和幻想,而忽视他人的感受,其行为是否经常造成与他人的社会关系紧张。

(二) 护理问题

1. **焦虑**　与内心空虚、自尊低下和过度紧张有关。

2. **有对他人施行暴力行为的危险**　与不能控制冲动、充满敌意和情感不成熟有关。

3. **有对自己施行暴力行为的危险**　与性情不稳定、易冲动及自我认识扭曲有关。

4. **有个人尊严受损的危险**　与敏感多疑有关。

5. **自我认同紊乱**　与缺乏自信有关。

6. **社交功能障碍**　与不能正确地自我评价和缺乏人际沟通技巧有关。

7. **应对无效**　与急切满足眼前的欲望或心愿、自私及操纵行为有关。

8. **卫生 / 穿着自理缺陷**　与过分依赖他人、对生活缺乏自信有关。

(三) 护理措施

1. **建立治疗性信任关系**　护理人员应与患者建立良好的治疗关系,充分理解患者,并帮助患者找出影响人际关系的因素。认真听取患者带有多疑情感的陈述,在患者用语言进行攻击或企图找借口来掩盖自己多疑的感受时,切忌直接反驳。随着护患关系的密切,护理人员应教给患者一些社会交往技巧,使患者能够扩大自身与外界的接触,参加必要的活动。

2. **指导患者以一种自己和他人都满意的方式参与日常活动**　护理人员应首先帮助患者找出并表达影响社交的因素和感受,然后再纠正受损的社交技术。在与患者进行交流时,要清楚、简单地说明问题,以减少患者的误解。在患者能信任他人之前,先同他/她所信任的人进行交往。应鼓励患者参加集体活动,但要避免竞争。

3. **针对冲动行为的护理**　护理人员要帮助患者探究诱发冲动的因素,讨论这些行为给自己及他人带来的危害及痛苦,或用其他的方式代替冲动。在与患者谈论如何在社交活动中避免因冲动扰乱别人时,应向患者解释他们的行为会给别人带来什么样的反应和影响,使他们意识到自己的行为是不正常的。

4. **针对攻击行为的护理**　护理人员首先应与患者一起,找出诱发进攻的因素,鼓励患者用语言表达感受,发泄受挫感,而非采用进攻行为。还要帮助患者掌握解决问题的技巧以应付挫折和紧张的心理。必要时可以考虑对患者给予隔离或约束,也可根据医嘱用镇静药物控制其攻击行为。

5. **针对分离的护理**　护理人员应帮助患者与他人建立互相信任的关系,认识到交流的意义,提高交流技能,从而增强自信心。

6. **针对自伤行为的护理**　护理人员要评估患者以前的自我伤害史,包括自我伤害的行为方式。探索患者在自伤行为前的异常想法,并帮助患者回忆自伤想法出现时的情境,找出过去引起敌意的人际关系情况。与患者达成协议,即如果患者不能控制自己的情绪,一定去寻找护士帮助。与患者一起探索采用建设性(而不是消极的破坏性)的方式表达不满情绪,鼓励患者用语言表达愤怒,要给予表扬和鼓励。协助患者找出社会上能够接受的其他行为方式来疏导焦虑和压力,而非采用自伤行为。

(四)健康指导

人格障碍的发生、形成、预防和干预都与家庭有着密切的关系,因此,对人格障碍所采用的健康教育的目的是使家庭成员能正确地了解该疾病的特点,从而配合医生和护理人员的治疗和护理,有助于患者人格的恢复。

(李晓俞)

第四篇
专科护理技术

第一章
精神科护理基本技能与常用操作

第一节 病情观察

精神症状的表现通常在很短时间内是很难完全表露出来,除了依靠病史及各种辅助检查外还需全方位的观察,才能做出明确判断。

一、观察的内容

1. **一般情况** 仪表、个人卫生情况、衣着和步态;全身有无外伤;个人生活自理能力;饮食、睡眠及排泄;接触是主动还是被动;对医护人员及周围环境的态度;参加工娱等活动的积极性。

2. **精神症状** 患者有无自知力;有无意识障碍;有无幻觉、妄想、病态行为等精神症状;情感稳定性和协调性如何;症状有无周期性变化等。

3. **躯体情况** 患者的一般健康状况,如体温、脉搏、呼吸、血压等是否正常,有无躯体疾病或症状等。

4. **治疗情况** 患者对治疗的态度如何;治疗效果及药物不良反应如何;有无藏药、拒绝治疗的行为等。

5. **心理需求** 患者目前的心理状况和心理需求,目前急需解决的问题及心理护理的效果评价。

6. **社会功能** 包括学习、工作、人际交往能力,以及生活自理能力等。

7. **环境观察** 包括床单位、门窗等基本设施,医疗设备等有无安全隐患,周围环境中有无危险物,患者有无暴力和意外行为的发生,还要注意病房环境是否整齐、卫生、安全、舒适。

二、观察的方法

1. **直接观察法** 是护理工作中最重要的,也是最常用的观察方法。可与患者直接接触,面对面进行交谈,从谈话中可以了解到患者的思维是否正常、答题是否切题、注意力是否集中、情感是否淡漠。同时还可以通过患者的动作、表情和行为来了解患者的症状。通过直接观察获得的资料相对客观、真实、可靠。一般情况下,这种方法适用于意识相对清晰、交谈合作的患者。

2. **间接观察法** 是从侧面观察患者独处或与人交往时的精神活动表现。护士可通过患者的亲朋好友、同事及病友了解患者的情况,或通过患者的作品、娱乐活动、日记、绘画及手工作品了解患者的思维内容和病情变化。这种方法适用于不肯暴露内心活动或不合作、情绪激动的患者。

护士在观察、评估患者的病情时,直接观察法和间接观察法不是单一使用其中一种的,两种方法是共同使用、相互补充。

三、观察的要求

1. **观察要具有目的性、客观性** 护士对病情的观察要有目的性,需要知道哪方面的信息应作为重点观察内容。观察到的内容应该客观记录,不要随意加入自己的猜测。

2. **观察要有整体性**

(1) 对某一患者的整体观察:护士应对患者住院期间各个方面的表现都要了解观察,以便对患者有一个全面的整体的掌握,并制订相对于患者合适的护理计划。

(2) 对病房所有患者的整体观察:对病房所有患者要进行全面的观察,掌握每个患者的主要特点。对于重点患者或特殊患者做到心中有数,但其他患者也不能疏忽。特别是平时不说不动的患者,要更加注意,因为此类患者主诉少,护士对患者关注少,容易发生意外。

3. **疾病不同阶段的观察**

(1) 新入院患者:全面观察其一般情况、住院依从情况、心理情况、躯体情况等。

(2) 治疗期:对于开始治疗的患者重点观察其对治疗的态度、治疗效果和不良反应。

(3) 缓解期:主要观察其精神症状及心理状态。

(4) 恢复期:一般患者要重点观察症状消失的情况、自知力恢复的程度及出院的态度。有心理问题的患者重点观察其心理反应与需求。

4. **要在患者不知不觉中观察** 在治疗或护理过程中或与患者轻松的交谈中患者的表现比较真实。观察患者行为也要有技巧,交谈过程中不要记录,这样会使患者感到紧张与焦虑。有自杀观念的患者上厕所时,为防止意外,护士应该入内查看,为避免引起怀疑,可以关切地"需要手纸吗?"等,让患者感到自己是被关心,而不是被监视。

第二节　护理沟通技巧

沟通是人与人之间信息交流的过程,借助语言、文字、表情、手势符号等方法来表达。而护患沟通是护士与患者及家属之间交流信息和感情,建立良好护患关系的过程,良好的护患沟通可以提高患者的护理依从性,减少和避免护患纠纷。因此沟通对各科护理人员来说都是必备的能力,对精神科护理人员更为重要。精神障碍患者一般表现出较多的人际关系冲突和心理问题,此外,由于受精神症状的干扰,如抑郁、兴奋、幻觉、妄想、冲动行为紊乱、思维破裂等,增加了护理人员与患者之间的沟通难度,这就要求精神科护理人员熟练使用沟通技巧。

一、沟通的基本要素

1. 信息源是指发出信息的人,也称信息的来源。

2. 信息是指信息发出者希望传达的思想、感情、意见和观点等,即沟通内容。

3. 通道信息传递的载体,如电视、网络、电话、交谈,还可以运用沟通器官如视觉、听觉、触觉、嗅觉器官等。如拍拍患者肩膀、默默陪伴、关怀的注视、微笑、点头等都可以反映对患者的关心和在意。

4. 信息接收者是指信息传递的对象,即接收信息的人。

5. 反馈是一种双向交流,从反馈里可以获知接收者是否真正了解发信息者所发出信息的意义,发信息者也可依据接收者反馈的信息调整或修正信息的内容。

二、沟通的分类

沟通按表达方式可以分为语言性沟通和非语言性沟通。

1. 语言性沟通 占沟通的 35%,主要目的是传达个体的意念、思想及感情于他人,以获得双方的共同了解。包括:

(1) 书面语言:以文字及符号为传递信息的工具的交流方法。

(2) 口头语言:以言语为传递信息的工具,包括交谈、演讲、汇报、电话、讨论等形式。

(3) 类语言:伴随沟通所产生的声音,包括音质、音域及音调的控制,嘴形的控制,发音的清浊、节奏、共鸣、语速、语调、语气等的使用。

2. 非语言性沟通 占沟通的 65%,如手势、表情、姿态、身体的接触、彼此之间的距离等来表达个体的态度与思想,以达到双方的交流。

三、沟通技巧

1. 倾听 是最重要也最基本的一项技巧,倾听是发展护患间良好关系最重要的一步。倾听以给患者表达自己意见的机会,创造良好的气氛,使患者感到与你的沟通愉快且获得尊重。倾听的技巧包括:

(1) 听内容,获得信息(说什么?)。

(2) 听情绪、态度、认知(如何说?)。

(3) 患者想表达什么?

(4) 患者的期望是什么?

(5) 通过倾听表达护士的接纳和尊重。但作为一个安静的倾听者不是一件容易的事情。护士可能因自身的焦虑或急于提供自己的意见而打断患者的谈话。与患者沟通,首先要学会有耐心,带着同理心去听,顾及对方言谈、措辞意义,而且不随意中断对方的谈话,能全神贯注,有目光接触,适时地点头表示回应。这样,就能无形中传递对患者价值的尊重,也鼓励了患者继续言语表达。

2. 提问 提问在护患沟通中具有十分重要的作用,可以快速获取有关患者疾病的全部必要信息、个人背景资料及沟通治疗信息。提问的有效性将决定资料的有效性,提问大体上有两种。

(1) 封闭式提问:只允许患者回答"是"或"否",或者在两三个答案中选择。如今天排便了吗? 这样的提问限制了患者的主动精神,容易使患者陷于"受审"地位而感到不自在。但封闭式提问能使护士在短时间内获得大量信息,具有效率高的特点而且在某些情况下是必要的,如为了弄清楚某个症状的确切部位和性质等,但一般情况下应尽可能少用。

(2) 开放式提问:使患者有主动、自由表达自己的可能,而不受限于自身的知觉,使沟通能继续下去。如问,"请说得再详细点""声音什么时间出现,具体内容是什么? "又如,希望患者告诉更多一些事情,可以这样问:"关于这件事,你能告诉我多一些吗"这比问"关于这件事,你还有没告诉我的"更能拓宽话题。这既体现了护士对患者独立自主精神的尊重,也为全面了解患者的思想情感提供了最大的可能性。

3. 无条件地接纳 不能有任何拒绝、厌恶、嫌弃和不耐烦的表现。例如,患者有些急躁,护士就更加要心平气和与冷静。这就是说,护士要努力营造一种气氛,使患者感到自在和安全、享有充分的发言权。

4. 支持、理解　患者总是容易对自身疾病产生过多的担心和顾虑,或将疾病扩大化而引起不必要的恐惧和不安。而安慰性语言对于患者是一种心理支持,它可使新入院患者消除恐惧感、陌生感,使幻觉、妄想的患者产生安全感,建立护患之间的信任。在安慰患者时护士运用共情技巧,理解、体谅患者,如患者听到很多声音在骂他,感到很恐惧、愤怒,护士要肯定声音对患者的影响,对患者的情绪表示理解,下一步再指导患者怎样识别幻觉、怎样应对幻觉、怎样处理幻觉。

5. 澄清疑问　就是弄清楚事情的实际经过,以及事件整个过程中患者的情感体验和情绪反应。当患者表达不明或护士对某些问题有猜测时,护士可采用如下技巧请求患者做出更清楚的解释,如"抱歉,我不太明白你的意思,你能再告诉我一遍吗?""刚才说的重点是在何处?""我不知道是否已真正了解了你的意思,让我重复一遍好吗?"

6. 沉默　在交流过程中,沉默本身也是一种信息交流,是超越语言力量的一种非语言沟通方式。沉默的优点是让患者有机会表达和有时间考虑,放慢沟通的脚步,使患者感到不困难,让患者觉得有人愿意陪伴他、接纳他,并传递护士对患者的支持、理解和接受,同时也给护士提供观察患者非言语性行为的机会。沉默在沟通中,用得好有利于沟通,用得不好则会被患者解释成拒绝、敌意,令患者产生困惑而有距离感,故要善用沉默。使用时,护士通过观察患者一切非言语行为的表现来判断使用沉默或结束沉默。

四、影响护理沟通的因素

1. 患者方面的因素

(1) 生理因素:年龄、性别、躯体的疼痛不适以及注意力不集中、言语表达不清、伴有的躯体疾病等都会影响护理沟通。

(2) 心理因素:不同的疾病诊断和疾病的严重程度影响护患沟通。由于精神症状的影响,患者不能准确表达自己的观点和想法,也可能由于思维紊乱、词不达意,使护士无法理解患者的思想,还有可能由于自知力缺失或木僵状态,患者拒绝沟通。

(3) 社会因素:不同的文化背景、知识水平、风俗习惯、语言种类、语言运用能力等使护患双方对沟通内容的理解也会产生差异。

2. 护士方面的因素

(1) 耐心热情的态度。富于热情和爱心,会让患者感到和蔼可亲,产生信任,愿意对护士敞开心扉,畅所欲言。

(2) 护士的知识面及操作水平是影响护患沟通的直接因素。护士具有扎实的专业知识和操作水平,言谈举止中能自然流露,一开口就能言简意赅,抓住重点,充满自信,能很快取得患者的信任和尊重。如护士专业技能、沟通技巧不熟练,加之知识面窄,无法满足患者的要求,难以得到患者的信赖,将妨碍护患之间的良性沟通。

(3) 护士的心理素质、身体素质及表达能力也是影响护患沟通的一个重要因素。一个情绪不稳定、心理不健康、身体处于亚健康状态的护士很难与患者取得有效的沟通,所以护士在接触患者前,应该首先调整好自己的情绪,以免其不良情绪影响患者。注意保持谈话双方的平等地位,护士应避免审讯式的提问、过多地发表自己的意见或观点、说话直来直去。这些都会使患者产生被审问、被批评的感觉,或感到自己无知和无能力,从而阻碍与护士的交流。也要注意切勿不切实际的保证和与事实不符的形容与赞美,避免与患者争论和对患者进行说教。

（4）事前的计划。护士在与患者沟通前未做好准备,无计划,使谈话零散、无重点,让患者感到护士不是真心想与之交谈,或认为护士根本不了解他,因而不愿意交谈。

（5）护士的非语言交流技巧。护士的仪表是一种无声的语言。整齐的服装、大方的仪表、恰当的举止,可以使患者感到安全和可信赖;微笑的表情可以使患者感到被尊重;恰当的手势配合可以提高表现力和感应力。

3. 环境的因素

（1）外界的噪声、光线过强或过弱、温度过热或过冷、令人不悦的味道等。

（2）无保护患者隐私的环境或有其他人在场等。

第三节　量 表 评 估

一、护理观察量表评估

护理观察量表是由临床护士依据对住院患者病情纵向观察,通过分析对患者的行为障碍、病情的演变及治疗效果进行客观评定,为临床治疗、护理及精神药理学研究提供科学依据。护士用住院患者护理观察量表（NOSIE）,由 G·Honigteld 等于 1965 年编制。本量表有 30 项和 80 项两种版本,本系统根据 30 项版本编制而成。

（一）适用范围

本量表适用于住院的各类精神患者,包括青少年患者、老年患者和神经症患者。

（二）评定注意事项

1. 应由经量表评定训练的,最好是患者所在病室的护士任评定员。

2. 评定员根据患者的情况,对 30 个项目内容按 0~4 分五个级别进行评分。

3. 评定时间为患者住院期间每天评定一次。

4. 本量表主要通过护士对住院患者的观察与交谈进行评定。

5. 评定者应根据患者症状存在与否及存在的频度与强度进行评定。

（三）评分标准

护士观察量表中,每项为一描述性短语,如肮脏、对周围环境有兴趣、自觉抑郁沮丧等。评定者必须是了解患者情况的护士,最好是该患者的护士。

各个项目的评分标准规定如下。

1. 肮脏

0 分 = "能始终主动洗漱、梳理和保持床铺的整洁"

1 分 = "经过提醒后能够洗漱、梳理和保持床铺整洁"

2 分 = "需要反复督促才能够洗漱、梳理和保持床铺整洁"

3 分 = "多次督促后仍经常不能洗漱、梳理和保持床铺整洁,依赖帮助"

4 分 = "完全不能洗漱、梳理和保持床铺整洁,全靠帮助"

2. 不耐烦

0 分 = "未表现出不耐烦"

1 分 = "偶有急躁和缺乏耐心,每周一次以上"

2 分 = "有时表现出急躁和缺乏耐心,每周三次以上"

3 分 = "经常表现出急躁和缺乏耐心,每天一次以上"

4 分 = "总是表现出急躁和缺乏耐心,每天三次以上"

3. 哭泣

0 分 = "从不哭泣"

1 分 = "偶有哭泣,每周一次以上"

2 分 = "有时哭泣,每周三次以上"

3 分 = "经常哭泣,每天一次以上"

4 分 = "总是哭泣不止,每天三次以上"

4. 对周围活动有兴趣

0 分 = "对周围活动视而不见、充耳不闻"

1 分 = "对周围活动不关心,偶尔有些反应"

2 分 = "对周围活动比较关心,但很少参与"

3 分 = "对周围活动有好奇心,主动提问、评论或参与"

4 分 = "对周围活动有很强的好奇心,积极提问、评论或参与"

5. 不督促就一直坐着

0 分 = "积极主动参加病房各项活动"

1 分 = "能够跟随其他患者参加病房活动"

2 分 = "经常呆坐或卧床,督促后才参加病房活动"

3 分 = "经常呆坐或卧床,需要反复督促或帮助才能参加病房活动"

4 分 = "整天呆坐或卧床不起,不参加任何病房的活动"

6. 容易生气

0 分 = "从来不生气"

1 分 = "遇到不公正待遇时,表现出沉闷和不高兴"

2 分 = "遇到明显不公正待遇时,会发脾气"

3 分 = "有时无故生气,每周三次以上"

4 分 = "经常无故生气,每天一次以上"

7. 听到不存在的声音

0 分 = "从未听见幻听"

1 分 = "偶尔有幻听,每周一次以上"

2 分 = "有时有幻听,每周三次以上"

3 分 = "每天有幻听,但对行为无影响"

4 分 = "每天有幻听,并对行为有影响"

8. 衣着保持整洁

0 分 = "患者不能自己穿衣,需要帮助"

1 分 = "患者衣着经常不整洁,需要帮助"

2 分 = "患者衣着经常不整洁,反复督促后能够暂时纠正"

3 分 = "患者有时衣着不整洁,提醒后能够立即纠正"

4 分 = "患者总是衣着整齐,注意仪表"

9. 对人友好

0 分 = "对人不友好,持怀疑或敌视的态度"

1 分 = "偶尔表现出热情友好,每周一次以上"

2 分 = "有时表现出热情友好,每周三次以上"

3 分 = "经常表现出热情友好,每天一次以上"

4 分 = "总对他人热情友好,每天三次以上"

10. 不如意便心烦

0 分 = "不顺心时,也不心烦"

1 分 = "不顺心时,有时会心烦"

2 分 = "不顺心时,常常心烦"

3 分 = "遇到小事,便感到心烦"

4 分 = "稍有不顺,便整日心烦意乱"

11. 拒绝做日常事务

0 分 = "能主动完成起床、吃药和进餐等日常事务"

1 分 = "完成起床、吃药和进餐等日常事务需提醒"

2 分 = "需督促才能完成起床、吃药和进餐等日常事务"

3 分 = "需多次督促才能完成起床、吃药和进餐等日常事务"

4 分 = "反复督促也不能完成起床、吃药和进餐等日常事务"

12. 易激动发牢骚

0 分 = "遇事能保持冷静"

1 分 = "偶尔有激动和诉述行为,每周一次以上"

2 分 = "有时有激动和诉述行为,每周三次以上"

3 分 = "经常有激动和诉述行为,每天一次以上"

4 分 = "凡事易激动,爱发牢骚,每天三次以上"

13. 忘记事情

0 分 = "能够记住自己的床号和主管医生"

1 分 = "偶尔记不住自己的床号或主管医生,每周一次以上"

2 分 = "有时记不住自己的床号或主管医生,每周三次以上"

3 分 = "经常记不住自己的床号或主管医生,每天一次以上"

4 分 = "总是记不住自己的床号或主管医生,每天三次以上"

14. 问而不答

0 分 = "问话能答"

1 分 = "问话基本能答"

2 分 = "问话少答"

3 分 = "多问少答"

4 分 = "问话不答"

15. 对好笑的事发笑

0 分 = "从不对笑话和可笑的事情发笑"

1 分 = "偶尔对笑话和可笑的事情发笑,每周一次以上"

2 分 = "有时对笑话和可笑的事情发笑,每周三次以上"

3 分 = "经常对笑话和可笑的事情发笑,每天一次以上"

4 分 = "总是对笑话和可笑的事情发笑,每天三次以上"

16. 进食狼藉

0 分 = "未见进食狼藉"

1 分 = "偶尔进食狼藉脏乱,每周一次以上"

2 分 = "有时进食狼藉脏乱,每周三次以上"

3 分 = "经常进食狼藉脏乱,每天一次以上"

4 分 = "进食时总是狼藉脏乱,或需要帮助,每天三餐"

17. 与人交谈

0 分 = "从不与人交谈"

1 分 = "反复被动接触后方可与人交谈"

2 分 = "被动交谈良好,但不能主动交谈"

3 分 = "有时能主动交谈,每周三次以上"

4 分 = "经常主动交谈,每天一次以上"

18. 自觉抑郁沮丧

0 分 = "未见抑郁沮丧"

1 分 = "偶尔承认有抑郁沮丧,每周一次以上"

2 分 = "有时承认有抑郁沮丧,每周三次以上"

3 分 = "经常承认有抑郁沮丧,每天一次以上"

4 分 = "整日愁眉苦脸,承认有严重的抑郁沮丧,每天三次以上"

19. 谈论个人爱好

0 分 = "否认有任何爱好"

1 分 = "被动承认有个人爱好,但对其兴趣不大"

2 分 = "被动承认有个人爱好,并对其有兴趣"

3 分 = "主动谈论个人爱好,并对其兴趣较大"

4 分 = "主动谈论两种以上个人爱好,且兴趣浓厚"

20. 看到不存在的东西

0 分 = "未见幻视"

1 分 = "偶尔有幻视,每周一次以上"

2 分 = "有时有幻视,每周三次以上"

3 分 = "经常有幻视,每天一次以上"

4 分 = "持续出现幻视,每天三次以上"

21. 提醒后才做事

0 分 = "总能主动做好自己的事情"

1 分 = "有时需提醒后才能做事情,每周三次以上"

2 分 = "经常需提醒后才能做事情,每天一次以上"

3 分 = "做任何事情都需要提醒、督促,甚至帮助"

4 分 = "不能做任何事情,完全依赖帮助"

22. 不带领活动便睡觉

0 分 = "未见懒散和总想卧床"

1 分 = "偶尔需督促,否则便想卧床,每周一次以上"

2 分 = "有时需督促,否则便想卧床,每周三次以上"

3 分 = "经常需督促,否则便总想卧床,每天一次以上"

4 分 = "总是需要督促,否则便卧床不起,每天三次以上"

23. 说自己什么都好

0 分 = "主动诉说自己什么都不好,自我评价过低"

1 分 = "在被问及时,述说自己的不足"

2 分 = "能够客观评价自己"

3 分 = "在被问及时,述说自己什么都好"

4 分 = "主动述说自己什么都好,自我评价过高"

24. 不太遵守医院规则

0 分 = "始终能遵守病房制度"

1 分 = "偶尔不遵守病房制度,每周一次以上"

2 分 = "有时不遵守病房制度,每周三次以上"

3 分 = "经常不遵守病房制度,每天一次以上"

4 分 = "总是不遵守病房制度,制造麻烦多,每天三次以上"

25. 生活自理都有困难

0 分 = "生活自理良好"

1 分 = "生活基本自理,偶有困难"

2 分 = "生活自理困难,需要督促"

3 分 = "生活自理困难,需要帮助"

4 分 = "生活不能自理,完全依靠帮助"

26. 自言自语

0 分 = "未见自言自语"

1 分 = "偶尔自言自语,每周一次以上"

2 分 = "有时自言自语,每周三次以上"

3 分 = "经常自言自语,每天一次以上"

4 分 = "总是自言自语,每天三次以上"

27. 行动缓慢懒散

0 分 = "未见行动缓慢"

1 分 = "行动略缓慢,不影响生活"

2 分 = "行动缓慢,对生活影响不大"

3 分 = "行动明显缓慢,对生活有影响"

4 分 = "行动迟滞,对生活有严重影响"

28. 无故发笑(自笑)

0 分 = "未见无故发笑"

1 分 = "偶尔无故发笑,每周一次以上"

2 分 = "有时无故发笑,每周三次以上"

3 分 = "经常无故发笑,每天一次以上"

4 分 = "总是无故发笑,每天三次以上"

29. 容易冒火

0 分 = "从不发脾气"

1 分 = "偶尔发脾气,每周一次以上"

2 分 = "有时发脾气,每周三次以上"

3 分 = "经常发脾气,每天一次以上"

4 分 = "总爱发脾气,每天三次以上"

30. 保持自身整洁

0 分 = "完全不能自己洗澡和更衣,需要帮助"

1 分 = "不能自己洗澡和更衣,需要反复督促"

2 分 = "提醒后,能够自己洗澡和更衣"

3 分 = "能够自己洗澡和更衣"

4 分 = "经常主动要求洗澡和更衣"

二、护士用简明精神病量表

护士用简明精神病量表系统是根据美国 NIMH 的 Bigelow 和 Murphy1978 年编制的护士用简明精神病量表(the nurse BPRS,N-BPRS)改编而成。它集心理学、精神病学、护理学、多元统计学、人工智能、人工神经网络、光电技术、计算机网络技术于一体,全面、准确、迅速地反映被试的精神状态和各类行为。为临床诊断、治疗、护理及研究提供科学依据。

(一)适用范围

本量表是一种护士用精神病性症状严重程度的他评量表,适用于具有精神病性症状的大多数重性精神病患者,尤适宜于精神分裂症患者。

(二)评定注意事项

1. 本量表的评定需利用一切可能的资料和信息,包括观察、记录及病友和家属的反映等。

2. 按评定期限内最严重的情况评分。

3. 需由经训练的病室护士评定。

4. 评定期限,一般为 1~2 周。

5. 结果评定,总分 18~126 分。总分反映疾病的严重性,总分越高,病情越重。治疗前后总分的变化反映疗效的好坏,差值越大疗效越好,治疗前后各症状或症状群的评定变化可反映治疗的靶症状。

(三)评分标准

包括 26 项。1~7 评分:0 分,为未评;1 分,无;2 分,很轻 / 可疑;3 分,轻;4 分,中;5 分,较重;6 分,重;7 分,严重。各项的定义及 2~7 分的评分标准如下。

1. 关心躯体健康　指对目前自身健康的关心程度,根据躯体诉述的多少判定。

2 分:询问时偶有(有躯体)诉述。

3 分:询问时有些诉述。

4分：询问时诉述较多。

5分：不加询问，主动诉述。

6分：大部分时间主动诉述。

7分：几乎整天诉述不停。

2. **焦虑诉述**　指对目前或将来的忧虑、担心和害怕。根据这类诉述的多少判定。评分同项1。

3. **情绪退缩**　指与评定员间缺乏情感交流，主要根据和患者接触时的情况判定。

2分：接触时偶尔眼神交流较差。

3分：眼神交流差。

4分：很少眼神接触。

5分：无眼神接触。

6分：不面对接触者或两眼看着地板。

7分：无任何情感交流，如两眼凝视不动，甚至完全不参加交谈。

4. **言语零乱**　指思维和言语的散漫。

2分：似有些散漫和含糊。

3分：有时肯定有联想散漫。

4分：常有联想散漫。

5分：有时联想如此散漫以致无法理解。

6分：大部分时间其言语思维零乱而难以进行有效交谈。

7分：言语不连贯，根本无法交谈。

5. **罪恶观念**　指对以往言行的内疚或悔恨。

2分：偶有内疚诉述。

3分：有时有内疚诉述。

4分：经常诉述内疚。

5分：大部分时间感到内疚。

6分：已形成自罪妄想。

7分：广泛或严重的自罪妄想。

6. **紧张**　指焦虑性运动表现，按其坐立不安程度评分。

2分：似有手脚不停或小动作多。

3分：肯定小动作增多。

4分：常有小动作增多。

5分：一直有小动作增多或有拧手、拉扯衣服情况。

6分：不能静坐。

7分：一直不停地来回行走。

7. **装相和作态**　指不自然或不寻常的姿势和行为。

2分：有可疑的不寻常动作。

3分：有时有不寻常动作。

4分：有时有怪异动作或姿势。

5分：常有怪异动作或姿势。

6 分:几乎一直有怪异动作或姿势。

7 分:持续的怪异动作或姿势。

8. 夸大诉述　指对自身能力、知识和重要性等的过高估价。

2 分:自我评价偏高。

3 分:自我估价高,多少与实际情况不符。

4 分:与实际情况肯定不相称的自我估价过高。

5 分:片段有限的夸大妄想。

6 分:夸大妄想泛化。

7 分:系统的夸大妄想。

9. 抑郁情绪　指情绪低落、悲伤或沮丧,按患者诉说的主观体验判定。

2 分:偶有抑郁情绪。

3 分:有时有抑郁情绪。

4 分:有达中等程度的抑郁。

5 分:常有中等或重度抑郁。

6 分:大部分时间感到抑郁。

7 分:几乎所有时间均感抑郁。

10. 敌对性　指对他人(不包括检查者)的憎恨和敌对,按其诉述和行为判定。

2 分:偶有生气表现。

3 分:有时有些生气。

4 分:经常感到生气或愤怒。

5 分:很愤怒,有言语性攻击。

6 分:有攻击行为。

7 分:有多次攻击行为。

11. 猜疑　指目前认为他人现在或以往对他有恶意或歧视。

2 分:有时有事出有因的猜疑。

3 分:有时有无事实根据的猜疑。

4 分:常有无事实根据的猜疑。

5 分:片段或有限的关系或被害妄想。

6 分:肯定的关系或被害妄想。

7 分:系统化或泛化的被害妄想。

12. 幻觉诉述　指无客观刺激的知觉体验,按其诉述判定。

2 分:幻觉可疑。

3 分:片段或短暂幻觉。

4 分:有肯定意义的幻觉。

5 分:几乎每天都有幻觉。

6 分:大部分时间有幻觉。

7 分:几乎一直有幻觉。

13. 运动迟缓　指言语和动作的缓慢和减少,按观察评定。

2 分:似有言行迟缓或减少。

3分:有肯定的言语减少或动作迟缓。

4分:明显的言语减少或动作迟缓。

5分:运动迟缓至可能影响交谈或生活。

6分:运动迟缓至明显影响交谈或生活。

7分:几乎不讲话,几乎不动。

14. **不合作**　指对检查者的不合作、不友好和敌对,按接触时的情况评定。

2分:似有不合作。

3分:有时不太合作。

4分:经常不合作。

5分:有时拒绝回答。

6分:多数问题拒绝回答。

7分:几乎不作回答。

15. **不寻常思维内容**　指思维内容(妄想)的怪诞和离奇。

2分:思维内容有些特别。

3分:有时有肯定的不寻常思维。

4分:常有奇特思维。

5分:几乎一直有奇特思维。

6分:奇特思维对行为有影响。

7分:奇特思维对行为有极大影响。

16. **情感平淡**　指缺乏情感反应,即绝对性情感淡漠。

2分:有时似有情感反应减退。

3分:有时有情感淡漠表现,如表情减少、声调单调、手势减少等。

4分:常有上述表现。

5分:严重缺乏情感表现,如无表情、无手势。

6分:对切身相关的事也无情感反应。

7分:几乎丧失全部情感反应。

17. **兴奋**　指容易因外界刺激而激惹。

2分:似显得易激惹。

3分:有时容易激惹。

4分:时常容易激惹。

5分:一直容易激惹。

6分:致激惹后,不易控制。

7分:持续的易激惹,无法控制。

18. **定向**　对时间、地点、人物、自我的辨认困难。

2分:有可疑的定向障碍。

3分:时间定向轻度障碍。

4分:时间定向明显障碍。

5分:地点定向有障碍。

6分:人物定向明显障碍。

7分：自我定向有障碍。

19. 情绪高涨　指情绪基调高,包括轻躁狂和躁狂情绪。

2分：有时情绪似偏高。

3分：肯定的情绪偏高。

4分：常有情绪高涨。

5分：几乎一直情绪高涨。

6分：因情绪高涨而导致行为问题。

7分：因情绪高涨导致危险或违纪行为。

20. 运动增多　指言语、行为动作的增加。

2分：言语动作较常人多一些。

3分：言语动作肯定增多。

4分：言语运动明显增多,如说话滔滔不绝或明显忙碌。

5分：言语多至不易打断,或运动多至不听劝阻。

6分：持续地讲话或忙碌不停。

7分：运动增多至声嘶力竭。

21. 注意力涣散　指注意力不能集中。

2分：似有注意力不集中。

3分：有时有注意力不集中,如答非所问,忘记话题,或不能专注于活动和作业。

4分：注意力经常不集中。

5分：注意力几乎一直不能集中。

6分：因注意力涣散而影响交谈和生活。

7分：严重而持久的注意不能集中,导致无法交谈或严重影响生活。

22. 无助和绝望　指丧失信心和无能为力的主观体验。

2分：偶有这类体验。

3分：有时有无助和绝望感。

4分：常有上述体验,经劝说能好转。

5分：常有上述体验,且劝解无效。

6分：几乎一直有上述体验。

7分：一直有上述体验,且程度严重。

23. 社交无能　指社会交往或参加活动的能力减退或丧失。

2分：似较少参加集体活动或参加活动但较被动。

3分：较少参加集体活动,在活动中明显被动。

4分：经常不参加集体活动,或在活动中似局外人。

5分：一直不参与集体活动,较少与他人交往。

6分：很少与他人交谈。

7分：几乎不与他人交谈。

24. 功能丧失　指患者在病室中的社会功能及个人生活自理功能的减退和丧失。

2分：勉强能完成病室任务。

3分：经常不遵守病房制度,每周一次以上。

4分:基本上不能完成病室任务,但生活能自理。

5分:生活自理能力较差。

6分:生活料理有时需他人帮助。

7分:生活完全不能自理。

25. **性先占**　指性想象、性冲动和性行为。

2分:自述有较多的性想象。

3分:有较多的手淫,有时对异性有些不轨想法。

4分:经常手淫,或有时对异性有挑逗或猥亵言语。

5分:常有猥亵行为。

6分:当众手淫,阴部暴露,或几乎一直有猥亵行为。

7分:持续的不可抑制的性冲动。

26. **幻觉性行为**　指由幻觉支配的行为。

2分:有可疑的幻觉性行为。

3分:有时有肯定的幻觉性行为,如侧耳倾听与对答等。

4分:经常有上述行为。

5分:几乎一直有上述行为。

6分:幻觉性行为,影响了日常生活或活动。

7分:发生因幻觉而导致严重后果的行为,或因之严重影响生活。

第四节　防暴力技术

一、概述

暴力行为是指患者一种强烈的攻击行为,对自己、他人及环境做出危害的行为,是精神科较常见的危急事件之一,具有极强的暴发性和破坏性,会对攻击对象及环境造成不同程度的躯体损伤、心理伤害、环境伤害,甚至威胁他人的生命安全。这种危机的发生常常不受患者意识支配,具有多变性、突发性,可以发生在家中社区或医院。

暴力行为包括身体暴力和心理暴力。身体暴力包括打、拍、扎、推、咬等行为,心理暴力则包括口头辱骂、叫喊、言语威胁。精神疾病患者处于兴奋状态时,其精神运动性普遍增高,有的出现攻击性暴力行为,攻击对象以人为主(亲属、亲朋好友、熟人、同事、陌生人),也可是物或环境。对他人的攻击主要是身体攻击,可使人致伤、致残,严重者致死。因此,精神科护理人员需要提高对患者暴力行为的认识,提高识别暴力行为先兆的技能,对患者现存的或潜在的暴力行为原因进行分析和总结,找出最佳的预防和护理措施,减少暴力行为的发生。及时预测和快速处理是避免患者发生暴力行为的最佳护理方法。

二、暴力行为发生的主要危险因素

1. **精神症状**　幻觉、妄想、意识障碍等精神症状与暴力行为的发生多有直接或间接的关系。

2. **常见的精神疾病**

(1) 精神分裂症患者自知力缺乏,在幻觉妄想影响下出现冲动和暴力行为。被害妄想多见,其次为关系妄想、嫉妒妄想及命令性幻听。

(2) 躁狂发作患者激惹度高、要求未得到满足、活动范围受到限制等易发生冲动和暴力行为。

(3) 抑郁发作患者出现扩大性自杀时采取暴力行为伤害无辜亲人的生命。

(4) 器质性精神障碍谵妄、痴呆均可导致患者的冲动和暴力行为。暴力行为具有突发性、紊乱性、波动性及突然消失性的特点。

(5) 精神活性物质滥用的患者意识清晰度下降、依赖的物质未得到满足可出现冲动暴力。长期使用依赖物质出现人格改变,多采取暴力行为应对问题,攻击的性质带有伤害性。

(6) 强迫症患者易对干扰其进行强迫性仪式动作或行为的人使用暴力。

(7) 人格障碍特别是反社会型人格障碍患者对冲动和暴力行为控制能力差,一般为暴发性冲动。

3. 自知力缺失。

4. **心理因素**　个体受到挫折或受到精神症状控制时,是采用暴力攻击还是以其他方式来应付(如退缩、压抑、否认等),与个体的性格、心理应对方式、行为反应方式等有关,同时也与患者的性别、家庭地位、家庭环境特点、人际交往和社会活动等有关。研究表明,既往有暴力史是重要的暴力行为预测因素之一。

5. **社会因素**　社会环境、文化等因素影响患者冲动和暴力行为的发生。如易模仿他人不良行为的个体遇到挫折后采取冲动暴力行为的倾向明显。

6. **精神药物不良反应**　药物治疗的同时也会产生常见的和比较严重的药物不良反应,如药物副作用使患者难以耐受,药源性焦虑等易引起患者兴奋和冲动风险。

三、暴力行为发生的征兆评估

1. **行为**　兴奋激动可能是暴力行为的前奏。一些早期的兴奋行为包括踱步、不能静坐、握拳或用拳击物、下颚或面部的肌肉紧张等。

2. **情感**　愤怒、敌意、异常焦虑、易激惹、异常欣快、激动和情感不稳定可能表示患者将失去控制。

3. **语言**　患者在出现暴力行为前可能有一些语言的表达,包括对真实或想象的对象进行威胁或提一些无理要求,说话声音大并具有强迫性等。

4. **意识状态**　思维混乱、精神状态突然改变、定向力缺乏、记忆力损害也提示暴力行为可能发生。

四、暴力行为的防范

1. **准备**　保证人力分工明确。环境安全,保持环境的安静与舒适,避免拥挤,室内光线明亮,无多余的杂物,使患者感觉到安全,宽阔无障碍,请其他患者回避。约束带(器具)、床单位准备就绪。

2. **有暴力风险时采取的措施**　安置在重症病室,限制活动区域,严格观察患者的行为,与其他患者隔离。清除病房内的危险物品,进行治疗性沟通,了解可能暴力的原因,与患者讨论应对愤怒的方法和技巧,鼓励患者表达、合理宣泄。

3. **发生暴力行为时采取的措施**　寻求帮助,立即呼叫,集体行动。控制行动要有默契,同时多位工作人员出现在患者面前,以暗示可控制局面。保持冷静、保持距离、保持说话,确定自己的非言语沟通不是侵犯性的。移走潜在的危险物品,疏散围观患者。如果持物,劝说患者放下手中物品;从患者身后及侧面实施控制,设法去除危险物品,合理使用器具:可以使用棉被等物质遮挡,尽快控制场面;如果被困使用脱身法迅速脱身;遵医嘱实施医学保护性约束;遵医嘱药物干预。

4. **健康教育**　沟通性健康教育:教会患者人际沟通的方法和表达愤怒情绪的适宜方式可以有效预防暴力行为。鼓励患者探讨自己被忽视或压抑的情感,与其一起讨论情绪表达方式,向其提供处理愤怒情绪的一些实用方法,如身体锻炼、改变负性思维、听音乐、倾诉等,有效提高患者自控能力,减少暴力行为发生。

5. **书写护理记录**　记录患者暴力的原因,所采取的护理措施及效果。

第五节　口 服 给 药

精神疾病患者是一类比较特殊的人群。目前,国内外对精神疾病的治疗均采取药物治疗为主的方法,因此患者服药依从性直接关系到其病情变化。

一、适应证

需接受口服药物治疗的精神障碍患者。

二、禁忌证

1. 对拟使用药物有过敏史者。
2. 对拟使用药物曾有过严重药物不良反应者。
3. 对拟使用药物曾有过疑似严重药物不良反应者。

三、操作步骤

操作步骤见表4-1-1。

表 4-1-1　操作步骤

	操作步骤	要点及说明
准备质量标准	仪表:着装整洁,洗手,戴口罩	
	评估:病情、生命体征、意识状态、用药史、过敏史、有无消化道疾病及肝肾疾病、有无特殊检查或特殊要求	
	心理状态:情绪反应、心理需求	
	合作程度	
	环境:整洁、宽敞	
	用物:服药车上层:服药本、小药卡数张、治疗盘(治疗碗、药匙、药杯数只、量杯)、水壶(内盛温开水)、湿纱布放在治疗碗内、治疗巾、药柜、快速手消毒剂	检查药品有效期 口述:必要时备滴管、饮水管、研钵、包药纸
	服药车下层:医用垃圾袋、生活垃圾袋	

续表

操作步骤	要点及说明
操作 质量 标准	1. 摆放治疗、药匙等物品放于适宜的位置	
	2. 核对小药卡,放好药杯	认真执行查对制度
	3. 口述:依据不同药物剂型采取不同的取药方,先摆固体药,再配 液体药	
	4. 取固体药(片剂或胶囊)时,核对小药卡及药名	再次检查有效期,确保药物 准确无误
	5. 一手拿药瓶(瓶签朝向自己),另一手用药匙取出所需药量,放入 药杯内再次核对	口述:不同固体药倒入同一 药杯内:粉剂、含化片用纸包 好放入药杯;需碾碎的药物 可将药物放在研钵内碾用纸 包好放入药杯内,以便取用
	6. 将药瓶放回药柜内时第三次核对	
	7. 标准取液体药时,先核对小药卡及药名	口述:若有变质应立即更换
	8. 检查药物性质	避免药液内溶质沉淀而影 响给药浓度
	9. 将药液摇匀	
	10. 打开瓶盖,将瓶盖内面朝上放置	
	11. 手持量杯,拇指置于所需刻度,举起量杯,所需刻度和视线平; 另一手将药瓶有标签量的一面朝上,标签朝向手心,倒药液至所需, 保证药量准确	量杯刻度与药液水平面同 高,保证药量准确,标签向 上,防止倒药液时沾污标签
	12. 将药液倒入药杯时再次核对	
	13. 用湿纱布擦瓶口,将药瓶放回药柜内时第三次核对	
	14. 口述:更换药液品种时洗净量杯	
	15. 口述:药液不足 1ml 或油剂时,先在药杯内倒入少许温开水,再 用滴管吸取所需药量,滴管尖与药液水平面成 45°,将药液滴入药 杯内	
	16. 摆放完全部药物后,将物品归放原处	
	17. 根据服药本双人核对,确保药物准确无误	
	18. 洗手,将用物携至床旁	采用两种方式核对患者
	19. 核对床号、姓名、药名、剂量、浓度、方法、时间	
	20. 协助患者坐起,向患者解释,取得合作,并告诉患者服药的目的 及注意事项	口述:必要时使用饮用管
	21. 倒温开水帮助患者服药,视患者服下方可离开	
	22. 根据药物特性进行药物指导	若发生呕吐应查明情况后 再行处理
	23. 整理床单位,清理用物	
	24. 再次查对	
	25. 观察患者用药后的反应,根据病情协助患者取合适体位	
终末 质量 标准	1. 用物:根据《消毒技术规范》和《医疗废物终末管理条例》处理 2. 洗手 3. 记录时间,签全名	

四、观察及处理要点

1. 口服给药

（1）服药后检查患者口腔、水杯、手掌、袖口、衣袋等位置，防止患者藏药。

（2）服药后应观察 10~15 分钟，观察患者是否出现催吐等异常举动。

（3）治疗护士每周检查急救药品有效期，按"近效期药品先用"原则使用，距失效期 1 个月及以内药品与医院药学部门沟通及时进行临床协调，确保药品有效使用。

（4）出现用药错误，即刻启动用药错误处理预案。

1）发现用药错误后，应立即停止用药。如是注射用药，应保留剩余药液，同时报告医生。

2）评估患者误服药物的种类、数量，采取补救措施，遵医嘱进行相应处理。如意识清楚应立即采取催吐法，将错服药物吐出。通知医生，遵医嘱进行相应处理。病情严重者，及时进行抢救。

3）做好患者及家属的解释工作，如家属有异议时，按有关程序对药物、输液器具进行封存。

4）要如实、准确、及时书写护理记录，持续监测病情变化，并报告护士长。

5）事后病区护士长要填写不良事件上报表，交由护理部备案，同时组织护士进行原因分析、制订并落实改进措施。

2. 自备药物的管理

如果医院有该类用药，应尽量避免家属自备药物，若必须使用自备药物，则应符合如下要求。

（1）为保证患者用药安全，家属所带药物必须有外院或销售药店开具的正规票据，药物必须包装完整；病区内应自设药物接收登记本，内容包括床号、姓名、药物名称、规格、数量、有效期、家属签名、护士签名。

（2）自备药品须由主管医生交于护士手中，由治疗护士检查药品的名称、规格、数量、有效期、性状、包装是否完好，医生开具医嘱后方可使用。

（3）医生开具自备药物（包括家属外带自备药物、科研药物）医嘱后，治疗护士将口服药物医嘱分别打印或转抄至患者自备口服药物治疗单及口服药摆药单上；外用药物打印或转抄至患者自备外用药物治疗单上，要求字迹清晰，准确无误。

（4）治疗护士负责自备药物的摆放，按照药物核对流程进行核对。

（5）每周查对医嘱，要求自备口服药物治疗单与口服药摆药单相一致。

（6）自备药物由治疗护士统一管理，定期检查。

第六节　保护性约束

医学保护性约束是一种带有强制性的护理行为，可有效预防和制止精神障碍患者出现冲动、自杀、伤人毁物等危险行为。

一、适应证

1. 患者出现严重的兴奋。
2. 患者出现严重的躁动、吵闹。
3. 患者对护理严重不合作。

二、禁忌证

1. 患有严重的心血管疾病。
2. 患有严重的脑血管躯体合并症。
3. 有严重的自伤、自杀倾向者。
4. 65 岁以上患者。

三、操作步骤

操作步骤见表 4-1-2。

表 4-1-2　操作步骤

操作步骤	要点及说明
准备 质量 标准　仪表:仪表端庄,衣帽整洁、洗手 评估:现场环境评估、患者危险性评估、患者约束部位评估、患者生理状态评估和心理状态评估、人力评估 用物:保护性约束知情同意书,保护性约束医嘱,约束带,约束记录单	
操作 质量 标准　1. 肢体约束法	主要限制患者肢体活动
(1) 携用物至患者床旁,问候患者,核对年龄、病案号、姓名,必要时核对腕带	
(2) 暴露患者的腕部或者踝部(适时给予解释安慰鼓励,缓解紧张恐惧情绪)	
(3) 约束带绕腕部一周,在腕外侧打结,松紧能容 1~2 指为宜	
(4) 协助患者取舒适体位,约束带自然垂直,双根带穿过床沿,将约束带系于两侧床沿下	
(5) 再次将约束带穿过床沿,系在患者头部方向的床下	
(6) 整理用物,再次查对并安慰患者,交代注意事项	
(7) 洗手,记录约束时间、部位、皮肤情况、约束带数量和种类等	
2. 肩部约束法	主要限制患者坐起
(1) 携用物至患者床旁,问候患者,核对年龄、病案号、姓名,必要时核对腕带	
(2) 暴露患者双肩,将约束带置于患者腋下(适时给予解释安慰鼓励,缓解紧张恐惧情绪)	
(3) 协助患者取舒适体位,将约束带自下而上绕过患者双肩	
(4) 双侧约束带在患者颈下交叉	
(5) 将约束带两端系于床沿下	
(6) 为患者垫好枕头	
(7) 整理用物,再次查对并安慰患者,交代注意事项	
(8) 洗手,记录约束时间、部位、皮肤情况、约束带数量和种类等	
3. 全身约束法(多用于患儿)	
(1) 携用物至患者床旁,问候患者,核对年龄、病案号、姓名,必要时核对腕带	

操作步骤	要点及说明
操作 质量 标准	(2) 将大单折成自患者肩部至踝部的长度,将患儿放于中间(适时给予解释安慰鼓励)
	(3) 用靠近护士一侧的大单紧紧包裹患儿的手足至对侧,自患儿腋窝下掖于身下
	(4) 将大单的另一侧包裹患儿手臂及身体,紧掖于靠近护士一侧身下
	(5) 如患儿活动剧烈,可用绷带系好,约束过程中注意询问患儿感受
	(6) 整理用物,再次查对安慰患者,交代注意事项
	(7) 洗手,记录约束时间部位、皮肤情况、约束带数量和种类等
	4. 腹部约束流程(以磁扣式约束带为例)
	(1) 子锁放入腹带处两侧固定带预锁孔内
	(2) 约束带放在床上
	(3) 固定带固定于床上
	(4) 调整约束带于合适位置,用磁扣锁锁定
	(5) 限位带与固定带用磁扣锁锁定
	5. 肩膀约束流程(以磁扣式约束带为例)
	(1) 约束带放于患者合适位置
	(2) 腹带磁扣锁打开
	(3) 肩带与腹带用磁扣锁锁定
	(4) 胸带与肩带用磁扣锁锁定
	6. 手腕约束流程(以磁扣式手腕约束带为例)
	(1) 子锁放入约束带预锁孔内
	(2) 腕带紧紧裹住患者腕部,用磁扣锁锁定
	(3) 固定带固定于床上用磁扣锁锁定
	7. 脚部约束流程(以磁扣式约束带为例)
	(1) 子锁放入约束带预锁孔内
	(2) 约束带紧紧裹住患者脚腕部
	(3) 腕带穿过床带约束孔,用磁扣锁锁定
	(4) 固定床带用磁扣锁锁定
终末 质量 标准	1. 告知患者约束后的注意事项
	2. 整理用物,洗手,记录、签字
	3. 观察患者的情况,评估患者感受
	4. 评估医学保护性约束的解除指征

四、注意事项

1. 根据医嘱实施保护性约束。

2. 约束前,向患者及家属说明约束的目的和必要性,取得知情同意,并消除其紧张、恐惧心理。

3. 约束时使用正确的约束技术,体位舒适,松紧适宜,防止发生皮肤组织损伤、关节脱位或骨折、疼痛、臂丛神经麻痹、受损、肢体血液回流障碍等并发症。

4. 将患者安置在重点监护病室,加强巡视,防止其他患者攻击,保护患者。每15分钟巡视一次,2小时松解一次,活动肢体,协助翻身,及时解除约束并做好记录。

5. 做好基础护理,保证患者生理需要。

6. 床边交接病情和保护带数目、松紧、皮肤血液循环情况、床单元等。

(向玉仙)

第二章

精神科治疗技术

第一节 药物治疗

精神障碍的药物治疗是指通过应用精神药物来改变患者病态行为、思维或心境的一种治疗手段，是精神疾病的一项非常重要的治疗方法。

精神药物的种类繁多，目前以临床应用为主，化学结构或药理作用为辅的原则，可以分为以下几类。

一、抗精神病药

抗精神病药也称神经阻断剂，是一类作用于中枢神经系统，调节神经递质传递功能，从而治疗精神分裂症和预防精神分裂症的复发，控制躁狂发作，还可以用于其他伴有精神病性症状的各类精神障碍。

1. 分类

（1）第一代抗精神病药：又称神经阻滞剂、传统抗精神病药、典型抗精神病药等，其主要药理作用为阻断中枢多巴胺 D2 受体。代表药物：氯丙嗪、奋乃静、氟哌啶醇、舒必利。

（2）第二代抗精神病药：又称非传统抗精神病药、非典型抗精神病药、新型抗精神病药物等。代表药物：氯氮平、奥氮平、利培酮、喹硫平、齐拉西酮、阿立哌唑、帕利哌酮、氨磺必利。

2. 不良反应和处理

（1）锥体外系反应：锥体外系反应是典型抗精神病药物最常见的神经系统不良反应，发生率为50%~70%。典型抗精神病药发生锥体外系反应的概率较高，锥体外系反应的主要临床表现，包括以下四种。

1）药源性帕金森综合征：多数在治疗2周后出现，发生率为30%。主要表现为静止性震颤，以上肢远端多见，如手部的节律性震颤；其次还表现为肌张力增高，出现肌肉直呈现"面具样脸"，走路呈"慌张步态"；严重者可出现吞咽困难、构音困难、全身性肌强直，有的表现为运动不能，自发活动少，姿势少变等。

处理措施：若患者病情稳定，可遵医嘱减少抗精神病药的剂量，若病情不允许，剂量不可减少者，应遵医嘱更换锥体外系反应较轻的药物，也可用抗胆碱能药物。

2）急性肌张力障碍：是使用抗精神病药物治疗过程中最常见的锥体外系反应早期症状，常在首次用药后或治疗1周内发生，以儿童和青少年较为多见。临床表现：痉挛性斜颈、挤眉弄眼、角弓反张、说话困难、吞咽困难、动眼危象、躯干和肢体的扭转性运动。

处理措施：立即安抚患者，通知医生并遵医嘱给予抗胆碱能药物、抗组胺类药物或苯二氮草类药物,如肌注东莨菪碱 0.3mg,一般 20 分钟见效,必要时 30 分钟后可重复注射,或口服苯海索 2mg,3 次 /d。

3) 静坐不能:患者主观上想静坐,而客观表现为不停运动,无法控制地烦躁不安、不能静坐、反复走动或原地踏步、焦虑、烦躁不安,甚至出现主动性自杀企图。

处理措施:轻者可安抚患者,转移患者注意力,重者则立即通知医生,遵医嘱减少抗精神病药物的剂量或遵医嘱使用抗胆碱能药、苯二氮草类药物。

4) 迟发性运动障碍(TD):为长期应用抗精神病药物后出现异常不自主运动的综合征。主要表现为有节律或不规则、不自主的异常运动,以口、唇、舌、面部不自主运动最突出,称为口 - 舌 - 颊三联症。有时还会出现不自主的刻板式运动,肢体不自主摇摆、躯干舞蹈样动作,目前尚无有效的治疗措施。

处理措施:迟发性运动障碍的治疗尚无有效方法,重在早期预防(如不随意使用盐酸苯海索),早期发现,及时处理。

(2) 直立性低血压:多发生于抗精神病药治疗的初期,肌内注射半小时或口服 1 小时后,即可出现降压反应,尤以注射给药发生率最高,使用氯丙嗪、氯氮平、奥氮平者容易出现,抗精神病药物剂量增加过快、体质较弱、老年患者及基础血压偏低者较易发生。

临床表现:突然改变体位时出现头晕、视物模糊、心率加快、血压下降、面色苍白,可能导致晕厥、摔伤等,个别病例诱发心肌梗死、脑血管意外,严重时可出现休克。

处理措施:轻者立即将患者放平,取平卧或头低脚高位,松解领扣和裤带,短时即可恢复,密切观察生命体征,随时监测血压的变化,做好记录;对年老体弱患者,护士要密切观察服药过程中血压的情况,发现异常应及时联系医生,严重或反复出现低血压者,应通知医生并遵医嘱减药或换药;严重反应者,应立即通知医生采取急救措施,遵医嘱使用升压药,如使用去甲肾上腺素静脉滴注,患者意识恢复后,护士要及时做好心理疏导和安抚工作,尽最大努力消除患者的负性体验,同时还要嘱咐患者变换体位时,动作要缓慢,如果感觉头晕时,应尽快平卧休息,及时告知医护人员,以防意外发生。

(3) 体重增加:抗精神病药导致的体重增加比较常见,长期治疗时更为明显。大部分抗精神病药可能是由于药源性高催乳素血症引起的胰岛素敏感性改变,以及性腺、肾上腺激素分泌失调而引起体重增加。非典型抗精神病药如氯氮平、奥氮平、利培酮所致的体重增加是因为药物直接作用于进食有关的中枢神经受体。

处理措施:充分理解并尊重患者的心理需求,耐心向患者讲解疾病、药物和体重变化之间的关系,帮助患者树立持续用药的信心;指导患者合理饮食,限制糖类、脂肪类食物,提倡多吃高纤维素、低能量的食物,以减少热量摄入;鼓励患者增加活动量,多消耗体内热量,例如散步、骑车、做家务等;指导患者消除不健康的生活习惯,矫正不良行为,对饮食运动制订合理计划,并进行自我监督;如以上方法无效,可遵医嘱减药或换药。

(4) 过度镇静:典型抗精神病药以及非典型抗精神病药均可引起过度镇静,多为首次使用镇静作用较强的药物,或剂量过大、服药次数过多而引起,老年患者更易出现。

临床表现:思维或行为迟缓,乏力、嗜睡,注意力不易唤起,主动性降低,对周围环境缺乏关注,睡眠过多,活动减少,严重者影响患者的生活质量和工作效率。

处理措施:轻者可不予处理,随着治疗时间的延长,患者能够逐渐适应或耐受,重者则遵医嘱予以减药。

(5) 胃肠道不良反应

临床表现:口干、恶心、呕吐、食欲缺乏、上腹饱满、腹泻、便秘和麻痹性肠梗阻。

处理措施:胃肠道不良反应多出现在服用抗精神病药的初期,多数患者在治疗过程中可自行消失,反应严重者,经减药或停药即可恢复。对于便秘的患者,要提醒他们注意饮食,多吃富含维生素的蔬菜和水果,鼓励患者经常参加活动,以促进肠蠕动,养成定时排便的习惯。必要时遵医嘱使用开塞露或其他药物促进排便。

(6) 尿潴留:具有抗胆碱能作用的药物能抑制膀胱逼尿肌的收缩,抑制尿道括约肌松弛,引起尿潴留。常发生在治疗的初期,对老年人及前列腺肥大者应予注意,具有抗胆碱能作用的药物若联合应用更易发生。

处理措施:鼓励患者尽力自行排尿或采取物理方法诱导排尿;及时与医生取得联系,遵医嘱给予相应药物处理,若无效时可遵医嘱行导尿术;做好心理疏导,耐心安慰患者,消除紧张情绪,对曾经发生过此类症状的患者,更应加强宣教工作;护士要密切观察患者的排尿情况,及时发现不适,并及时记录处理情况。

(7) 白细胞减少症:外周白细胞计数低于 $4.0 \times 10^9/L$ 称为细胞减少症。抗精神病药,如氯氮平、氯丙嗪等均可引起白细胞减少症,其中氯氮平发生率最高,多半发生在治疗头 2 个月内。

临床表现:白细胞减少症仅有乏力、头昏、发热等全身症状,轻重不等的继发感染症状,如咽炎、支气管炎、肺炎、泌尿系统感染等,一般预后良好,继续服药可自行恢复。绝大多数患者在 5~30 天恢复正常。

处理措施:轻度减少,白细胞计数为 $(3~3.5) \times 10^9/L$,可遵医嘱继续药物治疗,每周两次血常规检查,注意预防感染,并适当给予升高白细胞的药物。中度减少:白细胞计数为 $(2~3) \times 10^9/L$,遵医嘱立即停药,每天监测血常规,白细胞计数正常后可再用药物,并注意观察,预防感染,给予升高白细胞的药物。重度减少:白细胞计数 $<2 \times 10^9/L$,遵医嘱立即停药,每天监测血常规,直至白细胞计数及分类恢复正常 2 周。应用抗感染药物,慎用、禁用此类抗精神病药物,尽快给予升高白细胞的药物。

(8) 恶性综合征:是一种少见的严重不良反应。药物品种更换过快、剂量骤增骤减、合并用药、脑病患者、营养不足、合并躯体疾病以及气候炎热等因素可能与恶性综合征的发生发展有关。

临床表现:高热(可达 41~42℃)、肌紧张、意识障碍、自主神经系统症状(大汗、心动过速、血压不稳等),典型的四联症表现。实验室检查发现白细胞计数升高、尿蛋白阳性、肌红白尿、磷酸激酶活性升高、转氨酶升高、血铁镁钙降低。病程持续数小时至 7 天。严重者死于肾衰竭、呼吸衰竭,死亡率为 20%~30%。

处理措施:一旦诊断抗精神病药物所致的恶性综合征,应立即停药,并进行支持治疗,如补液、降温、预防感染、抗痉挛、吸氧等。

二、抗抑郁药

抗抑郁药是一类主要用于治疗和预防各种抑郁障碍的药物,是临床最常用、发展最快的精神药物。

1. 分类

(1) 选择性 5- 羟色胺(5-HT)再摄取抑制剂:这类药物选择性抑制胞体膜和突触前膜对

5-HT 的回收,对去甲肾上腺素(NE)影响很小,几乎不影响多巴胺(DA)的回收。代表药物:氟西汀、帕罗西汀、舍曲林、氟伏沙明、西酞普兰和艾司西酞普兰。

(2) 5-HT 与 NE 再摄取抑制剂:具有 5-HT 和 NE 双重摄取抑制作用,在高剂量时还产生对 DA 摄取抑制作用。代表药物:文拉法辛和度洛西汀。

(3) 三环类抗抑郁药:对突触前单胺类神经递质再摄取的抑制,使突触间隙 NE 和 5-HT 含量升高从而达到治疗的目的。代表药物:阿米替林、丙米嗪、多塞平、氯米帕明。

(4) 其他代表药物:曲唑酮、米氮平。

2. 不良反应和处理

(1) 对中枢神经系统的影响

1) 镇静作用:常会出现嗜睡、乏力、软弱等,多数患者能很快适应。

2) 诱发癫痫:三环类抗抑郁药可以降低抽搐阈值,可能会诱发癫痫。

3) 共济失调:患者双手常出现细微的震颤,若药物剂量过大可能会导致共济失调。

处理措施:遵医嘱应用抗胆碱药对症治疗;建议患者在服药期间如出现上述不良反应,避免从事驾驶、机器操作等任务。

(2) 对消化系统的影响:可引起恶心、厌食、消化不良、腹泻、便秘。这些不良反应与抗抑郁药的剂量有关,多为一过性反应。饭后服药、小剂量起始可减轻上述反应。

(3) 对自主神经系统的影响:常见有口干、便秘、瞳孔扩大、视物模糊、头晕、排尿困难等反应,这些反应多是由于抗抑郁药物的抗胆碱能作用所致。

处理措施:向患者积极宣教药物知识,使患者认识到,随着机体对药物适应性增加,不适的感觉会逐渐减轻;提示患者多饮水,多吃水果和蔬菜;遵医嘱对症处理以及按规定时间和剂量服药。

(4) 对心血管系统的影响:血压升高、直立性低血压和心电图异常,主要见于三环类抗抑郁药。

处理措施:定期监测血压,检查心电图,一经发现异常,立即遵医嘱减药或停药。

(5) 对代谢和内分泌系统的影响:可出现轻微的乳腺胀满、溢乳,多数患者可出现不同程度的体重增加。多数抗抑郁药可引起性功能障碍,如性欲减退、异常勃起、勃起困难、性快感缺失、射精困难或月经失调。性功能障碍会随抑郁症的好转和药物的减少而改善。

三、心境稳定剂

心境稳定剂也称情绪稳定剂,又称抗躁狂药物,是治疗躁狂以及预防双相障碍的躁狂或抑郁发作,且不会诱发躁狂或抑郁发作的一类药物。

1. 分类

(1) 碳酸锂,是最常用的心境稳定剂。

(2) 抗癫痫药物,代表药物:丙戊酸盐、卡马西平、拉莫三嗪等。

2. 不良反应和处理

(1) 锂盐的不良反应和处理:先兆表现为呕吐、腹泻、粗大震颤、抽动、呆滞、困倦、眩晕、构音不清和意识障碍等。应即刻检测血锂浓度,如血锂>1.4mmol/L 时应减量。如临床症状严重,应立即停止锂盐治疗。血锂浓度越高,脑电图改变越明显,因而监测脑电图有一定价值。

处理措施:一旦出现毒性反应需立即停用锂盐,给予大量生理盐水或高渗钠盐加速锂的排泄,或进行人工血液透析。一般无后遗症。

(2) 丙戊酸盐的不良反应及处理:因丙戊酸钠主要在胃内吸收,故容易引起恶心和胃痉挛,一般出现在治疗早期,减药或继续治疗可减轻或消失。其他常见的不良反应有镇静、体重增加、震颤以及脱发,偶见过敏性皮疹等。

处理措施:治疗期间应定期检查肝功能与白细胞计数;服药期间不宜驾驶车辆、操作机械或高空作业;孕妇禁用;哺乳期妇女使用本药时应停止哺乳;6岁以下禁用;老年患者酌情减量。

四、抗焦虑药

1. 分类

(1) 苯二氮䓬类:抗焦虑作用、镇静催眠作用、抗惊厥作用、骨骼肌松弛作用。代表药物:地西泮、奥沙西泮、阿普唑仑、氯硝西泮。

(2) 非苯二氮䓬类:适用于各种神经症所致的焦虑状态及躯体疾病伴发的焦虑状态,还可以用于抑郁症治疗的增效剂。代表药物:丁螺环酮、坦度螺酮和思诺思等。

2. 不良反应和处理　不良反应较少,如口干、头晕、头痛等。

第二节　无抽搐电休克治疗

无抽搐电休克治疗又称改良性电抽搐治疗(MECT),是以一定量的电流通过大脑,引起意识丧失和痉挛发作,从而达到治疗目的的一种方法。

一、目的

迅速缓解精神症状。

二、适应证

1. 情感性精神障碍　其他治疗无效者,尤其是严重抑郁、自杀观念强者需尽快控制症状。

2. 精神分裂症　其他治疗无效者,尤其是精神分裂症紧张型或伴自责、自罪、拒食、严重自杀企图,或过度兴奋及紧张型木僵。

3. 其他精神疾病　如焦虑症、强迫症、分离型障碍、进食障碍、功能性疼痛等,在治疗效果不理想的情况下,可以选择电休克治疗。

三、禁忌证

1. 绝对禁忌证

(1) 颅内高压。

(2) 严重的肝脏疾病、严重的营养不良或先天性酶缺陷。

(3) 严重的心血管疾病。

(4) 严重的肾脏疾病。

（5）严重的呼吸系统疾病。

（6）严重的消化溃疡。

（7）新近或未愈的骨关节疾病。

（8）严重的青光眼和先兆性视网膜剥离。

2. 相对禁忌证 12 岁以下儿童，60 岁以上老人及妊娠期妇女。

四、操作步骤

操作步骤见表 4-2-1。

表 4-2-1 操作步骤

项目	操作技术步骤	要点及说明
治疗前	1. 环境准备治疗室安静、整洁、宽敞	解释治疗目的、过程，可能的不良反应，取得患者及家属的配合
	2. 物品准备：电休克治疗机、人工呼吸机、多功能监护仪、负压吸引和给氧装置等治疗设备功能完好；抢救车上备齐各种抢救用药和用物（0.9% 氯化钠溶液、注射器、输液器、安尔碘、棉签、小砂轮等）；其他用物，如扁枕、卫生纸、约束带等（或冻胶）等	告知治疗前禁食禁饮的目的和时间（治疗前 8 小时），请患者配合和家属协作
	3. 护士准备	告知患者及家属在治疗后，患者未完全恢复不能急于进食，治疗后应侧卧位休息
	（1）在治疗前日，护士接到医嘱通知后，向患者及家属做电休克前健康指导	
	（2）对恐惧、紧张的患者做好解释性心理护理，让患者了解治疗的过程，消除紧张、恐惧心理	体温高于 37.5 ℃ 血压高于 150/100mmHg，心率高于 120 次 /min，应报告医生，是否继续做电休克治疗
	（3）治疗当日早晨监测体温、脉搏、呼吸、血压	
	（4）准备好电疗用的麻醉药、肌肉松弛剂、液体等	
	4. 患者和家属准备	
	（1）签署知情同意书、禁食禁水单	
	（2）治疗前排空大小便，取下发夹、领带、眼镜、义齿等	
治疗中	1. 安排患者在治疗室门口等待，并有专人陪护，在进治疗室前再次督促患者如厕排空大小便	患者睫毛反射迟钝或消失，眼睑和肌肉松弛，瞳孔中等大小，眼球固定或左右移动，呼之不应，呈嗜睡状态
	2. 让患者仰卧于治疗床上，四肢保持自然伸直姿势，松解裤带和领口，并再次检查患者是否有义齿等未取下	
	3. 正确连接心电监护仪，观察患者血氧饱和度、心率的变化	一般在给药后 1~2 分钟即可见患者自口角及面颊开始肌纤维震颤发作，继之向上肢、胸部、腹部发展，最后到下肢，接着出现肌张力下降，全身肌肉松弛，膝、跟腱反射消失，自主呼吸停止
	4. 护士甲建立静脉通路后，按照麻醉师要求依次静推丙泊酚和琥珀胆碱	
	（1）确定丙泊酚起效指征	
	（2）肌肉松弛的指标	

续表

项目	操作技术步骤	要点及说明
治疗中	5. 护士甲将牙垫放置于患者上、下磨牙之间,以防止抽搐时舌咬伤	适度保护患者的肩、肘、髋、膝关节及两臂和腿,防止抽搐发作时,患者因肢体过度伸展而导致骨折、脱位及肌肉拉伤等。
	6. 护士甲通知医生,准备开始通电治疗	
	7. 护士乙和丙分别站在患者两侧,固定好患者的肩、肘、膝关节	
	8. 护士乙负责治疗前、中、后的观察和记录	不可用力过度,防止因强行按压保护而出现骨折
	9. 抽搐停止而患者呼吸尚未恢复者,可将患者头部偏向一侧,同时辅以人工呼吸,直到患者自主呼吸恢复	
治疗后	1. 护士丙继续观察患者生命体征,直到患者意识完全恢复	
	2. 患者意识完全恢复,生命体征平稳后,由护士丙送回病房,继续观察	
	3. 护士甲和乙整理床单位,及时更换	

五、不良反应及其处理

常见不良反应有头痛、恶心、呕吐、焦虑、可逆性的记忆减退、全身肌肉酸痛等,这些症状不需要处理。由于肌肉突然剧烈收缩,关节脱位和骨折也是较常见的并发症。脱位以下颌关节脱位为多,发生后应立即复位。骨折以胸椎 4~8 压缩性骨折多见,应立即处理。

第三节 重复经颅磁刺激治疗

重复经磁刺激(rTMs)是利用时变磁场重复作用于大脑皮层特定区域,产生感应电流改变皮层神经细胞的动作电位,从而影响脑内代谢和神经电活动的生物刺激技术,是在经颅磁刺激(TMs)基础上发展起来的具有治疗潜力的神经电生理技术。

一、适应证

1. 抑郁症。
2. 躁狂症。
3. 焦虑症。
4. 创伤后应激障碍(PTSD)。
5. 精神分裂症(阴性症状)。

二、禁忌证

1. 癫痫发作史或强阳性癫痫家族史。
2. 严重躯体疾病患者。
3. 严重酒精滥用者。

4. 有颅脑手术史者,脑内有金属植入物者。

5. 植入心脏起搏器者。

6. 妊娠期妇女。

第四节 生物反馈治疗

生物反馈治疗是利用现代生理科学仪器,通过人体内生理或病理信息的自身反馈,使患者经过特殊训练后,进行有意识的"意念"控制和心理训练,从而消除病理过程、恢复身心健康的新型心理治疗方法。生物反馈治疗仪可以将个体在通常情况不能意识到的体内生理功能,如皮温、皮电、肌电、脑电予以描记,并转换为数据、图形或光等反馈信号,让患者根据反馈信号的变化在指导下有意识地通过呼吸、放松等方法,了解并学习调节自己体内不随意的内脏功能及其他躯体功能,达到防治疾病的目的。

一、适应证

1. 各种睡眠障碍。

2. 各类伴紧张、焦虑、恐惧的神经症。

3. 某些心身疾病,如原发性高血压、支气管哮喘、经前期紧张性头痛、书写痉挛等。

4. 儿童多动症、慢性精神分裂症(伴社会功能受损)。

二、禁忌证

1. 各类急性精神病。

2. 有自伤、自杀观念,冲动、毁物、兴奋不合作的患者。

3. 训练过程中出现头晕、头痛、恶心、血压升高、失眠、幻觉、妄想症状的患者。

第五节 心 理 治 疗

心理治疗是一种以助人、治病为目的,由专业人员有计划实施的人际互动过程。心理治疗师通过语言和非语言的方式影响患者,达到改变行为、减轻痛苦、健全人格、适应社会、治理疾病、促进康复为目的。

一、心理治疗的分类

1. 按治疗对象分类

(1) 个别心理治疗:以单独的患者为对象的治疗。多数心理治疗都采用此种,治疗师与患者进行一对一访谈的形式。

(2) 夫妻治疗或婚姻治疗:以配偶双方为单位的治疗。重点处理影响婚姻质量的各种问题,如夫妻关系、性问题等。

(3) 家庭治疗:以家庭为单位的治疗。以最普遍、最基本的人际系统——核心家庭为干预目标,必要时还邀请核心家庭以外的大家庭成员,甚至家庭外的有关人员参加治疗。

(4) 团体治疗:以多名有相似问题或者对某一疗法有共同适应证的不同疾病患者为单位

的治疗。团体治疗重视群体成员构成人际系统后产生的"群体心理动力学"现象,利用人际互动来消除病态,促进健康。

2. 按理论流派分类

(1) 精神分析及心理动力性治疗:经典精神分析是 19 世纪 90 年代由弗洛伊德创立的,其特征是对于人的潜意识和人格发展,提出了心理动力学学说。弗洛伊德精神分析理论中重要的理论之一是关于潜意识和人格结构的学说。他认为人格由本我(是人格最原始的潜意识结构,本能冲动,为一切精神活动提供非理性的心理能量,按"快乐原则"行事,只求本能需求及时满足)、自我(意识的结构部分,代表理性,遵循"现实原则",调整本我与超我之间的关系适应客观环境)、超我(道德部分,代表良心,按"至善原则",指导自我限制本我,以达到理想自我的实现)三个相互密切作用的系统构成。如果三者之间不能保持平衡,则会导致神经症或其他障碍。经典精神分析治疗需要数月甚至数年的治疗周期,因耗时太多而不再流行。

近 40 多年以来,以精神分析理论为基础的各种短程治疗较为普遍,基本思想仍基于动力学理论,统称为心理动力性心理治疗。现代动力性心理治疗认为,过去的经历实际上不可能真正得到修复,心理治疗的目的首先是人格障碍中与当前紧迫问题相关的那些部分,同时通过处理不良心理体验,使患者正确认知自己生活设计中的缺陷,重树希望,重建有效的人际关系。

(2) 认识 - 行为治疗(CBT):20 世纪 60 年代发展起来的行为治疗以条件反射学说为理论基础,主要包括巴普洛夫的经典条件反射学说、斯金纳的操作性条件作用学说及班杜拉的社会学习学说。该流派认为神经症等障碍是一系列"习得"的错误行为方式。因此,治疗的任务是用"养成技术"设计新的学习情境,使合意的行为得到强化、塑形;用"消除性技术"使不合意的行为得到弱化、消退。人们逐渐注意到,在由外来刺激引起行为反应的过程中,人的内在心理过程,如认知评价过程起到了重要的中介作用。适应不良的或者病态的行为之所以形成并维持下来,与人的非理性观念或推理(如非此即彼、非黑即白、以偏概全、灾难思维)等思维歪曲有关。因此,近年来,行为治疗不仅仅对外显行为感兴趣,而且重视认知因素与行为之间的互动关系,增加了对内在心理过程的干预,因此称为认知 - 行为治疗。

(3) 人本主义治疗:是以 20 世纪 60 年代出现的人本主义心理学为基础的一类治疗方法,重视人的自我实现、需要层次、情感体验与潜能,提倡治疗师应具有高度的同理心,以平等、温暖、关切、真诚和开放的态度对待患者。相对于精神分析对潜意识的关注和行为主义对学习过程的强调,人本主义对于意识领域的冲突感兴趣。首先倡导"以人为本""以咨客为中心"的思想,故意弱化对心理病理的关注,心理治疗的对象被称为"咨客",而不是"患者"。人本主义者认为,心理障碍只是成长过程受阻碍的结果,是实现自我的能力相对于可能性而言显示不足,不能高估过去的潜意识经验和环境中的条件化学习因素对人的影响,也不能高估智力、理性对其他心理过程和行为的控制。每个人都具有其独特性,心理治疗师只是一面"镜子",让咨客"看见"自己的行为和不能用言语表达出来的情感体验。因此,心理治疗的目标是扩展、增加体验,增强自由意志,提高自我确定、选择和满足的能力,促进非理性的体验能力,如敏感性、情感表达、自发性、创造性及真诚性等方面的成长。为达到目标,治疗干预显得自然而然,治疗师要有高度的情感投入。

(4) 系统思想与家庭治疗:家庭治疗是伴随着系统论、控制论的诞生而发展起来的,强调个体与人际系统间的心理动力学关系,关注整体和系统中各种互动性联系,与其他治疗方法关系密切,有很好的兼容性。系统思维从系统内成员之间的关系出发,把个体行为与一种集体情景和整个观察体系联系在一起。重视环境对个体的影响,但又不认为具有自主性的个体可以轻易地被外界直接影响,而同时强调人际互动中的个体对情景的整体认知、评价和反应。

二、心理治疗的原则

治疗师与被治疗者之间建立的特殊的治疗性关系是心理治疗的关键,这种情感协调的相互关系就是治疗师与被治疗者之间在认知、情感和意志上的统一。这是一种积极的情感关系,这种关系能加强治疗师对被治疗者的心理影响。为了保证心理治疗的疗愈作用,治疗师还需要严格遵循以下心理治疗的原则。

1. **尊重原则**　以被治疗者为中心,给予被治疗者无条件的积极关注,把被治疗者看作一个完全独立的人,尊重被治疗者的感受和经历,不管被治疗者的态度是积极的还是消极的都一概尊重。对被治疗者在治疗过程中的思想和行为表现不佳不进行是非评判,而是鼓励他们自己判断个人的行为表现。

2. **助人原则**　治疗师的主要任务是激发被治疗者的内在潜能,充分调动其主观能动性,帮助被治疗者增强其独立性,以使其能够在日后遇到类似的生活挫折和困难时,自主解决问题。

3. **真诚原则**　治疗师对被治疗者要真诚,被治疗者才能不断接受治疗师提供的各种信息,逐步建立治疗动机,并能无保留地吐露个人心理问题,为治疗师的准确诊断及设计、修正治疗方案提供可靠的依据,同时治疗师向被治疗者提出的各种治疗要求也能得到遵守和认真执行。

4. **保密原则**　心理治疗往往涉及被治疗者的各种隐私,治疗师不得将被治疗者的具体信息公布于众,即使在学术交流中不得不详细介绍被治疗者材料时,也应隐去其真实姓名。

5. **中立原则**　心理治疗的目的是要帮助被治疗者自我成长,在心理治疗过程中,不能代替被治疗者做任何选择,而应保持某种程度的"中立"。例如当遇到来访者来询问"我该与谁结婚?""我应该离婚吗?"等问题时,要让来访者自己做决定。

6. **回避原则**　心理治疗中往往要涉及个人的隐私,交谈是十分深入的。因此不宜在熟人之间做此项工作,亲人与熟人均在治疗中回避。

(向玉仙)

第五篇
专科意外事件与急诊处理

第一章

精神科意外事件的处理

精神科意外事件是指精神疾病患者在精神症状、心理因素或药物不良反应的影响下,突然出现且难以防范的危害个人、他人及环境安全的异常行为。常见的有自杀自伤、攻击暴力、出走、噎食、跌倒等。医护人员加强防范意识、及时发现并迅速救治是保障患者安全的重要护理措施。

第一节　冲动和暴力行为的防范与护理

一、概述

冲动和暴力行为需要精神科护士紧急处理。其高危人群多为初发精神疾病、精神疾病急性期、物质滥用、人格障碍、躁狂、意识障碍等患者。

（一）冲动行为（impulsive behavior）

冲动行为是指突然产生的行为,通常导致不良后果。

（二）暴力行为（violent behavior）

暴力行为是指患者一种强烈的攻击行为,会对自己、他人及环境造成危害,是精神科较常见的危急事件之一具有极强的暴发性和破坏性,会对攻击对象及环境造成不同程度的躯体损伤、心理伤害、环境伤害,甚至会威胁他人的生命安全。这种危机的发生常常不受患者意识支配,具有多变性和突发性,可以发生在家中、社区或医院。

暴力行为包括身体暴力和心理暴力。身体暴力包括打、拍、扎、推、咬等行为,心理暴力则包括口头辱骂、大喊大叫、言语威胁。精神疾病患者处于兴奋状态时,其精神运动性普遍增高,有时会出现攻击性暴力行为,攻击对象以人为主(亲属、亲朋好友、熟人、同事、陌生人),也可是物体或环境。对他人的攻击主要是身体攻击,可使人致伤、致残,严重者致死。因此,精神护士需要提高对患者暴力行为的认识,提高识别暴力行为先兆的技能,对患者潜在的暴力行为产生的原因进行分析和总结,找出最佳的预防和护理措施,减少暴力行为的发生。及时预测和快速处理是避免患者暴力行为的最佳护理方法。

二、冲动和暴力行为发生的主要危险因素

（一）精神症状

幻觉、妄想、意识障碍等精神症状与暴力行为的发生有直接或间接关系。如患者受命令性幻听的支配攻击他人,受妄想的影响误认为某人在监视自己或正在陷害自己,于是先发制人地伤害对方,以及意识障碍下出现冲动性暴力行为。其中后者最难预防,因为意识障碍的发生往往为突发性,缺少明确的目的。

（二）常见的精神疾病

精神疾病患者常在精神症状的支配下，出现难以防范的攻击和暴力行为。

1. **精神分裂症患者**　因自知力缺乏，在幻觉妄想影响下出现冲动和暴力行为，其中被害妄想多见，其次为关系妄想、嫉妒妄想及命令性幻听。

（1）偏执型：患者在言语性幻听和被害妄想支配下出现攻击他人行为，暴力性质是突发的，暴力手段严重可伤害对方生命。

（2）青春型：患者的行为杂乱无章，表现为兴奋、冲动、粗暴、谩骂、漫无目的的暴力。

（3）紧张性兴奋：患者突发精神运动性兴奋，表现为不可理解的冲动、言语单调刻板、伤人毁物行为古怪离奇。

2. **躁狂发作患者**　激惹度高、要求未得到满足、活动范围受到限制等易发生冲动和暴力行为，暴力行为的性质带有破坏性。

3. **抑郁发作患者**　出现扩大性自杀时，采取暴力行为伤害无辜亲人。

4. **器质性精神障碍**　谵妄、痴呆均可导致患者的冲动和暴力行为，暴力性质具有突发性、紊乱性、波动性及突然消失性。

5. **精神活性物质滥用**　当意识清晰度下降或依赖的物质未得到满足时可出现冲动暴力。长期使用依赖物质会出现人格改变，多采取暴力行为应对问题，攻击具有伤害性。

6. **强迫症患者**　易对干扰其进行强迫性仪式、动作、行为的人使用暴力。

7. **人格障碍**　特别是反社会型人格障碍，患者对冲动和暴力行为控制能力差，一般为暴发性冲动。

（三）自知力缺失

因否认患病往往被强制入院，入院立即被隔离和严格的防范环境使其内心产生恐惧而出现暴力行为。

（四）心理因素

个体遇到挫折或受到精神症状控制时，采用暴力攻击或以其他方式来应付（如退缩、压抑、否认等），与个体的性格、心理应对方式、行为反应方式等有关，同时也与患者的性别、家庭地位、家庭环境特点、人际交往和社会活动等有关。研究表明，既往有暴力史是最重要的暴力行为预测因素。男性、体格健壮、生活在频发的暴力环境，习惯以暴力行为来应对挫折的个体最易发生暴力行为。

（五）社会因素

社会环境、文化等因素会影响患者冲动和暴力行为的发生。如容易模仿他人不良行为的个体，遇到挫折后具有冲动暴力行为的倾向。

（六）精神药物不良反应

目前精神疾病的治疗主要以药物治疗为主。药物治疗的同时也会产生常见的严重药物不良反应，如使患者难以忍受的药物副作用和药源性焦虑等，易引起患者情绪兴奋和冲动风险。

三、冲动和暴力行为的临床评估与判断

暴力行为的预测非常困难，评估冲动和暴力行为可从以下几方面考虑：一般危险因素，如冲动和暴力行为史和人口学特征；近期遭受的生活事件；情绪激惹的外在行为；暴力行为可能导致的危害。

（一）评估冲动和暴力行为发生的概率

不同精神疾病冲动和暴力行为的发生率、严重性、针对性均不同。精神分裂症患者暴力行为的发生率最高，其次为心境障碍、精神活性物质滥用及强迫症等。另外，与暴力行为有关的精神症状包括幻觉、妄想、意识障碍等也是临床评估与判断的重点。

（二）评估冲动和暴力行为发生的征兆

临床依据患者语言和非语言行为进行风险评估与判断。

语言方面：患者高声大叫且发出威胁性言语、固执强求。

情感方面：患者表现出突然激动、愤怒、敌意、易激惹、情绪不安。

疾病方面：精神症状突然加重或波动，拒绝接受治疗或拒绝执行院规。

先兆行为：患者常不停地踱步、不能静坐，活动量较平时增加，可有甩门、捶打物体等动作，全身肌肉紧张度增加，表现在面部及手臂的肌肉出现握拳或用拳击物行为，对周围人或特定人员持敌对态度，并以伤人相威胁。

意识方面：部分患者处于意识障碍时发生冲动行为的概率会增加。

（三）评估不同疾病发生冲动和暴力行为的特点

精神分裂症的冲动和暴力行为发生前，对被攻击的对象有敌意态度，评估中重点观察精神分裂症患者对医护人员、病友等的态度。躁狂发作患者的控制能力下降，判断力受损，入院 24 小时内是评估重点，国外有研究显示，26% 的躁狂患者入院 24 小时内会出现冲动和暴力行为；焦虑症患者在激越、恐惧等情绪的影响下可出现冲动行为；抑郁症患者有夸大性自杀风险是评估重点；强迫症患者应重点评估患者在控制其强迫行为时的情绪和态度。

（四）冲动和暴力行为风险的评估工具

1. 精神科暴力评估量表、外显攻击行为量表（表 5-1-1）、生活事件量表、症状自评量表、明尼苏达多项人格测试等量表在一定程度上能提高对患者冲动风险的判断。

表 5-1-1　外显攻击行为量表

项目	内容
1. 言语攻击	言语敌对，即用平时讲话或辱骂的方式，试图通过贬低某人的话或脏话来使人遭受心理伤害，或者是体力袭击的威胁
	0 分：无言语攻击
	1 分：愤怒地喊叫，适度地咒骂或人格侮辱
	2 分：恶毒地咒骂，带有严重的侮辱性，可以有情绪的暴发
	3 分：对他人或自己的带一时冲动性质的暴力威胁
	4 分：对他人或自己反复的或蓄意的暴力威胁（如要抢钱或发生性关系）
2. 对财产的攻击	盲目地或不顾后果地毁坏病房的设备或他人的财物。
	0 分：无对财产的攻击
	1 分：愤怒地冲门、撕衣物、在地板上小便
	2 分：摔东西、踢家具、毁损墙壁
	3 分：击打房间内的东西、打碎玻璃
	4 分：放火、不顾危险地扔东西（如将贵重或易碎品扔出窗外或砸碎）

续表

项目	内容
3. 自身攻击	对自己躯体的伤害,如自残或自杀企图
	0 分:无自身攻击
	1 分:挖或抓皮肤、拔头发、击打自己(未造成损伤)
	2 分:撞头、用拳击墙、自己跌倒于地上
	3 分:使自身遭受轻度的切割伤、烫伤、烧伤或殴打伤
	4 分:使自身遭受重伤或企图自杀
4. 体力攻击	故意的暴力行为致人疼痛、身体损伤或死亡
	0 分:无体力攻击
	1 分:做出恐吓的姿态对人挥拳、抓住别人的衣服
	2 分:拳击、踢、推、抓他人或抓住别人的头发(未造成损伤)
	3 分:袭击他人,造成轻度损伤(水疱、扭伤、皮肤伤痕等)
	4 分:袭击他人,造成严重损伤(骨折、牙齿脱落、深度刀伤、意识丧失等)

5. 总评

量表	量表分	加权分
言语攻击		×1
对财产的攻击		×2
自身攻击		×3
体力攻击		×4
总加权分		

2.《精神分裂症防治指南》推荐的《冲动行为风险评估表》(表 5-1-2)

表 5-1-2　冲动行为风险评估表

内容	分值	
	评定分	复核分
1. 既往经常出现冲动毁物、肇事肇祸等暴力行为	5	5
2. 偶尔发生冲动暴力行为	3	3
3. 既往有暴力冲动的口头威胁,但无行为	1	1
4. 有药物酒精滥用史	1	1
5. 1 个月内有明显的与被害有关的幻觉、妄想、猜疑、激越、兴奋等精神病性症状	2	2
6. 有明显的社会心理刺激	1	1
7. 治疗依从性差	1	1
得分		

注:≤2 分低风险;3~4 分中度风险;≥5 分高风险。

四、冲动和暴力行为的护理措施

(一)冲动和暴力行为的防范护理

1. 护士应详细了解患者的病情　判断患者是否在精神症状的支配下有冲动伤人及伤害周围环境的风险,对其进行护理风险评估、掌握患者病情变化及诱发暴力行为的因素,严密监护患者行为及心理变化,加强专科护理培训、提高观察患者的能力以及患者出现暴力行为先兆时的评估能力,如突然击打物体、握拳不放等,并随时记录行为变化,为预防暴力行为的发生做好充足的准备和紧急预案。

2. 以人为本、做好人性化的护理　要做到尊重患者,所有的医疗、护理及管理工作都应围绕着患者的利益而进行。营造舒适的病房环境和和谐的医、护、患关系,有助于稳定患者的情绪,取得患者的合作,防止暴力冲动行为的发生。

3. 重在预防暴力行为的发生　对有多次暴力行为史或目前具有暴力行为征兆的患者,应采取预防措施减少暴力行为的发生。减少诱发因素,及时去除噪声强光刺激,减少环境的刺激作用。满足患者的合理需求,如打电话、会客。提前或推迟某些可能会造成患者不安的治疗或护理项目,如留取检验标本、物理治疗。去除环境中的安全隐患,定期检查病房,随时去除各种安全隐患,如刀、棍、锐器、绳索、破玻璃、火柴、打火机等。提高患者的自控能力,鼓励患者以语言等适当方式表达和宣泄情绪,告知患者求助方法等。

4. 加强对精神症状的控制　对于患者的暴力倾向应及时与医生沟通,做出及时有效的医学处理。临床实践表明长期有效的抗精神病药物治疗,可控制和减少由精神障碍引起的暴力行为。

(二)冲动和暴力行为的紧急处理

发生冲动暴力行为时紧急处理方法有多种,在确保安全的情况下一般采用保证安全、紧急救治、言语安抚、身体约束和应用药物等多种方法,视患者的具体情况而定。

1. 保证患者安全　一旦发生冲动、伤人及破坏周围环境时,首先要保证患者及伤员的安全,将冲动伤人患者隔离。处理暴力行为应遵循相应的原则:安全第一,将危害降到最低限度。首先应考虑人员安全,医护人员在接近有暴力行为的患者时,保持距离,预留可以快速离开的出口。确定身上没有被患者当作武器的物品,取下首饰、尖锐物品,站在患者侧方,不要面对患者。保证其他患者的安全,尽快疏散围观人群,转移攻击对象。移开现场可能被患者作为武器的物品,在确保不激惹患者的情况下,清理患者身上可能的危险物品。

2. 冲动暴力行为已发生　如患者在命令性幻听的支配下,用手抠挖自己眼睛或伤害他人等,严重危害自身及他人安全时,必须立即制止,控制危机事件的发展,并请示医生给予患者保护性约束。

3. 保证现场有足够的人力　可以控制患者的暴力行为,必要时请求外援,在人为优势的情况下迫使患者安静,尽可能不采取强制手段。应按照危机处理预案,选派有经验的医护人员参与,以减少或避免医护人员受到患者的伤害。

4. 言语安抚　通过对话劝诱患者停止暴力行为。由于精神疾病患者发生暴力行为的原因及诱因各异,言语安抚效果有限,通过好言劝慰患者,尽量满足患者提出的合理要求,一方面尽可能稳住患者,另一方面赢得充足时间,以寻求专业人员的帮助。可用直接、简单、清楚的语言提醒患者暴力行为的后果,必要时由患者信任的亲属或医护人员出面对话劝诱也有一定的效果。

5. 身体约束　如言语劝诱无效,可采用适当的形式制服并约束患者。严格执行保护性约束护理常规,确保患者在保护下的安全与舒适。身体约束常用方法是以约束带约束四肢限制于床上或椅子上,其目的是通过具体的身体约束来保护患者,避免更大的伤害,并希望患者在保护期间能尽快恢复自我内在的控制。在执行身体保护时,应有多名工作人员同时控制患者四肢及头部,一起让患者仰卧在床上给予保护。约束前以缓和的口气告知执行约束的目的、时间以及做好保护性约束后的护理。在应用强制保护措施过程中要注意知情同意及可能涉及的相关法律条款。

6. 医学干预　有效的药物治疗可用来代替约束或隔离患者,或与约束隔离同用。快速镇静是当今最常用的药物干预冲动和暴力行为的方法。适用药物有氟哌啶醇、苯二氮䓬类(地西泮、氯硝西泮、劳拉西泮)。一般采用肌内注射给药,以氟哌啶醇最常用。用药后应注意观察患者生命体征、症状缓解情况及用药反应等,也可采用电休克治疗快速控制患者的冲动和暴力行为。

(三)暴力行为发生后的措施

暴力行为控制后,应帮助患者建立新的行为方式,宣教如何应对挫折、如何控制自己的情绪、如何做出自己的决定、如何正确地评估自己的行为等,使患者重建起正常行为方式,同时做好详细记录。如患者接受医学保护性约束,可参照"医学保护性约束"相关内容对患者实施干预。

五、冲动和暴力行为的应急处理流程(图 5-1-1)

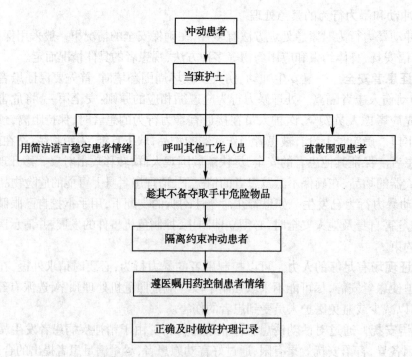

图 5-1-1　冲动和暴力行为的应急处理流程图

第二节　自杀行为的防范与护理

一、概述

自杀是一种严重的精神健康问题,也是患者到精神科就诊较常见的问题之一。精神障碍者自杀占总自杀者的 50% 以上。自杀是指患者自愿、主动、有意识地伤害自己的身体,以达到结束生命的目的。自杀是精神科较为常见的危机事件之一,也是精神疾病患者死亡的最常见原因。自杀行为按照程度的不同可分为自杀意念、自杀威胁、自杀未遂、自杀死亡。自杀的原因很多,但精神疾病都会增加自杀的风险。与自杀有关的精神症状包括抑郁情绪、妄想、幻觉、睡眠障碍等。抑郁症患者由于情绪低落、无助、无望而产生生不如死的想法。抑郁症患者自杀的行为往往会有计划,隐蔽不容易被发现。精神分裂症患者往往在幻觉、妄想的支配下采取冲动性自杀行为。以上两种情况自杀成功率均较高。护士应详细了解患者的病情,做好自杀的风险评估,前瞻性地防范自杀行为的发生。

二、自杀行为发生的主要危险因素

自杀原因很复杂,是社会心理因素、生物学因素共同作用的结果,其中精神疾病是自杀的常见原因之一。精神障碍患者自杀的共同危险因素:既往未遂自杀史、自杀家族史及冲动史;严重的生活负性事件或应激;未婚、离异或家庭冲突;低社会经济地位或失业;发病前人格特征明显;伴严重躯体疾病;焦虑抑郁情绪突出,抑郁症状评分高。

（一）精神疾病

自杀与精神疾病密切相关,所有精神疾病因受症状的影响都会增加自杀的危险性。自杀率较高的精神疾病包括抑郁症(单相或双相)、精神分裂症、酒精和药物依赖以及人格障碍,其中抑郁症是自杀的最常见原因。与自杀有关的一些精神症状包括抑郁、妄想、幻觉、睡眠障碍等。

1. **抑郁发作**　严重抑郁发作者存在认知功能损害,在极端情况下可出现自杀行为,抑郁症导致的自杀最常见。抑郁患者在精神运动性抑制明显的状态下自杀行为较少,当抑制解除后自杀危险性增加。患者自杀,往往事先计划周密、行动隐蔽,甚至伪装病情降低医护人员的警惕性,采取的方式以自缢为多见。一般发生于隐蔽的地方如卫生间等。多数抑郁患者自杀前有严重的生活事件,患者绝望、无助,部分患者向周围人如医生、家属、朋友等流露一些言语或非言语的呼救信号,如及时给予恰当的处理,可以避免。急性抑郁发作的自杀危险性较高,常伴有生物学症状如早醒、自主神经功能紊乱,要仔细地评估患者有无自杀的意念和付诸行动的可能。

2. **严重躯体疾病**　难治性躯体疾病困扰继发抑郁状态,患者不堪严重躯体疾病的痛苦和折磨,负性思维使患者走向自杀。

3. **精神分裂症**　急性期患者在幻觉妄想影响下出现自杀自伤行为,如命令性幻听、被害妄想等使者产生绝望、恐惧,发生自杀。自杀性质往往是突发难以预料,带有冲动性,自杀方式比较极端,如咬舌、吞食异物、跳楼、用锐器伤害自己身体的器官等。患者在自杀实施前表现为激惹度高、易怒、情绪不安、敌意、激越行为。精神分裂症后抑郁患者在抑郁情绪影响下出现自卑和轻生观念,自杀风险大。老年精神分裂症患者抑郁较普遍,在药物治疗方面比较慎重,一般起始剂量为成人的 1/4 或 1/2,自杀风险高,应高度关注这类患者精神症状的缓解与情绪的评估。

4. 强迫障碍 顽固的强迫症状困扰着患者,无法摆脱,患者痛苦不堪,有潜在的自伤自杀风险,自杀特点为犹豫不决。

5. 焦虑障碍 老年广泛性焦虑患者出现烦躁、激越和长期失眠等,影响了正常生活,此时易发生自杀风险。

6. 物质滥用 患者住院 24 小时内因暴饮或吸食毒品出现戒断综合征,幻觉、妄想、焦虑抑郁情绪等,自杀风险高。

7. 进食障碍 进食行为紊乱特别是神经性贪食症患者对暴食行为有强烈的失控感,负面情绪的积累易罹患抑郁症,采取自残自杀方式寻求解脱,个体的自杀风险较高。

（二）精神症状

1. 妄想 妄想也是导致精神障碍患者自杀的常见原因之一。如被害妄想的患者,感到周围有强大的力量在迫害他,走投无路而自杀;罪恶妄想的患者,觉得自己犯了不可饶恕的罪行,只能以死赎罪;疑病妄想的患者觉得自己身患不治之症,病入膏肓,无法医治,只有死路一条等。

2. 幻觉 幻觉中与自杀关系最大的是命令性幻听,患者在"命令"的支配下付诸自杀行为。其他幻觉如议论性幻听、某些恐怖的幻觉可能成为自杀的原因。

（三）生物学与心理 - 社会状况

1. 遗传因素 研究表明自杀行为有一定遗传学基础,家庭中有自杀行为的患者自杀的风险高。

2. 个性特征 不良的心理素质和个性特征与自杀有一定的关系。一般说来,具有多疑、敌意、自卑、不自信、固执、以偏概全、情绪不稳定、易冲动等心理特征者,在精神应激状态下自杀的可能性比较大。

3. 心理 - 社会状况 失恋、离婚、家庭不和、人际冲突、经济问题等社会心理因素,当患者缺少社会支持时容易自杀。

（四）药物因素

许多药物可引发不同程度的抑郁,如抗精神病药、抗高血压药等,可以使患者发生药源性抑郁,引起严重的焦虑、静坐不能而导致自杀。既往有心境障碍史者容易发病引起自杀风险。

三、自杀行为的临床评估与判断

（一）自杀危险因素的预测

患者自杀行为的发生并非完全是突然的和不可预测的,大多数自杀行为的发生存在一定征兆,可以通过对相关因素的分析,提高对自杀行为的预测和防范。下列情况要高度警惕患者近期内可能出现自杀行为。

1. 自杀企图 / 自杀计划 对患者自杀行为的线索进行评估,预测患者自杀发生的危险度。如目前有自杀企图或自杀计划者、自杀态度坚决、留有遗嘱、已暗中准备好自杀用品者,独处、有其他人来不及进行干预的时间段者危险性较高。近期内有过自我伤害或自杀未遂的行为,其自杀死亡的可能性比没有类似情况的患者高十倍或几十倍,表明自杀行为是该患者的一种行为应对方式。如果导致患者采取自杀行为的原因没有解决或重视,患者有可能还会采取自杀行为。

2. **有家庭精神病史或自杀史**　家庭成员间行为模式,无论是从生物学还是心理 - 社会状况的角度都会相互影响。

3. **存在严重的精神症状**　如严重的抑郁情绪、影响行为的命令性幻觉、妄想等。

4. **应对失败**　有些精神障碍患者因病社会功能受损,如遇到自己无法应付的事件,如离婚、改变职业、社会隔离或人际交往减少等,感到自己社会角色的失败。而在疾病缓解后,患者对发病时的表现感到自卑或对长期的病程难以接受,常常感到绝望而选择以死解脱。

5. **社会支持系统缺乏**　家人及亲友是患者重要的社会支持系统,也是患者处理危机的生命线,社会支持系统的缺乏,自杀的危险性会大大增加。

6. **行为改变**　患者日常行为方式突然改变,表现为异常配合,整理物品向他人馈赠,过分关注、收集与自杀有关的信息,购买工具、药物,甚至表露过自杀意愿等。

（二）自杀风险的评估与观察

1. **了解自杀的高峰期**　研究表明患者自杀有两个高峰期,即住院后接受治疗早期及出院后的 1 周或 3 个月。对患者自杀风险的评估应该是动态的、持续的。

2. **仔细观察患者的行为**　大多数患者实施自杀前有一定的临床表现,在较长时间的抑郁情绪后,突然变得很开心,且无任何理由;情绪突然显得非常冲动、易激惹;谈论死亡与自杀,表示想死的意念,常常发呆;有些患者会收集和储藏绳子、玻璃片、刀具等可以用来自杀的物品。

3. **自杀观念程度的评估**　自杀观念的程度取决于自杀想法出现的频率、这种心理活动的程度以及是否有明确的自杀计划。对患者是否存在自杀行为的线索进行跟进与评估、如患者有无流露自杀企图、计划、遗书、搜集与自杀相关的资料用品等。自杀观念较轻者,一般口头诉说想结束生命,但未采取行动。自杀观念强烈的患者,对自杀有一个周密计划,包括计划实行的具体方式等,这类患者自杀的危险性就非常高。

4. **量表的评估**　如贝克抑郁量表、抑郁自评量表、自杀评估量表等。量表的分值在一定程度上能反映患者自杀观念的强烈程度。

5. **综合性评估**　对于患者自杀风险的判断应进行综合性评估,准确判断患者自杀风险的严重程度,根据者自杀风险的严重程度,采取护理措施,防患于未然(表 5-1-3)。

表 5-1-3　护士用自杀风险因素评估量表

内容	评估结果	
（1）绝望感	是 3	否 0
（2）近期负性生活事件	是 1	否 0
（3）被害妄想或有被害内容的幻听	是 1	否 0
（4）情绪低落 / 兴趣丧失或愉快感缺乏	是 3	否 0
（5）人际和社会功能退缩	是 1	否 0
（6）言语流露自杀意图	是 1	否 0

续表

内容	评估结果	
（7）计划采取自杀行为	是 3	否 0
（8）自杀家族史	是 1	否 0
（9）近亲人死亡或重要亲密关系丧失	是 3	否 0
（10）精神病史	是 1	否 0
（11）鳏夫或寡妇	是 1	否 0
（12）自杀未遂史	是 3	否 0
（13）社会 - 经济地位低下	是 1	否 0
（14）饮酒史或酒滥用	是 1	否 0
（15）疾病晚期	是 1	否 0

注：≤5 分低风险，6~8 分中度风险，9~11 分高风险，≥12 分极高风险。

四、自杀行为的护理措施

自杀的预防非常困难。对于有自杀行为和自杀意念的患者，要动态评估，及时提供预防自杀的措施，如抗抑郁药物治疗、电休克治疗、心理和行为治疗等。住院期间需要严密的医疗监护，在家中或社区的患者需要 24 小时专人陪伴，建议及早到专科医院接受治疗。

（一）自杀行为的防范

1. 自杀的预防　自杀与其他原因所致死亡相比，更具有可预防性，这是因为所有自杀患者对于生命的取舍都是自相矛盾的。护理自杀风险较高的患者时，其中一个重要方面是向患者提供一个具备人文关怀的、治疗性的环境。患者任何自杀的征兆，护士都应高度重视，不可忽视。

2. 病情观察

（1）加强监护，将患者置于医护人员的视线之内，对高度自杀危险者应专人护理。

（2）掌握患者病情变化，连续评估自杀危险，了解既往自杀行为的形式、程度等，掌握患者自杀发生的规律。如抑郁症患者在抑郁情绪开始减轻时，通过观察患者的情感变化、行为、语言和书写的内容等，早期辨认自杀的意图及可能采取的方式，及时采取有效措施阻止。掌握精神分裂症患者幻觉、妄想的症状表现及患者应对方式，评估患者是否有可能发生自杀行为。

3. 预防二次自杀　严密监护，患者不离开监护人的视线，签署自杀风险知情同意，积极给予药物、物理及心理的综合治疗。

4. 安全护理

（1）对于自杀风险较高的患者除采取积极治疗外，应严密观察，提供安全的环境，防止患者接触可用于自杀的物品，如刀、剪、绳、玻璃、药物等。日常生活设施应确保安全，以免成为自杀工具。必要时采取专人看护，防止意外的发生。

（2）保证患者遵医嘱服药，确保治疗顺利进行。注意防止患者藏药，以防患者积存药物用于自杀。

5. 心理护理

（1）建立治疗性护患关系：在真诚、接纳、理解、支持的基础上与患者建立一种治疗性护患关系。

（2）学会倾听：了解患者内心感受，给患者以心理支持。

（3）与患者一起分析导致痛苦或自杀企图的原因：告知患者自杀观念的产生绝大部分是疾病的原因，随着治疗的进行、症状的缓解，自杀的观念会缓解消失。

（4）关心和同情患者：引导和帮助患者诉说引起焦虑、抑郁、愤怒的原因和内心感受。在病情稳定时，帮助患者认识自己的病情，以缓解抑郁、愤怒、恐惧等不安情绪及增进自控能力，与患者建立一种融洽的关系，本身就是一种最佳的预防自杀的措施。

（5）帮助患者建立正向的感知和自信：同时要鼓励患者参加有建设意义的活动，而不是单纯限制其活动环境，让患者感受到被关心及被尊重，缓解患者的紧张、焦虑的情绪，转移患者的注意力，使患者在活动中增加自我价值感及治疗的信心。

（6）在建立良好护患关系基础上与患者签订安全契约：口头不伤害或不自杀协议，对自杀患者行为的预防有一定帮助，告知患者出现自杀冲动时与工作人员联系寻求帮助。在此协议中，医护人员与患者口头达成不自杀协议，给医疗及护理赢得了一定的时间。

6. 家庭与社会的支持　充分利用家庭资源和社会支持系统，动员家属和社会的支持力量帮助及陪伴患者，培养患者在家庭生活和社区的生活能力，建立生活信心，与社会保持联系，接纳患者，提供患者与社会交往的平台，提供患者参与社会服务的机会。

（二）对常见自杀行为的紧急处理

精神疾病患者多采用自缢、服药、坠楼、撞墙、割腕、触电等方式进行自杀。当自杀行为发生时，护士应立即与医生一起对患者进行抢救。

1. 自缢　是精神疾病患者常用的一种自杀方法。引起死亡的主要原因是由于身体的重力压迫颈动脉使大脑缺血缺氧，处理方法如下：

（1）将患者向上托起，立即解脱自缢的绳带套，可用刀切断或用剪刀剪断。

（2）将患者就地放平，松解衣领和腰带。如患者心搏尚存，可将患者下颌抬起，使呼吸道通畅，并给予吸氧。

（3）心搏呼吸停止者，立即进行心肺复苏。

（4）复苏后期要纠正酸中毒和脑水肿，并给予支持治疗。

（5）患者抢救成功清醒后，及时给予相应的心理干预，防止自杀再度发生。

2. 服药中毒　住院精神疾病患者发生的中毒事件多为精神药物中毒，毒物为平时所发的药物，患者通过平时积攒，一次性大量服用药物，可造成中毒，除了药物中毒的概率较高外，还可以见到有机磷等农药中毒。护士首先应检查中毒患者的生命体征和意识状态及瞳孔变化，如果出现危及患者生命的休克及呼吸、循环衰竭情况，应配合医生立即处理危及生命的问题。其次是尽快判明导致患者中毒物质的种类、剂量和服用时间，然后根据患者的躯体情况和毒物性质的不同，配合医生进行抢救，包括排除毒物、抗休克、保肝、维持酸碱及电解质平衡、抗感染，对症处理等。当患者清醒后应进一步做好心理护理，安抚患者的情绪。

3. 触电　又称电击伤，触电是人体直接接触电源受到电流通过而造成的伤害。电流对人体的损伤，主要是电热所致的烧伤和强烈的肌肉痉挛，可引起心搏骤停，处理如下：

（1）立即切断电源。救护者不可直接用手接触触电患者，当找不到电源时，可穿上绝缘橡胶鞋，用绝缘物体如被服类套住触电患者，牵拉其脱离电源。

（2）意识清醒者，就地平卧休息，松解衣领和腰带，抬起下颌，保持呼吸道通畅。

（3）心搏呼吸停止者，立即进行心肺复苏。

（4）复苏后期要维持血压稳定,纠正酸碱平衡失调,防治脑水肿,彻底清创电灼伤创面。

4. 坠楼及撞击　精神科临床常见坠楼及撞击伤,原因主要是企图自杀、欲从病房逃跑等。坠跌伤可根据患者坠下高度和坠落地面坚硬程度的不同,伤势的轻重也可以不同,一般会发生出血、骨折、颅脑损伤、内脏损伤等,严重者死亡。撞击伤则以头部外伤比较多见。外伤时,应注意保护患者,避免再次发生外伤,然后立即检查患者的受伤情况,确定受伤的部位、种类、是否有危及生命的体征和意识状态等。首先处理危及生命的问题,如发生大出血,应立即就地取材迅速止血,包括指压、填塞、加压包扎止血等;如发生骨折,不要随意搬动患者,防止骨折端损伤血管、神经,应根据骨折部位的不同给予固定,搬运时要保持正确的姿势。再将患者送至专门的抢救医疗单位,过程中要严密观察病情,例如有无休克、脑疝和内脏出血的征兆。出现上述严重情况时,应配合医生给予相应的急救措施。

5. 吞服异物　吞服异物也是患者自伤、自杀常采取的方法之一,吞服的异物有牙刷、体温计、别针、碎玻璃片、纽扣、铁钉等。根据异物种类的不同,可导致患者咽喉部及消化道黏膜的损伤、出血等,患者也可能因为异物对局部刺激的不适而感到焦虑不安、恐惧。对吞服异物的患者,首先应劝慰、稳定患者情绪,了解所吞服异物的种类、有何不适的感觉。检查患者的咽喉部,观察是否可见到异物。如果异物所在位置较浅,视线可及,则可以用镊子轻轻取出,注意不要损伤局部的黏膜。如果部位比较深,应立即进行X线检查,以确定异物所在位置。若异物较小,而且边缘比较圆钝,可让患者服用富含纤维素的食物如韭菜,将异物包裹后排出体外,观察患者每次排出的粪便,直至排净为止。若异物的体积较大不易从消化道排出,则应采取手术的方法取出。总之,整个抢救过程中应做到判断准确、方法得当,同时观察有无内出血的情况。

五、自杀行为的紧急处理流程

（一）自缢（图5-1-2）

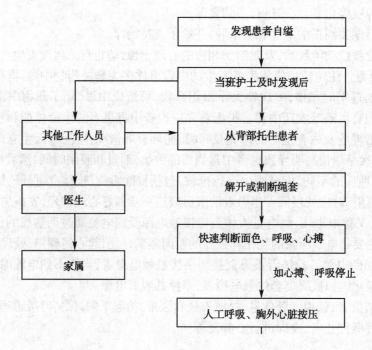

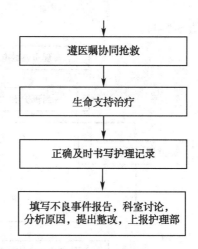

图 5-1-2　患者自缢的应急处理流程图

（二）服药中毒（图 5-1-3）

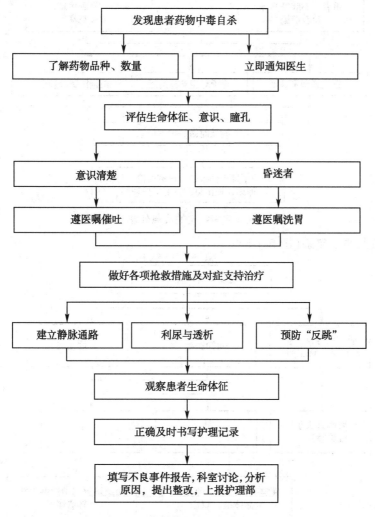

图 5-1-3　患者服药中毒的应急处理流程图

（三）触电（图 5-1-4）

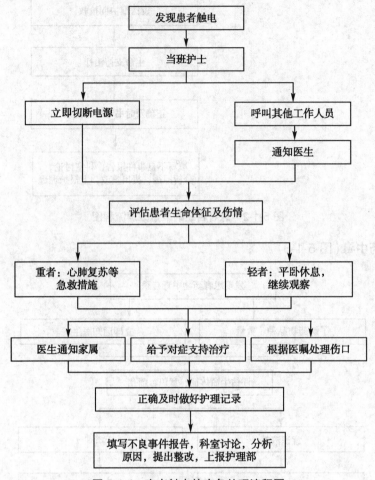

图 5-1-4 患者触电的应急处理流程图

（四）坠楼及撞击自杀（图 5-1-5）

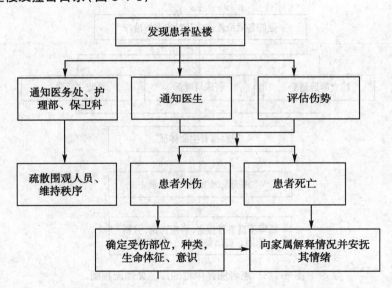

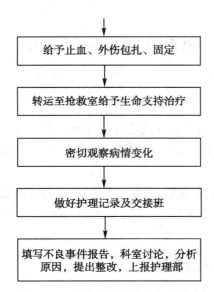

图 5-1-5　患者坠楼及撞击自杀的应急处理流程图

（五）吞服异物（图 5-1-6）

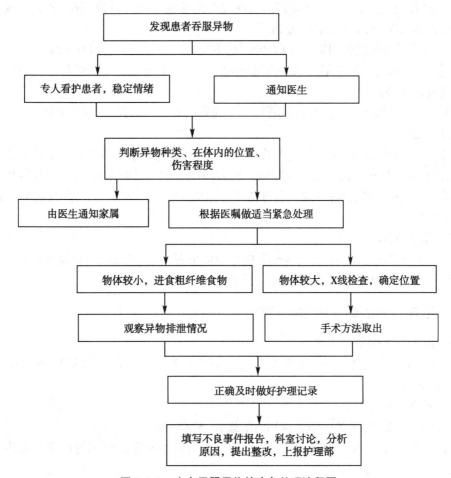

图 5-1-6　患者吞服异物的应急处理流程图

第三节　出走行为的防范与护理

一、概述

出走行为（flee behavior）是指没有准备或没有告诉亲属突然离家外出。对精神疾病患者而言，出走行为是指患者在住院期间，未经医生批准，擅自离开医院的行为，是精神科的重要急危事件之一。

由于精神疾病患者自我防护能力较差，出走会使治疗中断，可能造成自己受伤或伤害他人，还可能因走失而导致各种意外造成严重后果。因此，护士应掌握患者出走行为的防范和护理，严防出走行为的发生。

二、出走行为发生的主要危险因素

（一）精神症状

1. 自知力缺乏，否认有精神疾病，拒绝接受治疗而出走。

2. 妄想和幻觉，认为住院是对其迫害或受听幻觉的支配而逃离医院，或为实现某种病态心理而脱离医院，如上访、告状、复仇等。

3. 有自杀观念的患者因医院防范严密，达不到目的而寻找机会离开医院。

4. 意识障碍，处于朦胧状态或意识不清楚的患者，也可能受到错觉和幻觉的影响为躲避恐怖或迫害而外走。

5. 智能障碍，如严重精神发育迟滞和严重痴呆患者，外走后找不到回家的路。

（二）心理因素

精神专科封闭管理的住院环境不符合患者的要求，有些患者被强制住院后既不愿接受治疗，又担心住在精神病院，以后会受到社会的歧视，影响自己的名誉与前途；住院生活使患者感到单调、受拘束和限制；有的患者可能牵挂家庭，想念孩子、老人；有的患者对治疗手段恐惧亦可导致患者外走。

（三）其他因素

工作人员工作方法简单、态度生硬等也是造成患者出走的原因；病房设施有漏洞或损坏未及时修补；患者借外出做检查或活动机会出走。

三、出走行为的临床评估与判断

（一）出走行为的临床先兆

患者出走前，多数会有一些异常表现，通过仔细观察，采取相应的护理措施，可避免患者出走行为的发生。

1. 患者有出走行为史。

2. 非自愿住院，对精神疾病无自知力的患者，易发生出走行为。

3. 强烈思念亲人急于回家、不适应住院环境、对住院和治疗恐惧等的患者有出走行为的风险。

4. 意识清醒的患者在幻觉妄想支配下，多采用隐蔽的方法，寻找外走的机会，如常在出口附近活动,趁门前人员杂乱或工作人员不备时外走。有些患者事先计划好,在会客时通过适当更改装扮来回避工作人员监护,达到外走目的。

5. 意识障碍的患者,不知避讳,会旁若无人地从工作人员身边走出,外走无目的无计划,一旦外走,寻找困难,且危险性较大。

6. 部分患者外走前表现为不安心住院,焦虑、坐卧不宁、睡眠障碍,关注周围环境和人员的变化,寻找外走的途径等。

(二)出走行为的评估与观察

1. 患者的病情特点不同,出走的原因因病情而异,评估中应结合患者病史资料,观察患者临床症状,访谈时重点了解患者对住院的依从性,对患者进行全面的动态评估。

2. 护士应详细评估患者外走的危险性,及时发现患者外走的意图,如病史中有无外走经历,患者有无明显的幻觉、妄想,对疾病是否有自知力,是自愿住院还是强制住院等多方面来判断患者外走的风险。

3. **及时发现患者外走的征兆**　意识清醒的患者多采用隐蔽的方法,如常在门口附近走动,窥探情况,趁工作人员没有防备时外走,观察病房的各项设施,寻找可以外走的途径寻机外走等。与这些活动相伴随的是患者经常会有焦虑、坐卧不宁、失眠等表现。意识障碍的患者,外走时无目的、无计划,一旦外走成功,危险性较大。

4. **精神分裂症评估要点**　精神分裂症患者一般采取悄然离开医院的方式,要重点评估患者对自身所患精神疾病的认识。如患者缺乏自知力又不愿意住院治疗,则出走的风险较大。评估患者出现精神病性症状如幻听、妄想后的应对行为,以此判断患者出走风险的程度。部分患者也可由于意志活动的减弱、无目的地到处游走而走失,如慢性精神分裂症、精神分裂症单纯型的患者易发生出走风险。以上内容提示护理评估时,需遵循全面、客观、准确、及时并详细的评估方法。

5. **躁狂发作评估要点**　躁狂发作患者易采取冲动性强行离开医院的方式,达到出走的目的。重点观察患者是否存在情感高涨及夸大妄想,评估时重点评估患者情绪表达的方式。

6. **精神发育迟滞和痴呆评估要点**　评估患者的智商,评估患者对护患沟通内容的理解程度。严重精神发育迟滞和痴呆患者由于智能障碍的影响,出现无目的性出走而走失等(表5-1-4)。

表5-1-4　精神分裂症防治指南推荐的出走风险评估表

项目		日期	日期	日期	日期
1. 曾有出走史	5分				
2. 有记忆力减退、定向障碍者	2分				
3. 无自知力、强制住院	1分				
4. 有明显的幻觉、妄想	1分				
5. 对住院治疗感到恐惧	1分				
6. 有寻找出走机会的表现	2分				
得分					

结果分析:≤2分,低风险;3~4分中度风险;≥5分高风险。

四、出走行为的护理措施

（一）出走行为的急救处理

发现患者出走后,护士应镇定处置,立即报告病区领导,通知其他医护人员,与患者家属联系,分析判断患者出走的时间、方式、去向,并由院方尽快组织力量寻找,找到后要做好患者的医疗与护理,尽可能地消除患者的顾虑和恐惧心理,防止再次发生出走。寻找遇到困难时请公安部门或其他人员予以协助。

（二）护理措施

1. 出走行为的预测

见"出走行为的评估与观察"

2. 病情观察

（1）动态观察病情,对不安心住院有外走可能的患者,加强沟通取得患者信任,介绍医院的环境和周围的人员,帮助患者适应医院环境,增加住院的安全感,消除不适。

（2）精神发育迟滞、痴呆及伴有意识障碍的患者做好重点监护,必要时专人看护。

3. 安全管理

（1）严格执行病区安全管理制度,锁好各门户。做好日常环境安全检查,确保环境安全。

（2）做好风险识别,住院患者佩戴腕带,穿病号服。评估患者的外走风险,明确防范标识,重点监护。

（3）外走行为风险高的患者,活动范围应在工作人员视线范围内,班班交接。

（4）重点环节的安全管理,患者外出活动或做各种医疗辅助检查时要专人看护,探视时做好家属的安全宣教。

4. 保证治疗的有效执行,缓解患者出走意念。

5. 丰富患者的住院生活,鼓励参加集体活动,根据患者的个性特点安排其感兴趣的活动,转移患者出走的意念。

6. 心理护理　护理人员以耐心、热情、接纳的态度,与患者建立良好的护患关系。运用心理护理技巧,了解患者的内心想法,满足患者的合理需求。对不安心住院者,多与其接触、了解其想法和原因,给予安慰和解释,力求消除患者出走的想法,安心住院。

7. 家庭支持　加强与患者家属的沟通,鼓励家属按时探视,减轻患者的孤独感。家庭中重大事件需告知患者时,应与医护人员协商后决定。

五、出走应急处理流程（图 5-1-7）

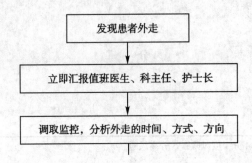

发现患者外走 → 立即汇报值班医生、科主任、护士长 → 调取监控,分析外走的时间、方式、方向

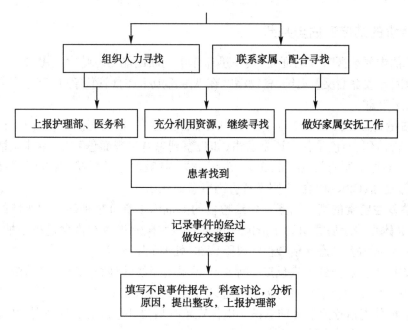

图 5-1-7　患者出走的应急处理流程图

第四节　噎食的防范与护理

一、概述

噎食(choking food)是指食物堵塞咽喉部或卡在食管狭窄处,甚至误入气管,通气障碍,导致窒息。精神疾病患者发生噎食者较多,其原因主要是服用抗精神病药物后发生锥体外系反应,出现吞咽肌群运动不协调、吞咽困难等所致。噎食的临床征象为患者进食时突然不能说话或严重呛咳,出现痛苦的表情,并用手指口腔或咽部,重者喘鸣,出现海姆立克(Heimlich)征象:手不由自主以 V 形放到喉部,嘴唇面色青紫,双手乱抓或痉挛,双眼发直,重者意识丧失,全身瘫软,大小便失禁,呼吸停止,心率快而弱进而停止。如抢救不及时或措施不当,死亡率较高。噎食是一种十分紧急的情况,一旦发生,必须争分夺秒积极采取有效的急救措施。

二、噎食发生的主要原因

1. **抗精神病药物不良反应**　精神病患者因服用抗精神病药物出现严重的锥体外系反应,引起吞咽肌群运动不协调,抑制吞咽反射,而使食物误入气管。

2. 精神症状患者出现抢食、急骤进食而发生噎食。

3. 脑器质性疾病患者吞咽反射迟钝,进食快而发生噎食,癫痫患者进食时如抽搐发作也可能造成噎食。

4. 电休克治疗后患者未完全恢复意识,在意识模糊状态下仓促进食也可引起噎食窒息。

5. 老年患者牙齿脱落,咀嚼不便时易发生噎食。

6. 其他患者在进食过程中打闹、大笑,或进食大块硬食、黏性食物时咀嚼不够。

三、噎食的临床评估与判断

临床评估中要掌握噎食的征兆,具备迅速作出判断的能力。噎食是患者在进食过程中由于各种原因导致吞咽反射迟钝,食物堵塞在咽喉部或卡在食管狭窄处,甚至误入气管导致通气障碍甚至窒息。

1. **评估噎食征象患者** 在进食过程中突然停止进食,口中塞满食物,护士首先要判断患者意识是否清醒、面色是苍白还是发绀,如观察到患者出现面色灰暗、不能说话、咳嗽、呼吸困难失去知觉、双眼直视、抽搐、无力、意识丧失、呼吸停止的症状,要及时保证呼吸道通畅,给予心肺复苏(CPR)救治,否则患者可因窒息而死亡。

2. **评估发生噎食的高危因素** 导致噎食的高危因素有抗精神病药物所致的严重锥体外系反应、电休克治疗后意识尚未清醒即进食、抢食、癫痫患者在进食过程中抽搐发作等。详细观察患者的病情,动态评估噎食的风险,及时处理危险因素。

3. **评估抗精神病药的不良反应** 评估患者服用药物的种类、剂量,严密观察患者用药后的反应,发现肌张力异常及时与医生沟通,严格进食过程的监护。

4. **评估电休克治疗后患者的意识** 电休克治疗后要评估患者意识情况,如醒转不好或治疗后 2 小时内,应禁食禁水。

5. **评估患者进餐过程** 防止进餐过快,防止进黏性食物及硬块食物,有抢食行为的患者要单独监管,专人监护。

6. **评估食物状况** 评估食物是否存在风险,如坚硬的食物、刺大且多的鱼、大块排骨、黏性食物、煮熟的整个鸡蛋等,未加工处理直接发给患者造成的风险极高(表 5-1-5)。

表 5-1-5 住院精神疾病患者噎食风险评估表

病区	姓名	性别	年龄	诊断	评估日期	评估者

序号		可能导致噎食的因素	评估结果
1	既往发生过噎食现象者		
2	药物不良反应	锥体外系反应者	
		唾液分泌减少、口干者	
3	脑器质性疾病	中、重度痴呆者	
		抢食者	
		脑血管意外后遗症者	
		有癫痫发作史者	
4	精神症状	极度兴奋者	
		躁狂饥饿感增加者	
		暴饮暴食者	
		进食速度过快者	
		言语过多者	
5	生理因素	老年人牙齿脱落影响咀嚼功能者	
		老年人咳嗽、吞咽反射减退者	

注:有上述风险因素之一者均列为噎食危险者,具有上述 2 种以上风险因素者列为噎食高风险者,需制订相应护理措施防范意外发生,每周评估一次。

四、噎食的护理措施

（一）噎食的紧急救护

按窒息患者急救原则处理,就地抢救、分秒必争,畅通呼吸道、防止并发症、预防再次发生噎食窒息。

1. 疏通呼吸道

（1）一抠:发现噎食者,就地急救分秒必争,立即有效清除口咽部食物,用中指、示指从患者口腔中抠出或用食管钳取出异物,疏通呼吸道。

（2）二置（倒置法）:见患者倒置,用掌拍其后背,借助震动使食物松动,向喉部移动后掏出。

2. 海姆立克急救法　意识尚清醒的患者可采用立位或坐位,抢救者站在患者背后,双臂环抱患者,一手握拳,使拇指掌关节突出点顶住患者的腹部正中线脐上部分,另一只手的手掌压在拳头上,连续快速向内、向上推压冲击6~10次（注意不要伤及肋骨）。若患者意识已经丧失,昏迷倒地,则让患者取仰卧位,护士骑跨在患者的髋部,双手重叠放在患者的胸廓以下,脐以上的部位,然后向上、向后用力冲击,通过加人腹压,抬高膈肌,使气道瞬间压力增大,气道内的空气被迫排出,使阻塞气道的食物上移并排出。按上法推压冲击脐上部位,如果无效,隔几秒钟,重复操作一次,可连续操作5~6次。

3. 环甲膜穿刺　如果食部位较深或已窒息,应将患者就地平卧,肩胛下方垫高后仰,摸清甲状软骨下缘和环状软骨上缘的中间部位即环甲膜（喉结下）,用粗针头（12~18号）稳准地刺入气管内,可暂缓缺氧状态,以便争取抢救时间。

4. 气管插管或切开　必要时行气管插管进行吸引或气管切开进行机械通气,并做好气管插管、切开的护理。

5. 胸外心脏按压　如患者心搏骤停,立即进行胸外心脏按压,同时给予对症抢救处理,如给氧、输液、强心升压药、呼吸中枢兴奋剂等,专人守护直到患者完全恢复。

6. 预防并发症的发生　常见并发症为吸入性肺炎。

（二）预防噎食窒息的发生

1. 病情观察　观察患者病情及抗精神病药物的不良反应,如锥体外系反应（主要表现为痉挛性斜颈、动眼危象、运动不能、肌张力增高以及静坐不能、烦躁不安等）。对有锥体外系反应的患者遵医嘱给予拮抗药物。

2. 饮食管理

（1）集体用餐:患者进餐时需有专职护士管理进餐过程,按规定集中在餐厅集体进餐,不得将食物带回房间。根据患者的病情特点调整饮食结构,避免带刺食物及黏性食物如鱼、年糕等。老年、儿童患者可将煮鸡蛋切成小块或改为蛋羹。同时观察患者中有无抢食、暴食、进食过急者,以便及时发现并处理。

（2）个性化饮食护理:针对生活自理能力差的患者需现场监护进餐,帮助患者把一些粗大食物分细切碎,指导患者每口进食量要少,细嚼慢咽;有呛咳或吞咽困难者,应根据患者情况给予碎食、半流质或流质饮食;对抢食及暴饮暴食者,应限量分次进食,适当控制其食量,逐步改进不良的进食习惯;重度精神发育迟滞和自理能力低下的阿尔兹海默病患者,给予喂饭,速度不要过快,每口的量适宜;电休克治疗后应待患者完全清醒2小时,经过标准吞咽功能评估（详见第二篇第十章第一节）后方可进半流质饮食 200~300ml。

3. 观察患者的药物反应　对出现药物不良反应的高危患者需要评估吞咽情况、评估食物的性质，并在护士监护下进餐。若患者在进食过程中出现舌头发硬、感觉咽东西费力时护士应即刻嘱患者停止进食，给患者进食碎食，严重者可遵医嘱进食半流质或流质，防止噎食的发生。

4. 进食中的安全护理　严密监护患者的进餐过程，进餐中按病情及风险安排餐桌。进餐时保持安静，禁止说笑打闹，遇有不合作患者，应单独进餐，安排专人监护。如有鼻饲的患者需要安排在单间，严格按鼻饲操作执行。

五、噎食、误吸紧急处理流程（图 5-1-8）

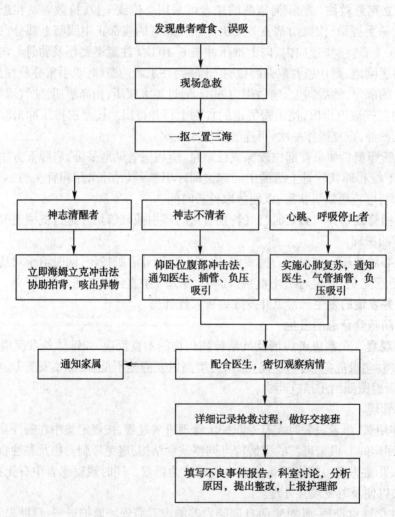

图 5-1-8　患者噎食、误吸的应急处理流程图

第五节　跌倒的防范与护理

一、概述

跌倒（tumble）是一种突然意外的倒地现象。跌倒可发生于任何年龄,其中老年人多见,女性明显高于男性（约2∶1）。老年女性因活动少、肌力差、平衡受损等因素导致跌倒风险增加。据报道,跌倒后5%~15%会出现脑部组织损伤、骨折或脱臼等。突发跌倒的因素很多,如年老体弱、身体不便、步态不稳、神经系统疾病,平衡功能减弱,穿不合脚的鞋、过长的裤子,光线不足,移动身体时未看清地面、环境等性质,突然转换体位等。跌倒后患者的躯体可受到伤害,如软组织损伤、皮肤组织破损、骨折、神经血管损伤、心理创伤,严重跌落可造成脑部损伤,甚至危及生命等。跌倒的伤害给个体带来痛苦,给家庭造成负担。住院患者的跌倒可发生于在院的任何人群,但精神障碍患者跌倒的因素有别于其他人群。因此,动态观察、及时评估精神障碍患者跌倒的风险是至关重要的。

二、跌倒的相关因素

1. **精神症状**　患者精神活动紊乱、兴奋、自我照顾能力下降、认知功能改变、不能正确判断环境的结构和障碍物,遇到障碍物不能及时躲避,自我防御跌倒的能力下降,易发生跌倒。

2. **生理因素**　患者年龄大、女性、长期住院造成活动减少、身体过于肥胖或过于消瘦、机体功能损害、骨质疏松、视物模糊、无力、反应慢、晕厥、神经系统疾病及多种合并症等导致各种防御功能下降,各器官功能改变从而造成患者跌倒。

3. **药物因素**　抗精神病药物引起的不良反应如锥体外系EPS症状、药物的过度镇静使患者走路不稳、直立性低血压,抗焦虑药物的不良反应如肌肉松弛、走路不稳、头晕等。

4. **环境与自身因素**　环境因素与患者自身因素共同作用,增加跌倒发生的危险性。如地面不平整、水渍、湿滑、打蜡、地板过亮、台阶、房间家具杂物太多、灯光太暗、照明过亮刺眼、睡床过高或过低、卫生间和浴室无扶手、椅子太矮或无靠背、鞋不合脚、裤子过长、有跌倒史、排泄形态改变等都是患者跌倒的高风险因素。

三、跌倒的临床评估与判断

1. **评估患者的一般情况**　患者的年龄（高龄是跌倒的危险因素）、生命体征、视力、肢体活动功能、体重（肥胖或体重过轻是跌倒的风险）、是否携带护理导管,是否合并糖尿病、高血压、心脏病、脑血管病等合并症,生活自我管理能力、排泄状态等,这些因素均为跌倒的风险因素。

2. **评估患者的跌倒史**　重点评估患者有无跌倒史,跌倒的时间、次数、方式、原因,跌倒后有无发生伤害、目前肢体功能的情况等。

3. **评估患者的精神症状**　评估患者精神疾病的严重程度、认知功能,有无行为异常、人际沟通的能力（有困难是否能够及时求助）等。

4. **评估患者用药情况**　跌倒高风险的药物如苯二氮䓬类药物有肌肉松弛作用,患者服用后可能出现步态不稳;使用镇静药物引起患者直立性低血压,移动身体时易导致跌倒;使用扩血管药,引起头晕从而走路不稳(表 5-1-6)。

表 5-1-6 住院患者跌倒 / 坠床评估表

跌倒 / 坠床风险评估			评估日期	评估日期
危险因子		分值		
年龄≥60 岁	60~69 岁	1		
	70~74 岁	2		
	≥75 岁	3		
视力障碍		2		
听力障碍		1		
活动障碍	患者移动、转运或行走时需要辅助或监管	2		
	患者步态不稳	2		
	肢体偏瘫	3		
精神状态	躁动 / 躁狂	3		
	重度抑郁	3		
	焦虑	3		
意识障碍	意识模糊	3		
	定向力障碍	3		
自觉症状	头晕	2		
	眩晕	2		
	直立性低血压	2		
既往跌倒史:有不明原因的跌倒经历		1		
体能虚弱:白天过半时间卧床或坐在椅子上		2		
控便能力:排尿或排便需要他人协助		1		
使用高跌倒风险的药物	使用一种高跌倒风险药物	1		
	使用两种或两种以上高跌倒风险药物	2		
	患者在过去 24 小时内有手术镇静史	3		
患者携带的导管	携带 1 种导管	1		
	携带 2 种导管	2		
	携带 3 种或以上的导管	3		
其他风险因素	一过性脑缺血	3		
	低血糖	3		
	阿斯综合征	3		
评估得分				

四、跌倒的护理措施

（一）紧急处置

1. 救治危重患者,暂不移动,检查受伤部位,固定及制动骨折部位。

2. 测量生命体征,判断患者意识情况。

3. 清除环境的障碍物、保证环境的安全。

4. 评估患者发生跌倒的原因,给予对症护理。

（二）预防与护理

1. 跌倒重在预防。跌倒是由环境、生理、病理等因素综合作用的结果。国内外研究证实,综合性预防能有效降低住院患者跌倒发生率。

2. 对住院的患者进行跌倒风险评估,对跌倒高风险的患者给予积极的关注与干预。

3. 指导患者移动身体或变换体位时要缓慢;出现不适症状或走路不稳时需要寻求他人协助;患者的衣裤要合适不能过长,鞋要防滑,不提倡老年人穿系鞋带的鞋子。

4. 对服用易引起跌倒的药物的患者,指导其独立活动时缓慢,必要时有他人协助活动;对电休克治疗后醒转不好的患者,需要有专人协助活动。

5. 重视防跌倒的教育,利用多种形式对患者及家属进行预防跌倒的培训与告知。

6. 医院的环境设置警示牌、预防跌倒的宣传栏。

7. 定期对医护人员进行防跌倒的相关培训。

五、跌倒紧急处理流程（图 5-1-9）

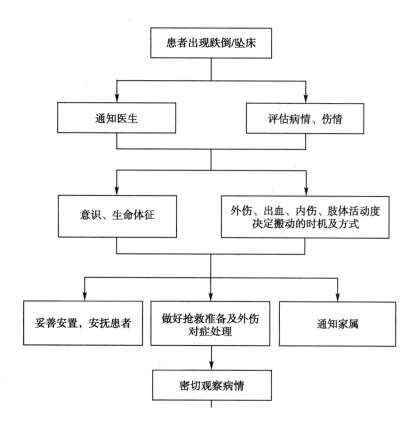

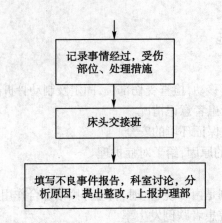

图 5-1-9 患者坠床、跌倒的应急处理流程图

（陈 琳）

第二章

精神科急诊的处理

第一节 缄默/木僵状态

缄默指患者在意识清晰状态下没有普遍的运动抑制、却始终沉默不语,或用表情、手势或书写表达自己的意见。缄默需与以下两种症状鉴别:①癔症性失音症,患者说话却不能发音或仅发耳语声,发病与精神因素有关。②运动性(表达性)失语症,患者能讲单词但不成句,严重者完全不能说话,系大脑言语运动中枢受损(如外伤或瘤压迫)所致。

木僵状态指患者在意识清晰度相对完整时出现的普遍的精神运动性抑制,一般木僵状态需持续 24 小时才有诊断意义。轻度木僵状态的患者言语和动作明显减少、减缓,称为亚木僵状态;严重时随意运动完全抑制、全身肌肉紧张,对内外刺激毫无反应。

木僵与昏迷不同,木僵患者因无意识障碍,各种反射均保存,患者通常注视检查者或追视移动物体;常抗拒检查,可出现违拗行为;木僵解除后患者可回忆木僵期间的事情。而昏迷患者有严重意识障碍,各种反射减弱或消失,常闭眼,但眼睑松弛,清醒后不能回忆期间发生的事情。

一、缄默/木僵状态常见疾病

1. **器质性疾病** 器质性木僵由各种病因如感染、中毒、脑肿瘤、脑血管病、脑外伤、脑变性疾病等所致的严重的急性脑损害。患者除了木僵外,尚有意识障碍和病理反射体征,部分患者可被动进食或被动排便。

2. **紧张型精神分裂症** 紧张型患者可表现为缄默不语或用书写作答;也可表现为紧张性木僵,出现刻板动作,违拗,不语、不动、不食、不饮,双目凝视,面无表情,大小便潴留,口含涎液,全身肌张力增高,甚至出现蜡样屈曲或空气枕。紧张性木僵持续时间不长,兴奋和抑制状态交替发生。

3. **抑郁发作** 抑郁性木僵见于严重的抑郁发作,多为不完全性木僵。随着患者情绪低落的加重,运动减少,逐渐进入木僵状态。通常,患者无违拗表现,肌张力正常。耐心询问可获微弱回答或者以点头、摇头示意。

4. **反应性精神障碍** 心因性木僵是由突然而强烈的精神创伤引起的精神运动性抑制,常伴有意识模糊。心因性木僵持续时间短,恢复后患者对木僵期间的经历多不能回忆。

5. **癔症性缄默症** 癔症性缄默症患者一反常态,以点头、手势、表情或书写来表达自己的意思,且对病况处之泰然。癔症性缄默症患者发病前的精神因素和人格有助诊断。

6. **选择性缄默症** 选择性缄默症多见于儿童或青少年患者,仅在一种或多种社交场合(常为学校)拒绝讲话,而在其他场合,则可正常讲话。

7. **药物性木僵**　药物性木僵是指在应用某些抗精神病药物治疗中出现,常在药物治疗早期、快速加量或药物剂量较大时发生,常伴有急性锥体外系反应如肌张力增高等,减药或停药可减轻木僵程度。

二、缄默/木僵状态的处理

1. **器质性木僵**　主要是对因治疗,应积极治疗原发躯体或脑部疾病,如抗感染、抗癫痫、手术切除肿瘤等,小剂量使用抗精神病药物对症治疗。

2. **紧张性木僵**　首选电休克治疗,可迅速见效;不适宜做电疗者,可用舒必利 200~800mg/d。精神分裂症患者的缄默状态可予抗精神病药物治疗。

3. **抑郁性木僵**　首选电休克治疗,同时给予口服抗抑郁药治疗。

4. **心因性木僵**　发作短暂可自行缓解,无须特殊治疗;若木僵状态持续时间较长,可行电休克治疗。也可以给予苯二氮䓬类药物如氯硝西泮 1~2mg 肌注,或予小剂量抗精神病药物氯丙嗪 25mg 肌注或氟哌啶醇 5~10mg 肌注。

5. **癔症性缄默症**　暗示治疗有效。如先检查患者的声带,将检查结果告知,鼓励其发声,由发单音逐渐转为发单词和句子。可配以针灸、药物或电刺激治疗。选择性缄默症以心理治疗为主。

6. **药源性木僵**　停用原来药物数天后,根据临床情况将原来使用的药物剂量减少,减轻药物不良反应或换用其他药物。由于木僵患者多有进食障碍,可置胃管以补充液体和营养等支持疗法,并应预防压力性损伤,专人护理。

第二节　精神类药物中毒

一、精神类药物中毒临床表现

精神药物所致的中毒反应,因药物种类不同,临床表现各异。常见精神药物中毒有以下几种。

1. **苯二氮䓬类药物中毒**　精神科急诊中常见的精神药物中毒。轻度中毒者表现为嗜睡、乏力、疲倦、肌张力降低、眼球震颤、构音困难和共济失调等,严重中毒者可出现昏睡,昏迷、呼吸抑制。

2. **抗精神病药物中毒**　临床常用的抗精神病药物种类较多,如氯丙嗪、奋乃静、氟哌啶醇、氯氮平等。氯丙嗪、氯氮平中毒主要表现为意识障碍、低血压、低体温、心动过速、呼吸急促、瞳孔缩小,可有癫痫发作;氟哌啶醇和奋乃静中毒表现为轻度意识障碍,烦躁不安,急性锥体外系反应如动眼危象、角弓反张和扭转痉挛等;中毒 1 周后可出现黄疸及肝功能损害;以利培酮为代表的第二代抗精神病药物的安全系数高,大剂量顿服亦较少出现中毒反应。

3. **三环类抗抑郁药物中毒**　三环类抗抑郁药物的急性中毒较抗精神病药物中毒严重,成人顿服 1.5~2.0g 可致严重中毒,顿服 2.5g 可致死。中毒表现为意识模糊(谵妄或昏迷)、激越性兴奋、共济失调、腱反射亢进,可出现癫痫发作,伴口干、瞳孔散大、心率加快、尿潴留、肠麻痹、体温升高等抗胆碱能反应,以及心脏毒性反应如各种类型的传导阻滞、各种心律失常、心力衰竭或心脏骤停,三环类抗抑郁药对心脏的毒性是其致死的主要原因。新一代抗抑郁药物安全系数高,很少出现过量中毒威胁生命的表现。

4. **锂盐中毒**　因锂盐的治疗剂量与中毒剂量很接近,故锂盐中毒多发生于治疗中。有慢性肾脏病患者易发生锂盐中毒。另外,锂盐与其他药物如利尿剂药物合用也容易发生锂盐中毒。轻度中毒者出现疲倦、迟钝、恶心、呕吐、腹泻、粗大震颤、腱反射亢进等,如果中毒加深,患者表现为意识模糊、共济失调、癫痫发作、高热、肌张力增高,严重者出现昏迷。中毒患者可伴心力衰竭、肾衰竭,血锂浓度一般高于 2.0mmol/L。

5. **巴比妥类中毒**　目前精神科临床实践中该类药物基本上被苯二氮䓬类药物所取代,故巴比妥类药物中毒在精神科已少见,其中毒表现类似于苯二氮䓬类中毒。

二、精神类药物中毒的诊断依据

1. 具有顿服超量精神药物的病史。
2. 目前临床表现上述中毒症状。
3. 患者的胃内容物、血和尿中可检测出上述精神药物或其代谢产物。
4. 毒扁豆碱 1~2mg 静注,若患者意识清醒片刻,则有助于三环抗抑郁药物中毒的诊断。

三、精神类药物中毒的处理步骤

1. **一般处理**

(1)催吐:饮温开水 500~600ml 后刺激咽后壁或舌根部引起呕吐,有明显意识障碍者不宜催吐。

(2)洗胃:极为重要,以服药后 6 小时内为佳,超过 6 小时的仍需洗胃,可用温开水或 1:5 000 高锰酸钾溶液洗胃。

(3)吸附:洗后胃管注入 10~20g 调成糊状的活性炭。

(4)导泻:从洗胃管内注入 20~30g 硫酸钠。

(5)促进排泄:补液利尿,补液量可达 4 000ml/d,并用利尿剂如呋塞米 20~40mg,肌内注射或静脉注射,必要时可重复用。

2. **中枢兴奋药的使用**　仅在深度昏迷而又呼吸抑制时使用,目的在于促使患者意识和呼吸的恢复。可选用贝美格(美解眠)50~150mg 加入补液中静脉滴入,无效时,贝美格 50mg 静脉推入;呼吸抑制者可选用洛贝林 9~15mg、尼可刹米 1.125~1.875g(3~5 支)或利他林 40~100mg 加入补液中持续静滴。

3. **透析治疗**　严重中毒者最有效的治疗措施。

4. **对症和支持治疗**　包括纠正休克、治疗脑水肿、气管切开和呼吸机辅助呼吸、抗心律失常或心力衰竭、抗感染、抗癫痫发作、升压药治疗低血压(氯丙嗪中毒禁用肾上腺素)、解毒和保肝治疗等。

5. **抗胆碱酯酶药的应用**　三环类药物中毒主要是抗胆碱能作用所致,应使用抗胆碱酯酶药起解毒作用,即保护胆碱能神经末梢释放的乙酰胆碱不被灭活,并积聚于 M 胆碱受体起拟胆碱作用。临床上常用毒扁豆碱和新斯的明,前者的中枢作用较强,后者对骨骼肌作用较强,用毒扁豆碱 1~2mg 或新斯的明 1~2mg 静脉注射,用于治疗心脏并发症如心动过速或传导阻滞,治疗无效者可于 10 分钟后重复一次。如果仍然无效,可用苯妥英钠 250mg 缓慢静脉注射。

第三节　戒断综合征

戒断综合征指停用或减少精神活性物质的使用后所致的综合征,临床表现为精神症状、躯体症状或社会功能受损。戒断综合征的症状及病程与使用物质种类和剂量有关。精神活性物质指来自体外、影响大脑精神活动并导致成瘾的物质,包括酒精、阿片类、大麻、镇静催眠药、抗焦虑药、中枢神经兴奋剂、致幻剂等。其中以阿片类物质的成瘾性最大,致幻剂的成瘾性最小。

一、精神活性物质所致的戒断综合征

1. **酒精戒断综合征**　按其临床症状严重程度分为:①单纯性戒断症状,通常停饮 4~8 小时后可出现坐立不安、出汗、心动过速、震颤、恶心、呕吐、易激动等。②癫痫样发作。③震颤谵妄,通常停饮 3~5 天后可有严重的听幻觉和视幻觉、定向障碍、注意缺损和失眠,若不治疗,可因呼吸或心力衰竭而死亡。

2. **吗啡戒断综合征**　停药后 5~6 小时出现,表现为强烈渴求吗啡类药物,流涕流泪、肌肉疼痛或抽筋、胃肠痉挛、恶心、呕吐、腹泻、瞳孔扩大、反复寒战、心动过速、睡眠不安等。

3. **苯二氮䓬类戒断综合征**　症状出现于停药后 1~3 天,表现焦虑、震颤、恶心或呕吐、心慌、头痛、虚弱、失眠,严重者表现类似震颤谵妄或癫痫发作。一般持续 3 天~2 周。

4. **中枢神经兴奋剂戒断综合征**　苯丙胺停用时也出现焦虑、抑郁、精神运动性迟滞或激越、肠道痉挛等,严重者可出现自杀。

一般有长期精神活性物质使用史,停用精神活性物质后出现上述戒断症状,诊断并不困难。

二、戒断综合征的处理原则

1. 戒酒戒毒最好在戒毒中心或精神科戒酒病房进行。

2. **预防戒断综合征**　可递减饮酒量或毒品量;或用作用较弱的代用品替代,并逐渐递减代用品,直至停用。

3. **对症处理**　可口服苯二氮䓬类药物如地西泮 10mg,3 次 /d,或劳拉西泮 2mg,3 次 /d,剂量应逐渐减少;对震颤谵妄患者,可给予地西泮 10mg,4 次 /d,或劳拉西泮 2mg,4 次 /d;出现癫痫发作者,可给予苯妥英钠 100mg,2~3 次 /d。药物持续应用 1 周后逐渐减量,直至停药。必要时给予支持疗法,如补液、纠正电解质紊乱等。

(陈　琳)

第六篇
专科疾病的康复护理

第一章

精神康复的内容

精神康复是康复医学中的一个重要组成部分。躯体的康复在于恢复身体上不同器官的功能,如使视力障碍者复明、听力障碍者恢复听力、肢体瘫痪者恢复行走功能等;而精神康复则是通过生物、社会、心理的各种方法,使由于精神残疾所导致的社会功能缺损得以恢复。

精神康复的目的是降低精神残疾;最大程度改善患者的功能缺陷,使之能够恢复因精神疾病造成的家庭和社会功能;能够预防疾病的复发,进行自我管理。

精神康复的任务主要体现在能够在精神障碍患者的不同病情阶段给予全病程全阶段综合性干预措施,帮助精神疾病患者重建功能状态。

第一节　临床精神康复

精神疾病是多因素综合作用的结果,需要采用生物 - 心理 - 社会医学护理综合治疗方案对症处理。需要组建多学科的团队,探索新模式,满足多元化需求。

1. **临床康复学**　临床康复学是一门研究因伤病导致功能障碍的预防、治疗和促进伤残患者的功能与能力最大限度恢复的医学学科。从某种意义上来说,是一种功能医学,其团队构成包括康复医师、物理治疗师、言语治疗师、心理和社会工作者、康复护士及其他治疗师组成的康复团队。

2. **临床精神康复**　临床精神康复是临床康复学在精神疾病患者中的应用,是研究精神障碍患者的功能康复以及如何治疗精神障碍患者的功能障碍。

3. **临床精神康复团队**　临床精神康复团队构成包括精神医师、物理治疗师、精神护士、心理治疗师、社会工作者及其他治疗师组成的康复团队。通过对患者的躯体功能、认知功能、言语功能、社会功能进行评定,采用物理疗法、作业、言语、心理、康复护理等方法,可达到预防复发、促进康复的目的。

4. **临床精神康复原则**

(1)个体化:根据针对性、个体化原则评估患者情况,结合患者的动机、需求性格特点、兴趣爱好及环境支持制订临床精神康复目标和方案。

(2)循序渐进:由于精神障碍患者往往出现多项功能缺陷,因此需根据马斯洛需求层次理论进行排序后,进而制订合理化康复训练。在患者共同参与的基础上,医护技人员通过引导患者重视现存功能和学习技能,有步骤、有计划地进行反复练习。

(3)坚持不懈:首先需要让患者了解精神康复训练是一个持续和坚持的过程,需要主动积极参与训练,不可操之过急,才能逐步恢复并强化各项社会功能。

第二节　个人精神康复

个性化的需求和治疗为个人康复的开展奠定基础,制订个体化的康复计划,让患者学会如何管理疾病、采取行动、做出正确抉择。

1. **个人精神康复**　个人精神康复是一种由精神障碍患者主导,强调以患者为中心管理自己的疾病,以自我效能为基础,鼓励精神障碍患者积极参与自身的治疗过程,提高处理有关自身健康问题的能力和信心。

2. **个人精神康复目的**　能够使精神障碍患者正确认识自身问题,学会有效地维持健康,减少精神症状,减少疾病复发,并对精神障碍的危机做出有效的反应。

3. **个人自我管理**　自我护理是指在患者病情允许的情况下,通过护理人员的指导鼓励帮助训练,充分发挥参与功能和潜在功能,以达到功能代偿及功能替代,最终使患者部分或全部照顾自己,为充分适应社会积极创造条件。对于一个生活懒散自理能力极差的精神障碍患者,个人康复护理的目标是每天能够自己刷牙、洗脸并整理内务,引导患者自己完成的过程,而不是帮助或者替代完成。

4. **护士在个人精神康复中的角色**

(1) 管理者:对患者及家属进行相关宣教,包括疾病相关管理制度、治疗、护理、康复等内容,同时教会患者参加康复的治疗和训练。

(2) 治疗者:遵医嘱开展治疗和护理等各项工作,同时进行康复技能训练包括行为、认知等多种康复治疗。

(3) 指导者:通过对患者进行评估、制订目标,开展康复计划等步骤,对患者进行循序渐进的训练,鼓励患者积极参与,发挥主观能动性,对患者进行自理能力、药物自我管理、情绪管理、社交沟通技巧等训练。

(4) 咨询者:精神康复是一项长期的工作,目前随着医疗护理工作的延伸,社区工作已成为护理工作的一部分,患者在院的疾病护理已经向生活质量和功能拓展,精神康复门诊的开设进一步验证了护士咨询者的角色。

第三节　家庭精神康复

家庭支持系统是患者获得支持系统中最直接、最重要的一个环节,家庭干预可以减轻精神疾病病理过程带来的创伤,有助于帮助患者更好地恢复生活。精神疾病患者家庭是社会关怀中的主力军之一,给患者一个良好的生活环境和更多的关心,降低患者对家庭个人、他人和社会的潜在危害。

1. **家庭成员对患者适宜态度和行为**　接受现实稳定情绪;了解有关精神疾病的知识;尽快就医;习惯同精神患者打交道。

2. **家庭成员为保障患者安全采取措施**　清理危险物品;保管精神药物;观察患者病情变化;关心爱护患者。

3. **同精神疾病患者接触的技巧**

(1) 讲话要缓慢平和,内容要简单,如果要向患者提出问题或吩咐患者做事,每次只能说一件事。

（2）讲话谈吐要专注而亲切，即使患者看起来注意力分散，也不要忽视。

（3）经常用语言和行动来表现对患者的关怀和挚爱，有时谈谈对童年生活的回忆，或许可以创造一个比较愉快的气氛。

（4）不论他在生活和工作中取得了多么微小的进步，都应加以鼓励，借此重建患者的自尊和自信，尽量避免抱怨和责备。树立信心，树立正确的人生观，增强适应及自我调节能力。

（5）对于患者明显脱离现实的想法，不要试图去驳斥它，更不要同他争辩或嘲笑，这样做不仅于事无补，反而会招致麻烦。

（6）培养患者更多的兴趣爱好，适当地为患者提供社交的机会，并鼓励他表达自己的喜怒哀乐。

（7）在与患者充分协商的基础上，为其制订一个生活日程表，精神疾病是一种长期的慢性疾病。家庭需要逐步适应自己的新角色，做好打持久战的心理准备。

（8）严格按时按量，遵医嘱服药，不要认为病情轻了、好了就擅自减停服药，要始终与医生保持联系，由医生根据病情指导调整或减轻药物。

（9）鼓励患者参加体育锻炼及文娱活动，尽可能多干些力所能及的劳动，杜绝饮酒，控制吸烟，注意休息，避免精神刺激，保持心态平衡。

（10）患者秋冬或开春季节病情易反复，这与气候变化患者不能很快适应有关，因此季节转换时，应及时增添衣物，加强体质锻炼，亦可防止或减少疾病复发，制订适合患者的生活日程表。

（11）患者及家属要了解精神卫生知识及概念，调节自我防御能力。

（12）处理好与周围的人际关系，更好地适应家庭生活。

（13）制订合理的日常生活安排计划。

精神疾病患者的治疗康复单靠家属远远不够，但精神疾病患者家庭的作用仍举足轻重。

第四节　社会精神康复

社会康复是社会工作者从社会的角度运用社会工作方法，帮助残疾人补偿自身缺陷，克服环境障碍，采取各种有效的措施，为残疾人创造一种适合其生存创造性发展，实现自身价值的环境，使他们平等地参与社会生活，分享社会发展成果的专业活动，是一门涵盖医学、法学、社会学、工程学、护理学的现代科学所提供的知识和技能而形成的以应用为主的专业学科。

社会精神康复工作主要是指社会康复在精神疾病患者中的应用。无论如何发展，精神康复的深度和广度，都需要借助社会工作的原则和理念，促使其平等地参与社会生活，协助其积极过上有意义的生活。

精神康复社会工作的发展过程伴随着人们对于精神病患者的视角范围逐步放大而变化的。精神康复社会工作的发展也仅是近几年开始，无论是理念、方法均需在借鉴发达国家或地区的基础上，进行摸索及不断地调试。然而，无论如何发展，精神康复的深度和广度，都需要借助社会工作这门专业，遵循接纳、平等、公平、尊重的原则及"全人的理念""系统的理念""发展的理念""和谐的理念",评估患者各层面需求,减少康复者因疾病带来的一系列障碍,促使其平等地参与社会生活,协助其积极地过上有意义的生活,从而最终促进实现健康的和谐社会。

1. **生活技能**　鼓励患者自己的事情自己做,照顾好自己的生活起居、个人卫生,家属尽量不要包办代替。同时要鼓励患者承担家庭责任,如帮助采购、做饭。

2. **社交技能**　鼓励患者与同学、以前的朋友交往,不要因为担心别人知道自己患病而断绝一切社会关系,这将会严重影响患者的社交能力。

3. **体能训练**　部分患者在服药后食欲增加,加之外出活动减少,出现体重增加,家庭护理中注意监测体重,当发现体重增加超过病前体重 7% 时,要特别注意体重管理。可以鼓励患者参加户外运动,通过增加耐力(有氧运动)、肌力和柔韧性练习增加体能,如慢跑、练习瑜伽都是很好的增加体能的运动。

(陈洋洁)

第二章

精神康复的程序

第一节　精神康复评估

评估是精神康复工作的关键,需要了解患者既往的经历、目前的社会功能水平、所处的社会环境及躯体和精神状况,此外,还需了解患者对疾病及未来生活的态度和希望。

康复评估是精神疾病患者一切治疗的基础。理解个体的需求是需要首先解决的问题,并且能够评价康复是否成功。因此,评估涉及精神康复的各个方面,评估个体的需求是与精神疾病患者一同工作的先决条件。

1. **评估分期**　可分为三期。

(1)初期评估:在患者入院初期完成。目的是全面了解患者功能状况和障碍程度,以确定康复目标和制订康复治疗计划。

(2)中期评估:在康复治疗中期进行。目的是经过康复治疗后,评定患者整体功能情况,有无康复效果,分析其原因,并据此调整康复治疗计划。中期评定可进行多次。

(3)末期评估:在康复治疗结束时进行。目的是经过康复治疗后,评定患者整体功能状况,评价治疗效果,为重返家庭和社会或做进一步康复治疗提出建议。

2. **康复评估内容**　康复评估特点是广泛使用量表法,强调分析性评定与综合性评定相结合,重视专项的综合评定,分期反复进行评定。

(1)精神心理功能评估:包括智力测验、情绪评定、心理状态评定、疼痛的评定、失用症和失认症的评定、痴呆评定、认知评定、人格评定等。

(2)精神疾病的诊断和目前的主要症状及其对患者行为影响的评估:根据行为出现的时间、地点、频率、不同文化背景等来判断患者行为是否正常。常用的评定量表有简明精神病量表(BPRS)、阴性症状量表(SANS)、阳性症状量表(SAPS)等。

(3)社会功能的评估:评估时要注意不要只重视患者的缺陷和异常,而忽略其能力和本身条件。要避免高估患者的情况。因此,评估要在不同观察背景下多次进行。

1)Hall 和 Baker 的康复评估量表:主要用于住院患者的评估。

2)独立生活技能调查表:用于评定患者的社会适应能力。

3)康复状态量表:用于评定精神患者整体功能水平。

(4)躯体障碍和人际关系评估:患者的精神状态、社会功能和生活质量也会受到躯体疾病的负面影响。因此,在康复过程中一定要注意评估精神障碍患者是否存在躯体疾病,同时,需要对患者的人际关系进行评估,包括家庭关系的评估和其他社会关系的评估。

(5)优势评估:发现患者的优势和资源,以优势为核心,尽可能发挥其优势和能力,利用优势转移他们对问题的过度注意力,通过这些优势进行自我帮助和发展。对患者优势评估的框架为生理、物质、心理优势层面及社会优势层面。

第二节　精神康复计划

1. **康复计划**　康复计划是指康复对象生活上需要拥有的一些技巧和目标方案,是经过全面评估,由医师、护士长、康复治疗师与患者共同商讨制订。其内容包括康复对象选择的生活环境、功能评估和资源评估、康复对象达到康复目标的最佳途径。

2. **康复计划目标**　康复计划应制订整体的康复目标,目标要明确,不能含糊不清,如"改善自身状况""提高自信",不利于实际操作。其长期目标应该是按照一定的顺序逐渐减少特定的任务,逐步引导康复对象实施整体康复目标。

3. **康复计划内容**　康复计划包括所要达到的目标及具体实施步骤,要根据家庭、社会对患者要求及患者实际存在的能力来确定。同时,在制订康复计划时,要与患者就最终目标达成共识。

4. **康复计划开展**　康复计划的开展要有具体的康复步骤,制订长期和短期康复目标时间表,对康复疗效进行自我评估,记录阶段性康复小结,再次确定新的康复目标,如此循环往复。开展康复计划需要遵循一定的原则。

(1) 认识精神疾病,识别精神症状。

(2) 采纳他人意见,接受他人指导。

(3) 记录所思所想,自我康复总结。

(4) 制订远近目标,实施日常计划。

第三节　精神康复进程

1. **识别精神康复进程**　精神疾病患者总盼望有康复的一天,离开医院重返社会生活。如果患者能够认识其康复进程,知道康复期间如何寻求帮助,不但有助于康复,而且患者更容易回归社会。

2. **精神康复进程内容**

(1) 制订康复干预措施:针对患者的功能损害,制订最适宜的干预措施,措施不宜过多,以不超过4~5项较合适。内容主要包括生理康复、心理康复、职业康复、社交康复。

(2) 制定具体康复步骤:制定长期康复目标和短期康复目标。

(3) 康复疗效评估:康复疗效的观察是一个动态连续的过程。通过临床观察、量表复评和阶段性的小结,确认康复目标、计划是否合理,是否需要再次修订或进行完善等。

(4) 确定新的康复目标、制订新的康复进程。

3. **提升康复进程的五大举措**

(1) 康复者参与:通过与康复者一起,寻找康复者过往的兴趣爱好或发掘与培训新的兴趣爱好,与康复者建立关系,邀请康复者参与活动,提升康复者外出的动力,逐步融入社会。康复者重拾兴趣、尝试外出或能表达个人期望的改变时,要鼓励康复者参与及决定自身复原的目标与计划,共同订立目标,并协助他发现怎样才能达成这些改变,并制订计划。

(2) 家人参与:很多精神康复实例证明,家人的积极参与对康复者的康复有着重大的促进作用,因此,除重视康复者参与,亦需同样重视照顾者在康复者康复过程中的支援力量。与照顾者经常保持沟通,一起讨论和制订康复者的目标和计划,定期与照顾者相互反馈康复者的康复进展,包括康复者的点滴改变、康复者及家属所做出的努力、康复者的优势、相互需要支援的地方及建议等。通过共同制订康复者复原目标和计划、定期相互反馈康复者的康复进展,照顾者更加清楚地了解康复者的康复进程,对康复者复原的信心明显增强,参与康复者复原过程的动力明显提升。通过一系列活动的参与和实践,照顾者对精神康复相关知识认识增多,更加了解及理解康复者,开始有营造良好家庭氛围的意识,亦能在社工的协助下对康复者进行居家基本生活及社会适应能力训练。

(3)朋辈支持:由于社会对精神疾病的偏见,加上康复者各方面社会功能在病发后严重倒退,很多康复者自患病后,与以前的朋友便不再来往,调研数据显示,七成以上康复者表示自己"一个朋友也没有。"康复者有相似的患病经历,康复者之间可以分享个人经验和生活经验,朋辈的成功经验可成为康复者的榜样,鼓励彼此相互学习及勇敢做出尝试,朋辈的互相支持亦能增强康复者的复原信心。通过开展"声音与我"成长小组、"慢性病自我管理"成长小组、"天天晴"情绪管理小组、"一人一故事"互助小组、"畅享园艺"互助小组、"耳听学堂"健康讲座等,促进康复者分享个人经验;康复者通过交流群报名参加活动、活动分享、资讯分享、自主联系相约去农田耕种、聊天、相互情绪支持等。

(4)重视个人优势:大部分康复者是成年人,自身已有一定的生活经验、面对精神健康问题及受病症影响多年,仍然能够每天像常人般生活,他们自身有很多宝贵的内在资源和潜能有待去发掘。应该积极帮助他们发展所长,认识、发掘和建立个人的优势,重拾自信,全面投入生活。

通过对个案进行优势评估,启发个案通过自身优势和资源去处理生活或康复过程中遇到的问题或困难;重视康复者个人优势,通过多种训练,协助康复者提升各方面社会功能。可开展"优势大发现""认识自我""厨艺展能"等主题活动;鼓励病情稳定、能力较好的康复者提供志愿服务、参与就业能力提升训练等。最终康复者得以展现个人正向形象、体会助人的快乐、履行作为公民的责任,实现个人价值的同时,他们亦能影响、带动其他康复者走出家门、融入社区。

(5)整合性:复原的信念是即使受着精神病的影响,也能重新发掘生活的意义和目标。复原理念强调整全的生活,即使患病,疾病也只是人生的一部分,而非全部。康复者可以有各方面的生活,过有意义及丰盛的人生。协助康复者了解或获取包括但不仅限于相关低保户、民政医疗救助、慢性病救助、精神科免费门诊、人寿意外险、优惠/免费乘车卡等社会保障政策。为康复者提供社会适应训练,为有能力的康复者链接与创造就业机会,提供就业所需支持。

第三章

精神康复常见护理技术

第一节　生活自理能力技能训练

一、刷牙

1. **目的**　清除牙菌斑、软垢、食物残渣及色素沉着,保持口腔清洁,同时按摩牙龈,促进牙周健康。

2. **观看**　观看视频或工作人员演示正确刷牙法。

3. **牙刷**　选择刷头宜小,刷毛为中度软硬,刷毛顶端磨毛呈椭圆形的,刷柄不要过细、过短,便于抓握,3个月更换一次。

4. **牙膏**　成人含氟牙膏是首选。

5. **模仿练习**

(1) 靠近盥洗室或卫生间水池,接一杯清水,将牙刷浸湿。

(2) 在牙刷上挤上2~3cm牙膏。

(3) 漱口后将牙齿并拢,先刷牙齿外侧面,再刷内侧面、咬合面。需要3分钟,顺着牙缝上下移动,最后轻刷舌面两三次,保持口腔卫生。

(4) 牙刷干净后用清水漱口干净为止,将牙刷冲洗干净倒放于水杯中晾干。

(5) 如果有义齿应在晚上刷牙后将义齿泡在凉水中,次日晨再戴上。

6. 布置家庭练习作业。

二、洗脸

1. **目的**　清洁皮肤,尽可能使皮肤处于无侵害状态中,为皮肤提供良好的生理条件。

2. 观看视频或工作人员演示洗脸过程。

3. **洗脸顺序**

(1) 靠近盥洗室或卫生间的水池,打开水龙头。

(2) 水温选择:温水。

(3) 洁面乳起沫:洗脸首选洁面乳,其次是中性香皂。取洁面乳面积约硬币大小,将洁面乳在手心充分打起泡沫。如果洁面乳不充分起沫,清洁效果差,还会残留洁面乳在毛孔内,引起"青春痘"。

(4) 按摩:将泡沫涂在脸上轻轻打圈按摩,让泡沫遍及整个面部,不要太用力以免产生皱纹。

(5) 清洗洁面乳。

(6) 检查发际:照镜子检查发际周围是否残留洁面乳。

(7) 搽上护肤用品。

4. 患者模仿演练,鼓励独自完成,必要时工作人员指导完成。

5. 布置家庭练习作业。

三、洗澡

1. **目的**　清洁身体,去除污垢和体味,促进血液循环。

2. **洗澡的频次**　夏季应每天洗澡,冬季1周至少洗一次。

3. **讲解或演示洗澡顺序**

(1) 洗澡应在浴室进行。

(2) 准备洗澡用物:毛巾、洗发水、沐浴露或香皂、换洗衣服(内衣裤)、拖鞋、防滑地垫,行动不便或年老者准备座椅。

(3) 脱掉外衣,换上拖鞋,穿内衣进入浴室。

(4) 调节水温,以手试不烫为宜,约40℃。

(5) 洗头:将头打湿,用手将洗发水挤在头上,用双手洗头发,用水冲洗头发至泡沫干净。

(6) 洗脸。

(7) 洗身体:淋湿身体,将沐浴露挤到毛巾上,用有沐浴露的毛巾擦洗身体各部(包括隐私处)并用水冲干净。

(8) 擦干水,穿上干净内衣及外衣。

4. 患者模仿演练,鼓励患者独自完成,必要时指导完成。

5. 布置家庭练习作业。

四、合理着装

1. **穿衣训练观看视频或演示**

(1) 穿衣前先检查衣服是否干净。

(2) 看好正反面。

(3) 先伸左手然后是右手,如有疼痛,先穿患侧再穿健侧,脱衣时,先脱健侧再脱患侧。

(4) 对照镜子检查,是否对自己满意。

(5) 脱衣与穿衣顺序相反。

(6) 布置家庭练习作业。

(7) 工作人员示范讲解,患者逐一演示。

2. 患者模仿练习。

3. 布置家庭练习。

五、体重管理

体重不只是体型肥胖或消瘦,还显示机体各组织器官的分泌、代谢功能,折射出身体的健康状态。

1. **目的**　了解体重对健康的不良影响,学习如何管理自己的体重。

2. **基本原则**　控制饮食、适度运动、健康生活方式三合一进行体重管理。

（1）饮食控制的 33 原则：总热量减三成,脂肪不过 30%,不吃宵夜、不吃点心、不喝含糖饮料。控制饮食,低热量平衡膳食是核心。

应保证的食品——绿灯食品：肉、鱼和海产品、蛋类、脱脂奶类、豆制品、蔬菜和含糖低的各种水果。

应严格限制的食品——红灯食品：肥肉、油炸、奶油食品和含奶油的冷饮、果仁、糖果及高糖饮料、甜点、洋快餐和膨化食品。

应限量的食品——黄灯食品：谷类食品、薯类食品、全蛋类食品、香蕉、葡萄和柑橘等水果。

（2）运动为辅的 33 原则：每周运动 3~5 次,每次超过 30 分钟,运动时心率超过 130 次 /min。

（3）以不影响正常生理功能为原则。

（4）循序渐进,秉持 7 字诀"少吃、多动、有恒心"。

（5）行为修正：不良行为修正是指对日常生活中的不良生活习惯进行改进,如良好的生活方式更能消耗能量和带给人自信,而且随时随地都可以开始。

第二节　基本社交能力技能训练

一、基本的电话礼仪

1. 目的　掌握基本的打电话和接电话的礼仪。

2. 打电话的礼仪操作步骤

（1）取出电话号码,左手拿起听筒,右手拨键盘号码,等待接通,分辨接通（忙音和蜂音）。

（2）注意三点礼节：①主动问候；②自报家门；③道别语,结束通话前,应说"再见"或道谢的话。

（3）时间适宜：打电话应尽量避开早 7 时前、晚上 22 时后及午休、吃饭时间。通话时间一般以 3~5 分钟为宜,不宜过长。

3. 接电话的礼仪操作步骤

（1）电话铃响两遍就接听,先说"您好",如果是比较重要的电话内容,应做好电话记录。

（2）对方要找的人不在时,不要随便传话以免引起不必要的麻烦,如必要,可记下其电话、姓名以方便回电话。

（3）要学会配合别人谈话,接电话时为了表示认真听对方说话,应不断地说："是,是的""好,好吧"等,一定要用得恰到好处。

（4）办公场合尽量不要打私人电话,若接到私人电话,应尽量缩短通话时间,以免影响其他人工作。

二、交友技能

1. 目的　理解交友的重要性,掌握技巧。

2. 操作步骤

（1）讲解发起并维持谈话可应用的场合和作用。

（2）引导学员总结选择恰当的时间、地点,做自我介绍或打招呼"你好"。

（3）选择你想谈话的主题或一个问题。

（4）判断对方是否在听,是否愿意交谈。

（5）继续问你关心的话题,或诉说你对某事的感受。

3. **情景模拟** 首先由一名组员和组长一起表演一个情景,要求充分表现上述技巧;然后由组员两两结对进行表演,分别引导阳性反馈。

三、维护健康的技能——门诊复查

1. **目的** 为了预防复发,维持健康,应常去看门诊,使患者认识到门诊复查的重要性。

2. **操作步骤**

（1）门诊时间很短,需要充分利用,不要等回到家后才想起来有些重要的问题没有问。

（2）向医生陈述症状时间,症状严重程度,有什么新的不良反应。看门诊时要详细描述自己服药后的反应。

（3）听医生的建议。

（4）简单重复医生的建议,以确认听明白了。

（5）情景模拟角色扮演:可由治疗者先示范,学员逐个表演。对每个学员给予积极的评价。

四、自信的训练

1. **提要求**

（1）目的:促进交流,认识提要求的重要性。

（2）操作步骤

1）讨论并总结技巧:以积极、友善的态度看着对方,明确地说出要求,并给出充分的理由,可用"谢谢您……"的句式。

2）角色扮演:可先由治疗者示范,患者逐个表演,对每位患者给予积极的评价。备选场景:向病友借东西、请病友关窗户、问路等。

2. **拒绝**

（1）目的:建立自信,掌握拒绝要点。

（2）操作步骤

1）技能描述:引导大家讨论自己的主见与他人的要求等话题,在力所不能及时或侵犯个人利益时,如何礼貌地拒绝;如何减少误会,增进了解,主张自己的权利。

2）通过做游戏启发患者的思考。

3）引导患者讨论技能步骤:以坚决冷静的态度,用"抱歉""我不能"的句型提出拒绝,并给出适当的理由。

4）角色扮演:可由治疗者先示范,患者逐个表演,对每位患者给予积极的评价。备选场景:病友请你帮带东西,而你不方便;有朋友请你参加聚会,你不想去;朋友向你借钱,你没有。

3. **表达不愉快的感受**

（1）目的:建立自信,掌握技能要点。

（2）操作步骤

1）技能描述:鼓励患者表达内心的不愉快和真实感受。

2) 技能步骤:注意看着对方,说话时冷静而坚决,准确地说出对方所做的事情,对事不对人,并建议他如何避免产生让别人不愉快的感受。

3) 角色扮演:可由治疗者先示范,患者逐个表演,对每位患者给予积极的评价。备选场景:下棋时有人支招,被人踩脚对方没道歉。

4. 解决问题的训练

(1) 目的:了解解决问题的方法并学会运用。

(2) 操作步骤

1) 参加健康教育讲座。

2) 与患者共同讨论,并角色扮演,用时 15~20 分钟。

3) 介绍解决问题的方法:第一步,遇到问题时,停下来考虑该如何解决问题;第二步,弄清楚问题是什么;第三步,有哪几种问题的方法;第四步,评价每种方法的优点和缺点;第五步,挑选一种或两种最佳解决问题的方法;第六步,这些解决问题方法中需要的条件是什么(资源),如时间、地点、费用和电话;第七步,确定日期和时间,执行你的选择。

4) 举例生活中的小问题,进行角色扮演,请患者按解决问题步骤练习。

5) 课程总结:遇到问题时要学会思考,分析遇到的问题是什么,考虑有哪些解决问题的渠道,并分析各种方法的优缺点,挑选出最优的方法去实施。

第三节　基本学习行为技能训练

学习行为技能训练即教育疗法,训练目的在于培养患者处理和应对各种实际问题的技能。学习行为技能训练可采用两种方法:一是各种类型的教育性活动,如疾病知识、卫生常识、科普知识、时事教育等,通过系统教育,提高患者的常识水平,培养学习新鲜事物的兴趣与习惯;二是定期开办学习班,针对患者的情况选择教学内容,如对智力受损的患者,可传授一些简单的识字、算术、绘画和手工等。

训练要求根据患者情况对学习形式和内容有所选择,每次训练时间不宜过长,一般不超过 1 小时,训练应有足够的耐心和技巧,培养患者参与的兴趣。

第四节　基本职业技能康复训练

职业技能训练可帮助症状稳定的患者获得并保持适当的职业、从而促进他们重返社会、帮助他们寻找自己在社会中的位置,并以其独立的人格和经济地位参与社会生活,从而获得经济上的收入、心理上的平衡及人格上的尊严。

一、职业评估

1. 目的　诊断、指导和预测患者的职业发展的可能性,并为科学的就业指导、训练与制订职业康复计划提供依据。

2. 操作步骤

(1) 一般状况:评估患者的兴趣、个性、气质、价值观、态度、耐力、躯体等一般情况。

(2) 临床精神症状:评估治疗依从性、精神病性症状、社会功能及主观生活满意度等。

（3）职业能力：评估智力、操作能力、逻辑推理能力、记忆力、综合分析能力、注意力、社会适应能力、组织能力、职业人格等。

二、简单作业训练

按简单作业项目的内容不同可分为以下两类。

1. 室内作业　根据患者的兴趣、爱好及特长，可让其从事缝纫、织毛衣、洗衣、做饭、制纸盒等。

2. 日常生活技术性作业　如拆洗衣被、洗菜、整理床铺、叠被子、打扫室内卫生、洗餐具等。

三、就业辅导

全面、深入地了解患者的情况，并向患者提供有关方面的信息，包括有关的劳动市场、就业方向等信息，以及患者如何与他人相处、求职面试等。

1. 目的　帮助患者介绍就业、选择职业、求职面试、获得工作，增进职业效率。

2. 操作步骤

（1）向患者分析劳务市场的现状。

（2）提供就业信息。

（3）帮助联系合适的岗位。

（4）进行岗位培训。

（5）可采用面试训练和角色演练备选场景的方式进行面试准备。

（6）工作要求

1）按时上下班，不迟到、早退，有事及时请假。

2）个人卫生及仪表整洁。

3）能接受与工作有关的表扬或批评。

4）能听从具体的指令。

5）具有完成工作任务的责任感。

6）具有帮助同事及求助于同事的能力。

7）能遵守工作中的规则、纪律。

8）对交谈有正常的反应，并具有主动与同事交谈的能力。

（7）工作中可能出现问题的应对

1）工作完成不好被领导指责，进行情绪管理。

2）与同事有分歧时，可一起讨论，争取解决。

第五节　情绪管理能力技能训练

一、情绪管理

1. 目的　通过情绪管理，改善患者的情绪状态。

2. 操作步骤

（1）体察自己的情绪：时时提醒自己注意，我的情绪是什么。压抑情绪会带来更不好的结果,学着体察自己的情绪,是情绪管理的第一步。

(2) 适当表达自己的情绪:如何适当表达情绪,需要用心体会、揣摩,更重要的是要确实用在生活中。

(3) 以适宜的方式疏解情绪:疏解情绪的方法很多,有了不舒服的感觉,要勇敢地面对,仔细想想,为什么这么难过、生气? 我可以怎么做,将来才不会再重蹈覆辙? 怎么做可以降低我的不愉快? 这么做会不会带来更大的伤害?

从这几个角度去选择适合自己且能有效疏解情绪的方式,常用的情绪自我管理的方法如下。

1) 心理暗示法:从心理学角度讲,就是个人通过语言、形象、想象等方式,对自身施加影响的心理过程。自我暗示分为积极自我暗示与消极自我暗示。积极自我暗示在不知不觉中对自己的意志、心理甚至生理状态产生影响,令我们保持良好的情绪,从而调动人的内在因素,发挥主观能动性。还可以利用语言的指导和暗示作用来调适和放松心理的紧张状态,使不良情绪得到缓解。因此,当在生活中遇到情绪问题时,我们应当充分利用语言的作用,用内部语言或书面语言对自身进行暗示,缓解不良情绪,保持心理平衡,如默想或用笔在纸上写出下列词语:"冷静""三思而后行""制怒""镇定"等。实践证明,这种暗示对人的不良情绪和行为有奇妙的影响和调控作用,既可以松弛过分紧张的情绪,又可用来激励自己。

2) 注意力转移法:就是把注意力从引起不良情绪反应的刺激情境,转移到其他事物上去或从事其他活动的自我调节方法。当出现情绪不佳的情况时,要将注意力转移到使自己感兴趣的事上去,如外出散步,看看电影、电视,读读书,打打球,下盘棋,找朋友聊天,换换环境等,有助于使情绪平静下来,在活动中寻找到新的快乐。

3) 适度宣泄法:适度宣泄可以将不良情绪释放出来,从而使紧张情绪得以缓解、轻松。采取的形式或是用过激的言辞抨击、谩骂、抱怨恼怒的对象,或是尽情地向至亲好友倾诉自己认为的不平和委屈等,或是通过体育运动、劳动等方式来尽情发泄,或是到空旷地方拟定一个假目标大声叫骂,发泄胸中怨气。需要注意的是,在采取宣泄法来调节自己的不良情绪时,必须增强自制力,不要随便发泄不满或者不愉快的情绪,要采取正确的方式,选择适当的场合和对象,以免引起意想不到的不良后果。

4) 自我安慰法:为了避免精神上的痛苦或不安,可以找出一种合乎内心需要的理由来说明或辩解。这种方法可以帮助人们面对大的挫折时接受现实,保护自己,避免精神崩溃。因此,当人们遇到情绪问题时,经常用"胜败乃兵家常事""塞翁失马,焉知非福""坏事变好事"等词语进行自我安慰,可以摆脱烦恼,缓解矛盾冲突,消除焦虑、抑郁和失望,达到自我激励、总结经验、吸取教训的目的,有助于保持情绪的安宁和稳定。

5) 交往调节法:某些不良情绪常常是由人际关系矛盾和人际交往障碍引起的。因此,在情绪不稳定的时候,找亲朋好友谈一谈,具有缓和、抚慰、稳定情绪的作用。人际交往还有助于交流思想、沟通情感,增强自己战胜不良情绪的勇气和信心,能更理智地去对待不良情绪。

6) 情绪升华法:升华是改变不为社会所接受的动机和欲望,而使之符合社会规范和时代要求,是对消极情绪的一种高水平的宣泄,是将消极情感引导到对人、对己、对社会都有利的方向去。可以去找心理医生进行咨询、倾诉,在心理医生指导下,克服不良情绪。

二、压力管理

1. **目的**　通过压力管理,能够认识到自己存在的压力及压力与健康的关系,学习应对生活中压力的方法,从而化解压力。

2. **操作步骤**

(1) 主要采取团体训练、观看视频、讨论、讲解等方式。通过讲解和讨论让患者学习什么是压力、压力与健康的关系,了解负性思维对情绪和行为的影响。

(2) 指导患者进行肌肉放松、呼吸放松、精神放松。通过讨论,学习理性思维模式,改变负性思维。

(3) 通过练习,学习问题解决的方法。结构式解决问题的方法:指导患者和家庭成员找出问题所在,列出针对这一问题的可能的解决方法,对各种方法可能产生的不同效果进行评估,患者和家庭成员从可能的解决方法中找出一种被认为可行的最好办法,按此方法做出计划并付诸行动。最后,对实施结果进行回顾并予以奖励。

(4) 学习休闲娱乐的技巧:了解患者的兴趣爱好,教会患者如何得到休闲娱乐的信息,并帮助制订参与休闲娱乐的计划,分享参与后的感受。

3. **注意事项**

(1) 工作人员示范讲解,角色扮演。

(2) 现场展示,注意反馈。

(3) 完善患者的社会支持系统,给予信息、物质和精神支持,如关怀、影响、教育、鼓励、保证。

第六节　疾病自我管理技能训练

一、药物处置

精神药物的维持治疗是预防疾病复发的重要途径,精神障碍患者的治疗依从性很差,80% 精神分裂症患者出院后不能按医嘱用药。因此,对患者进行药物治疗的自我处置技能训练,是解决用药问题、减少疾病复发的有效方法。

1. **目的**　为了帮助慢性精神障碍患者独立应用精神药物,使患者能自我管理药物,从而提高患者服药依从性。

2. **操作步骤**

(1) 训练前评估:患者的精神状态、躯体情况、心理状况、对服药的态度及药物知识掌握情况。

(2) 训练方法:包括游戏、讲解、观看视频、示范、角色扮演、讨论以及实践操作等多种形式。

(3) 训练形式:以团体治疗和个体治疗形式开展。前者以 10~12 人为宜,每周训练 2~3 次,每次 60 分钟,形式包括团体讲解和团体练习,可以在医疗机构或社区场所开展。个体形式的训练主要通过个人练习和个体咨询的方式开展。

(4) 训练内容:学习有关抗精神病药物的知识,学会正确管理药物的方法和评估自己所服药物的作用,识别并处置药物不良反应,与医务人员商讨与药物治疗有关的问题。

(5) 治疗过程

1) 非正式的问候:欢迎小组成员,可通过自我介绍、破冰游戏等方式让小组成员互相认识,减少陌生感。对明显紧张和焦虑的患者,应多给予鼓励和支持,减轻患者的紧张和约束感。

2) 回顾上次课学习的内容:通过讨论的方式总结上节课所学内容,认真解答患者的疑问,多给予其鼓励、理解及支持,及时加以赞赏。

3) 回顾家庭作业:注意赞扬患者所付出的努力,并对患者完成家庭作业中所遇到的困难提出解决建议。

4) 轮流追踪2~3名患者目标完成情况,以确保每位成员的训练目标的实现。

5) 介绍学习主题和目的,鼓励患者积极参加。

6) 看录像/幻灯片和回答问题:播放本次课程技能训练的录像内容,也可由治疗师讲授或演示所学技能。训练时注意观察患者的参与情况,可根据小组成员的学习情况,暂停播放或讲解,也可以向患者提问,评价其注意力和理解力,如果回答不正确,可重新播放或讲解。

7) 角色扮演:可根据进度及需要多次进行角色扮演,并尽量引导每位患者参与,直至患者达到最佳表现。也可用摄像机记录患者的角色扮演过程,及时播放给小组成员看,请他们判断和评价角色扮演者的表演过程。

8) 资源管理:帮助患者学会寻找生活中合理应用技能或获取相关知识所需各种条件的方法,包括材料、交通工具、通信工具、时间等。鼓励每位小组成员参与讨论,并对获取方法的优缺点进行评价。

9) 解决新出现的问题:帮助患者学会如何解决资源获取的实际情况与预想不一致时的冲突问题,引导患者学习解决问题的方法。通过引导的方式让患者积极思考,提出多样的解决途径,可参与解决方法的提出,通过比较分析各种方法的优缺点来有效解决问题。在操作过程中,应注意积极引导患者参与,多给予鼓励性的评价。

10) 布置家庭作业:根据每次技能训练的内容、患者的能力、是否能有效完成的情况,布置家庭训练作业,如写日记、记录训练成果、在现实生活中对技能进行练习等。下次训练时分享给其他队员,鼓励患者为完成家庭作业所付出的努力,并对患者在作业完成过程中所遇到的困难给予建议,帮助患者强化学习内容,增强患者康复的自信心。

二、症状处置

1. 识别疾病复发先兆的技能

(1) 目的:了解慢性精神疾病常见的复发先兆症状,学会识别和观察个人的复发先兆症状。

(2) 训练内容:先兆症状,即预示病情会复发的症状,出现于疾病复发的前几天或几周。常见先兆:睡眠型态紊乱:入睡困难、早醒,睡眠质量差,睡得太多等。胃口变化:总觉得饿或不饿,食欲差。敏感多疑:对人、对事过于敏感或太认真。行为改变:不爱理人或脾气急躁,总想招惹别人。

(3) 训练可采用讲解、看录像、角色扮演等方式促进患者对精神疾病先兆症状的认识,主要通过提问和回答主要知识点的扮演方式强化对疾病的认识。

2. **监控病情复发的先兆症状技能**

(1) 目的:使患者学会区别先兆症状和持续症状、药物副作用、情绪变化。学习处理先兆症状的方法,会制订紧急情况处理计划。

(2) 训练内容:讲解先兆症状与持续症状、药物副作用、情绪变化的不同,使患者与医生讨论自己识别的先兆症状是否正确。

(3) 可采用讲解、看录像、讨论、角色扮演等方式促进患者对精神疾病先兆症状的认识及与其他三种症状的区别,主要通过提问和回答主要知识点的扮演方式强化对疾病的认识。

3. **识别和处理持续症状的技能**

(1) 目的:学会观察和识别自己的持续症状。

(2) 训练内容:讲解常见的持续症状,如幻听、离奇想法、情绪低落、焦躁不安等,这些持续症状可能会伴随患者数小时、数日甚至更长。严重时会使患者的精力难以集中,给其生活、工作带来干扰,让他们认识到来自环境中各方面的压力,会使患者产生心理反应,从而出现情绪改变如焦虑、紧张、伤心、恐惧等,长期负性情绪会让先兆症状加重。

应对持续症状的方法有以下几种。

1) 幻听的应对:闭嘴哼唱歌曲,停止和幻听打交道,转而和朋友聊天;也可躺下来放松、看电视、听音乐、运动等,做自己感兴趣的事情;也可反复对幻听说:“你走开,我很好”。

2) 幻视的应对:转移注意力做自己感兴趣的事,如听音乐、看电视、看书、运动等。

3) 妄想的应对:躺下来放松,读书看报,想“停止怪想法”,与别人聊天。

4) 压抑情绪的应对:体能运动,看电视、看电影,与别人聊天,听音乐、做放松训练,“想停止忧伤,想高兴之事”。

(3) 训练可采用讲解、看录像、讨论、角色扮演等方式促进患者对精神疾病持续症状的认识和应对。

4. **拒绝酒精等精神活性物质的技能**

(1) 目的:使患者了解酒精等活性物质的严重负面后果及远离它们的好处;如何拒绝社交中的酒精等精神活性物质;如何抵制用酒精等精神活性物质消除坏情绪的想法;与监护人讨论酒精等精神活性物质的使用。

(2) 训练内容:采用讲解、看录像、讨论、角色扮演等方式促进患者理解酒精等活性物质给人们带来的坏影响,以及远离它们的好处。

(陈洋洁)

附 录

附录1 症状自评量表（SCL-90）

以下表格中列出了有些人可能会有的问题，请仔细地阅读每一条，然后根据最近一星期以内下述情况影响您的实际感觉，在5个方格中选择一格，划"√"

	没有	很轻	中等	偏重	严重
1. 头痛	1	2	3	4	5
2. 神经过敏，心中不踏实	1	2	3	4	5
3. 头脑中有不必要的想法或字句盘旋	1	2	3	4	5
4. 头昏或昏倒	1	2	3	4	5
5. 对异性的兴趣减退	1	2	3	4	5
6. 对旁人责备求全	1	2	3	4	5
7. 感到别人能控制您的思想	1	2	3	4	5
8. 责怪别人制造麻烦	1	2	3	4	5
9. 忘性大	1	2	3	4	5
10. 担心自己的衣饰整齐及仪态的端正	1	2	3	4	5
11. 容易烦恼和激动	1	2	3	4	5
12. 胸痛	1	2	3	4	5
13. 害怕空旷的场所或街道	1	2	3	4	5
14. 感到自己的精力下降，活动减慢	1	2	3	4	5
15. 想结束自己的生命	1	2	3	4	5
16. 听到旁人听不到的声音	1	2	3	4	5
17. 发抖	1	2	3	4	5
18. 感到大多数人都不可信任	1	2	3	4	5
19. 胃口不好	1	2	3	4	5
20. 容易哭泣	1	2	3	4	5
21. 同异性相处时感到害羞不自在	1	2	3	4	5
22. 感到受骗、中了圈套或有人想抓住你	1	2	3	4	5
23. 无缘无故地突然感到害怕	1	2	3	4	5
24. 自己不能控制地大发脾气	1	2	3	4	5

续表

	没有	很轻	中等	偏重	严重
25. 怕单独出门	1	2	3	4	5
26. 经常责怪自己	1	2	3	4	5
27. 腰痛	1	2	3	4	5
28. 感到难以完成任务	1	2	3	4	5
29. 感到孤独	1	2	3	4	5
30. 感到苦闷	1	2	3	4	5
31. 过分担忧	1	2	3	4	5
32. 对事物不感兴趣	1	2	3	4	5
33. 感到害怕	1	2	3	4	5
34. 您的感情容易受到伤害	1	2	3	4	5
35. 旁人能知道您的私下想法	1	2	3	4	5
36. 感到别人不理解您、不同情您	1	2	3	4	5
37. 感到人们对您不友好,不喜欢您	1	2	3	4	5
38. 做事必须做得很慢以保证做正确	1	2	3	4	5
39. 心跳得很厉害	1	2	3	4	5
40. 恶心或胃不舒服	1	2	3	4	5
41. 感到比不上他人	1	2	3	4	5
42. 肌肉酸痛	1	2	3	4	5
43. 感到有人在监视您、谈论您	1	2	3	4	5
44. 难以入睡	1	2	3	4	5
45. 做事必须反复检查	1	2	3	4	5
46. 难以做出决定	1	2	3	4	5
47. 怕乘电车、公共汽车、地铁或火车	1	2	3	4	5
48. 呼吸有困难	1	2	3	4	5
49. 一阵阵发冷或发热	1	2	3	4	5
50. 因为感到害怕而避开某些东西场合或活动	1	2	3	4	5
51. 脑子变空了	1	2	3	4	5
52. 身体发麻或刺痛	1	2	3	4	5
53. 喉咙有梗塞感	1	2	3	4	5
54. 感到前途没有希望	1	2	3	4	5
55. 不能集中注意	1	2	3	4	5
56. 感到身体的某一部分软弱无力	1	2	3	4	5
57. 感到紧张或容易紧张	1	2	3	4	5
58. 感到手或脚发重	1	2	3	4	5

	没有	很轻	中等	偏重	严重
59. 想到死亡的事	1	2	3	4	5
60. 吃得太多	1	2	3	4	5
61. 当别人看着您或谈论您时感到不自在	1	2	3	4	5
62. 有一些不属于您自己的想法	1	2	3	4	5
63. 有想打人或伤害他人的冲动	1	2	3	4	5
64. 醒得太早	1	2	3	4	5
65. 必须反复洗手、点数目或触摸某些东西	1	2	3	4	5
66. 睡得不稳不深	1	2	3	4	5
67. 有想摔坏或破坏东西的冲动	1	2	3	4	5
68. 有一些别人没有的想法或念头	1	2	3	4	5
69. 感到对别人神经过敏	1	2	3	4	5
70. 在商店或电影院等人多的地方感到不自在	1	2	3	4	5
71. 感到任何事情都很困难	1	2	3	4	5
72. 一阵阵恐惧和惊恐	1	2	3	4	5
73. 感到公共场合吃东西很不舒服	1	2	3	4	5
74. 经常与人争论	1	2	3	4	5
75. 单独一人时神经很紧张	1	2	3	4	5
76. 别人对您的成绩没有做出恰当的评价	1	2	3	4	5
77. 即使和别人在一起也感到孤单	1	2	3	4	5
78. 感到坐立不安、心神不定	1	2	3	4	5
79. 感到自己没有什么价值	1	2	3	4	5
80. 感到熟悉的东西变成陌生或不像是真的	1	2	3	4	5
81. 大叫或摔东西	1	2	3	4	5
82. 害怕会在公共场合昏倒	1	2	3	4	5
83. 感到别人想占您的便宜	1	2	3	4	5
84. 为一些有关"性"的想法而苦恼	1	2	3	4	5
85. 您认为应该因为自己的过错而受到惩罚	1	2	3	4	5
86. 感到要赶快把事情做完	1	2	3	4	5
87. 感到自己的身体有严重问题	1	2	3	4	5
88. 从未感到和其他人亲近	1	2	3	4	5
89. 感到自己有罪	1	2	3	4	5
90. 感到自己的脑子有毛病	1	2	3	4	5

评分人：_____

附录2　应对方式问卷（CSQ）

指导语:在日常生活中,当遇到难以摆脱的不愉快事件时,您往往是如何对待和处理的? 请对下面问题做出"是"或"否"的回答。"是"涂黑1,"否"涂黑2。

	是	否
1. 能尽快地将不愉快忘掉;		
2. 易陷入回忆和幻想之中不能摆脱;	(1)	(2)
3. 当作事情根本未发生过;	(1)	(2)
4. 迁怒于别人而经常发脾气;	(1)	(2)
5. 通常向好的方面想,想开些;	(1)	(2)
6. 烦恼的事一多,情绪和态度就变得沉闷起来;	(1)	(2)
7. 喜欢将自己的情绪压在心底里不让其表现出来,但又忘不掉;	(1)	(2)
8. 常与类似情况的人比较,就觉得算不了什么;	(1)	(2)
9. 能较快地将消极因素转化为积极因素;	(1)	(2)
10. 对自己的烦恼,有时很想悄悄痛哭一场;	(1)	(2)
11. 如有必要会立即主动求助别人或找人诉说;	(1)	(2)
12. 抽闷烟或喝闷酒;	(1)	(2)
13. 通常会苦苦思索,矛盾重重;	(1)	(2)
14. 换一种环境,尽量回避之,以免心情受到不必要的影响;	(1)	(2)
15. 在苦恼时喜欢一个人独处;	(1)	(2)
16. 常用幽默的态度对待问题。	(1)	(2)

附录3　防御方式问卷（DSQ）

指导语:请仔细阅读每一个问题,然后根据自己的实际情况认真填写,不要去猜测怎样才是正确的答案,因为这里不存在正确或错误的问题,也无故意捉弄人的问题。每个问题有9个答案,分别用[1][2][3][4][5][6][7][8][9]来表示:

1. 完全反对　　　　　　6. 稍微同意
2. 很反对　　　　　　　7. 比较同意
3. 比较反对　　　　　　8. 很同意
4. 稍微反对　　　　　　9. 完全同意
5. 既不反对也不同意

请注意:每个问题只准有一个答案,圈上相应的数字,每个问题都要回答,把方法看懂后再答。本表共有88个问题。

举例:北京是中国的首都

完全不同意[1][2][3][4][5][6][7][8][9]完全同意

注:反对 = 不同意

1. 我从帮助他人而获得满足,如果不这样做,我就会变得情绪抑郁。

完全不同意[1][2][3][4][5][6][7][8][9]完全同意

2. 人们常说我是个脾气暴躁的人。

完全不同意[1][2][3][4][5][6][7][8][9]完全同意

3. 在我没有时间处理某个棘手的事情时,我可以把它搁置一边。

完全不同意[1][2][3][4][5][6][7][8][9]完全同意

4. 人们总是不公平地对待我。

完全不同意[1][2][3][4][5][6][7][8][9]完全同意

5. 我通过做一些积极的或创见性的事情来摆脱自己的焦虑不安,如绘画、做木工活等。

完全不同意[1][2][3][4][5][6][7][8][9]完全同意

6. 偶尔,我把一些今天该做的事情推迟到明天再做。

完全不同意[1][2][3][4][5][6][7][8][9]完全同意

7. 我不知道为什么会遇到相同的受挫情境。

完全不同意[1][2][3][4][5][6][7][8][9]完全同意

8. 我能够相当轻松地嘲笑我自己。

完全不同意[1][2][3][4][5][6][7][8][9]完全同意

9. 受到挫折时,表现得就像个孩子。

完全不同意[1][2][3][4][5][6][7][8][9]完全同意

10. 在维护我的利益方面,我羞于与人计较。

完全不同意[1][2][3][4][5][6][7][8][9]完全同意

11. 我比我认识的人中大多数都强。

完全不同意[1][2][3][4][5][6][7][8][9]完全同意

12. 人们往往虐待我。

完全不同意[1][2][3][4][5][6][7][8][9]完全同意

13. 如果某人骗了我或偷了我的钱,我宁愿他得到帮助,而不是受惩罚。

完全不同意[1][2][3][4][5][6][7][8][9]完全同意

14. 偶尔我想做一些坏的说不出口的事。

完全不同意[1][2][3][4][5][6][7][8][9]完全同意

15. 偶尔,我因一些下流的笑话而大笑。

完全不同意[1][2][3][4][5][6][7][8][9]完全同意

16. 人们说我像一只鸵鸟,把自己的头埋入沙中,换句话说,我往往有意忽视一些不愉快的事。

完全不同意[1][2][3][4][5][6][7][8][9]完全同意

17. 我常常不能竭尽全力与人竞争。

完全不同意[1][2][3][4][5][6][7][8][9]完全同意

18. 常感到我比和我在一起的人强。

完全不同意[1][2][3][4][5][6][7][8][9]完全同意

19. 某人正在想剥夺我所得到的一切。

完全不同意[1][2][3][4][5][6][7][8][9]完全同意

20. 我有时发怒。

完全不同意[1][2][3][4][5][6][7][8][9]完全同意

21. 我时常在某种内在力量的驱使下,不由自主地做出一些行为。

完全不同意[1][2][3][4][5][6][7][8][9]完全同意

22. 我宁愿饿死而不愿被迫吃饭。

完全不同意[1][2][3][4][5][6][7][8][9]完全同意

23. 我常常故意忽视一些危险,似乎我是一个超人。

完全不同意[1][2][3][4][5][6][7][8][9]完全同意

24. 我以有贬低别人威望的能力而自豪。

完全不同意[1][2][3][4][5][6][7][8][9]完全同意

25. 人们告诉我:我总有被害的感觉。

完全不同意[1][2][3][4][5][6][7][8][9]完全同意

26. 有时感觉不好时,我就发脾气。

完全不同意[1][2][3][4][5][6][7][8][9]完全同意

27. 当某些事情使我烦恼时,我常常不由自主地做出一些行为。

完全不同意[1][2][3][4][5][6][7][8][9]完全同意

28. 当遇事不顺心时,我就会生病。

完全不同意[1][2][3][4][5][6][7][8][9]完全同意

29. 我是一个很有自制力的人。

完全不同意[1][2][3][4][5][6][7][8][9]完全同意

30. 我简直就像一个不得志的艺术家一样。

完全不同意[1][2][3][4][5][6][7][8][9]完全同意

31. 我不总是说真话。

完全不同意[1][2][3][4][5][6][7][8][9]完全同意

32. 当我感到自尊心受伤害时,我就会回避。

完全不同意[1][2][3][4][5][6][7][8][9]完全同意

33. 我常常不由自主地迫使自己干些过头的事情,以至于其他人不得不限制我。

完全不同意[1][2][3][4][5][6][7][8][9]完全同意

34. 我的朋友们把我看作乡下佬。

完全不同意[1][2][3][4][5][6][7][8][9]完全同意

35. 我愤怒的时候,我非常愤怒。

完全不同意[1][2][3][4][5][6][7][8][9]完全同意

36. 我往往对那些确实对我友好的人,比我应该怀疑的人保持更高的警惕性。

完全不同意[1][2][3][4][5][6][7][8][9]完全同意

37. 我已学得特殊的才能,足以使我毫无问题地度过一生。

完全不同意[1][2][3][4][5][6][7][8][9]完全同意

38. 有时,在选举的时候,我往往选那些我几乎不了解的人。

完全不同意[1][2][3][4][5][6][7][8][9]完全同意

39. 我常常不能按时赴约。

完全不同意[1][2][3][4][5][6][7][8][9]完全同意

40. 我幻想得多,可在现实生活中做得少。
完全不同意[1][2][3][4][5][6][7][8][9]完全同意

41. 我羞于与人打交道。
完全不同意[1][2][3][4][5][6][7][8][9]完全同意

42. 我什么都不怕。
完全不同意[1][2][3][4][5][6][7][8][9]完全同意

43. 有时我认为我是个天使,有时我认为我是个恶魔。
完全不同意[1][2][3][4][5][6][7][8][9]完全同意

44. 在比赛时,我宁要赢而不愿输。
完全不同意[1][2][3][4][5][6][7][8][9]完全同意

45. 在我愤怒的时候,我变得很愿挖苦人。
完全不同意[1][2][3][4][5][6][7][8][9]完全同意

46. 在我自尊心受到伤害时,我就应该翻脸。
完全不同意[1][2][3][4][5][6][7][8][9]完全同意

47. 我认为当我受伤害时,我就应该翻脸。
完全不同意[1][2][3][4][5][6][7][8][9]完全同意

48. 我每天读报时,不是每个版面都读。
完全不同意[1][2][3][4][5][6][7][8][9]完全同意

49. 我沮丧时,就会避开。
完全不同意[1][2][3][4][5][6][7][8][9]完全同意

50. 我对性问题感到害羞。
完全不同意[1][2][3][4][5][6][7][8][9]完全同意

51. 我总是感到我所认识的某个人像个保护神。
完全不同意[1][2][3][4][5][6][7][8][9]完全同意

52. 我的处世哲学是:"非理勿信,非礼勿视。"
完全不同意[1][2][3][4][5][6][7][8][9]完全同意

53. 我认为:人有好坏之分。
完全不同意[1][2][3][4][5][6][7][8][9]完全同意

54. 如果我的上司惹我生气,我可能会在工作中找麻烦或磨洋工,以报复他。
完全不同意[1][2][3][4][5][6][7][8][9]完全同意

55. 每个人都和我对着干。
完全不同意[1][2][3][4][5][6][7][8][9]完全同意

56. 我往往对那些我讨厌的人表示友好。
完全不同意[1][2][3][4][5][6][7][8][9]完全同意

57. 如果我乘坐的飞机的一个发动机失灵,我就会非常紧张。
完全不同意[1][2][3][4][5][6][7][8][9]完全同意

58. 我认识这样一个人,他什么都能做而且做得合理正直。
完全不同意[1][2][3][4][5][6][7][8][9]完全同意

59. 如果我感情的发泄会妨碍我从事的事业,那么我就能控制住它。

完全不同意[1][2][3][4][5][6][7][8][9]完全同意

60. 一些人正在密谋要害我。

完全不同意[1][2][3][4][5][6][7][8][9]完全同意

61. 我通常可以看到困境中好的一面。

完全不同意[1][2][3][4][5][6][7][8][9]完全同意

62. 在我不得不去做一些我不愿做的事情时,就头痛。

完全不同意[1][2][3][4][5][6][7][8][9]完全同意

63. 我常常发现我对那些理应仇视的人,表示很友好。

完全不同意[1][2][3][4][5][6][7][8][9]完全同意

64. 我认为"人人都有善意"是不存在的,如果你不好,那么你一切都不好。

完全不同意[1][2][3][4][5][6][7][8][9]完全同意

65. 我绝不会对那些我讨厌的人表示愤怒。

完全不同意[1][2][3][4][5][6][7][8][9]完全同意

66. 我确信生活对我是不公正的。

完全不同意[1][2][3][4][5][6][7][8][9]完全同意

67. 在严重的打击下我就会垮下来。

完全不同意[1][2][3][4][5][6][7][8][9]完全同意

68. 在我意识到不得不面临一场困境的时候,如考试、招工会谈,我就试图想象它会如何,并计划出一些方法去应付它。

完全不同意[1][2][3][4][5][6][7][8][9]完全同意

69. 医生们绝不会真的弄清我患的是什么病。

完全不同意[1][2][3][4][5][6][7][8][9]完全同意

70. 当某个和我很亲近的人死去时,我并不悲伤。

完全不同意[1][2][3][4][5][6][7][8][9]完全同意

71. 在我为了利益和人争斗之后,我往往因为我的粗鲁而向人道歉。

完全不同意[1][2][3][4][5][6][7][8][9]完全同意

72. 发生与我有关的大部分事情并不是我的责任。

完全不同意[1][2][3][4][5][6][7][8][9]完全同意

73. 当我感觉情绪压抑或焦虑不安时,吃点东西,可以使我感觉好些。

完全不同意[1][2][3][4][5][6][7][8][9]完全同意

74. 勤奋工作使我感觉好些。

完全不同意[1][2][3][4][5][6][7][8][9]完全同意

75. 医生不能真的帮我解决问题。

完全不同意[1][2][3][4][5][6][7][8][9]完全同意

76. 我常听到人们说我不暴露自己的感情。

完全不同意[1][2][3][4][5][6][7][8][9]完全同意

77. 我认为,人们在看电影、戏剧或书籍时所领悟的意义,比这些作品所要表达的意义要多。

完全不同意[1][2][3][4][5][6][7][8][9]完全同意

78. 我感觉到我有一些不由自主要去做的习惯或仪式行为,并给我带来很多麻烦。
完全不同意[1][2][3][4][5][6][7][8][9]完全同意

79. 当我紧张时,就喝酒或吃药。
完全不同意[1][2][3][4][5][6][7][8][9]完全同意

80. 当我心情不愉快时,就想和别人待在一起。
完全不同意[1][2][3][4][5][6][7][8][9]完全同意

81. 如果我能够预感到我会沮丧的话,我就能更好地应付它。
完全不同意[1][2][3][4][5][6][7][8][9]完全同意

82. 无论我怎样发牢骚,从未得到过满意的结果。
完全不同意[1][2][3][4][5][6][7][8][9]完全同意

83. 我常常发现当环境要引起我强烈的情绪反应时,我就会麻木不仁。
完全不同意[1][2][3][4][5][6][7][8][9]完全同意

84. 忘我地工作,可以使我摆脱情绪上的忧郁和焦虑。
完全不同意[1][2][3][4][5][6][7][8][9]完全同意

85. 紧张的时候,我就吸烟。
完全不同意[1][2][3][4][5][6][7][8][9]完全同意

86. 如果我陷入某种危机时,我就会寻找另一个和我具有同样命运的人。
完全不同意[1][2][3][4][5][6][7][8][9]完全同意

87. 如果我做错了事情,不能受责备。
完全不同意[1][2][3][4][5][6][7][8][9]完全同意

88. 如果我有攻击他人的想法,我就感觉有种做点事情的需要,以转移这种想法。
完全不同意[1][2][3][4][5][6][7][8][9]完全同意

附录4　生活事件量表

指导语:下面是每个人都有可能遇到的一些日常生活事件,究竟是好事还是坏事,可根据个人情况自行判断。这些事件可能对个人有精神上的影响(体验为紧张、压力、兴奋或苦恼等),影响的轻重程度是各不相同的。影响持续的时间也不一样。请您根据自己的情况,实事求是地回答下列问题,填表不记姓名,完全保密,请在最合适的答案上划勾。

生活事件名称	事件发生时间				性质		精神影响程度					影响持续时间				备注
	未发生	一年前	一年内	长期性	好事	坏事	无影响	轻度	中度	重度	极重	三个月内	半年内	一年内	一年以上	
举例:房屋拆迁																
家庭有关问题																
1. 恋爱或订婚																
2. 恋爱失败、破裂																

续表

生活事件名称	事件发生时间				性质		精神影响程度					影响持续时间				备注
	未发生	一年前	一年内	长期性	好事	坏事	无影响	轻度	中度	重度	极重	三个月内	半年内	一年内	一年以上	

3. 结婚

4. 自己（爱人）怀孕

5. 自己（爱人）流产

6. 家庭增添新成员

7. 与爱人父母不和

8. 夫妻感情不好

9. 夫妻分居（因不和）

10. 夫妻两地分居（工作需要）

11. 性生活不满意或独身

12. 配偶一方有外遇

13. 夫妻重归于好

14. 超指标生育

15. 本人（爱人）做绝育手术

16. 配偶死亡

17. 离婚

18. 子女升学（就业）失败

19. 子女管教困难

20. 子女长期离家

21. 父母不和

22. 家庭经济困难

23. 欠债 500 元以上

24. 经济状况明显改善

25. 家庭成员重病、重伤

26. 家庭成员死亡

27. 本人重病或重伤

28. 住房紧张

工作学习中的问题

29. 待业、无业

30. 开始就业

31. 高考失败

续表

生活事件名称	事件发生时间				性质		精神影响程度				影响持续时间				备注
	未发生	一年前	一年内	长期性	好事	坏事	无影响	轻度	中度	重度	极重	三个月内	半年内	一年内	一年以上	
32. 扣发奖金或罚款																
33. 突出的个人成就																
34. 晋升、提级																
35. 对现职工作不满意																
36. 工作、学习中压力大（如成绩不好）																
37. 与上级关系紧张																
38. 与同事邻居不和																
39. 第一次远走他乡异国																
40. 生活规律重大变动（饮食睡眠规律改变）																
41. 本人退休离休或未安排具体工作																
社交与其他问题																
42. 好友重病或重伤																
43. 好友死亡																
44. 被人误会、错怪、诬告、议论																
45. 介入民事法律纠纷																
46. 被拘留、受审																
47. 失窃、财产损失																
48. 意外惊吓、发生事故、自然灾害																
如果您还经历过其他的生活事件，请依次填写																
49.																
50.																

正性事件值：		家庭有关问题：	
负性事件值：		工作学习中的问题：	
总值：		社交及其他问题：	

评定者：　　　　　　　　　　　　分数：　　　　分

附录 5　冲动行为量表 bis-11

指导语:通常情况下,人们思考问题的方式不同,采取的行动也不同。下面有 30 个问题,请您从"不是""极少""有时""经常""总是"五个答案中选择一个最适合您情况的答案。答案不存在对与错,不要花太多时间思考每个问题。如果您不太清楚如何回答,请尽量估计。

序号	条目	不是	极少	有时	经常	总是
1	我认真安排每件事					
2	我做事不加思考					
3	遇到问题时我能想出好办法					
4	我对未来有计划					
5	我不能很好地控制自己的行为					
6	必要时我能长时间考虑一个问题					
7	我有规律地存钱或攒钱					
8	我难以控制自己的脾气					
9	我能从不同的角度考虑问题					
10	我对工作和获得收入有计划					
11	我说话不加思考					
12	遇到问题时我喜欢慢慢考虑					
13	我做事比较理智					
14	我激动时难以控制自己的行为					
15	遇到难题时我能耐心思考解决问题的办法					
16	我有规律地安排饮食起居					
17	我容易冲动行事					
18	做决定前,我喜欢仔细考虑得失					
19	我离开家之前把事情都安排好					
20	我不考虑后果而立即行动					
21	我冷静地思考问题					
22	我做事时能按计划完成					
23	我容易冲动性购物					
24	遇到难题时我不会轻易下结论					
25	我花钱有计划性					
26	我做事十分莽撞					
27	我思考问题时能集中注意力					
28	我很看重对未来的安排					
29	我想到什么就马上去做					
30	我容易想出新的办法来解决遇到的困难					

附录6　汉密顿焦虑量表（HAMA）

姓名　　　　　性别　　　　　年龄　　　　　编号
文化程度　　　职业　　　　　婚姻　　　　　住院号

请圈出最适合患者情况的分数					
1. 焦虑心境	0	1	2	3	4
2. 紧张	0	1	2	3	4
3. 害怕	0	1	2	3	4
4. 失眠	0	1	2	3	4
5. 记忆或注意障碍	0	1	2	3	4
6. 抑郁心境	0	1	2	3	4
7. 肌肉系统症状	0	1	2	3	4
8. 感觉系统症状	0	1	2	3	4
9. 心血管系统症状	0	1	2	3	4
10. 呼吸系统症状	0	1	2	3	4
11. 胃肠道系统症状	0	1	2	3	4
12. 泌尿生殖系统症状	0	1	2	3	4
13. 自主神经症状	0	1	2	3	4
14. 会谈时行为表现	0	1	2	3	4

总分（　　　　　）

附录7　汉密顿抑郁量表（HAMD）

姓名　　　　　性别　　　　　年龄　　　　　编号
文化程度　　　职业　　　　　婚姻　　　　　住院号

圈出最适合患者情况分数					
1. 抑郁情绪	0	1	2	3	4
2. 有罪感	0	1	2	3	4
3. 自杀	0	1	2	3	4
4. 入睡困难	0	1	2		
5. 睡眠不深	0	1	2		
6. 早醒	0	1	2		
7. 工作和兴趣	0	1	2	3	4
8. 迟缓	0	1	2	3	4

圈出最适合患者情况分数					
9. 激越	0	1	2	3	4
10. 精神性焦虑	0	1	2	3	4
11. 躯体性焦虑	0	1	2	3	4
12. 胃肠道炎症	0	1	2		
13. 全身症状	0	1	2		
14. 性症状	0	1	2		
15. 疑病	0	1	2	3	4
16. 体重减轻	0	1	2		
17. 自知力	0	1	2		
18. 日夜变化　早	0	1	2		
晚	0	1	2		
19. 人格或现实解体	0	1	2	3	4
20. 偏执症状	0	1	2	3	4
21. 强迫症状	0	1	2		
22. 能力减退感	0	1	2	3	4
23. 绝望感	0	1	2	3	4
24. 自卑感	0	1	2	3	4

附录 8　焦虑自评量表（SAS）

指导语：下面有 20 条文字，请仔细阅读每一条，把意思弄明白，然后根据您最近一周的实际感觉，在适当的方格里划"√"，每一条文字后有四个方格，表示：1. 没有或很少时间；2. 少部分时间；3. 相当多时间；4. 绝大部分或全部时间。

条目	没有或很少时间	少部分时间	相当多时间	绝大部分或全部时间
1. 我觉得比平常容易紧张或着急	[1]	[2]	[3]	[4]
2. 我无缘无故地感到害怕	[1]	[2]	[3]	[4]
3. 我容易心里烦乱或觉得惊恐	[1]	[2]	[3]	[4]
4. 我觉得我可能将要发疯	[1]	[2]	[3]	[4]
5. 我觉得一切都很好	[1]	[2]	[3]	[4]
6. 我手脚发抖打颤	[1]	[2]	[3]	[4]
7. 我因为头痛、颈痛和背痛而苦恼	[1]	[2]	[3]	[4]

条目	没有或很少时间	少部分时间	相当多时间	绝大部分或全部时间
8. 我感觉容易衰弱和疲乏	[1]	[2]	[3]	[4]
9. 我觉得心平气和,并且容易安静坐着	[1]	[2]	[3]	[4]
10. 我觉得心跳得很快	[1]	[2]	[3]	[4]
11. 我因为一阵头晕而苦恼	[1]	[2]	[3]	[4]
12. 我有晕倒发作,或觉得要晕倒似的	[1]	[2]	[3]	[4]
13. 我吸气呼气都感到很容易	[1]	[2]	[3]	[4]
14. 我的手脚麻木和刺痛	[1]	[2]	[3]	[4]
15. 我因为胃痛和消化不良而苦恼	[1]	[2]	[3]	[4]
16. 我常常要小便	[1]	[2]	[3]	[4]
17. 我的手脚常常是干燥温暖的	[1]	[2]	[3]	[4]
18. 我脸红发热	[1]	[2]	[3]	[4]
19. 我容易入睡并且一夜睡得很好	[1]	[2]	[3]	[4]
20. 我做噩梦	[1]	[2]	[3]	[4]

附录 9　抑郁自评量表(SDS)

指导语:下面有 20 条文字,请仔细阅读每一条,把意思弄明白,然后根据您最近一周的实际感觉,在适当的方格里划"√",每一条文字后有四个方格,表示:1. 偶无;2. 有时;3. 经常;4. 持续。

条目	偶无	有时	经常	持续
1. 我感到情绪沮丧、郁闷	(1)	(2)	(3)	(4)
2. 我感到早晨心情最好	(4)	(3)	(2)	(1)
3. 我要哭或想哭	(1)	(2)	(3)	(4)
4. 我夜间睡眠不好	(1)	(2)	(3)	(4)
5. 我吃饭像平时一样	(4)	(3)	(2)	(1)
6. 我的性功能正常	(4)	(3)	(2)	(1)
7. 我感到体重减轻	(1)	(2)	(3)	(4)
8. 我为便秘烦恼	(1)	(2)	(3)	(4)

续表

条目	偶无	有时	经常	持续
9. 我的心跳比平时快	(1)	(2)	(3)	(4)
10. 我无故感到疲劳	(1)	(2)	(3)	(4)
11. 我的头脑像往常一样清楚	(4)	(3)	(2)	(1)
12. 我做事情像平时一样不感到困难	(4)	(3)	(2)	(1)
13. 我坐立不安，难以保持平静	(1)	(2)	(3)	(4)
14. 我对未来感到有希望	(4)	(3)	(2)	(1)
15. 我比平时更容易激怒	(1)	(2)	(3)	(4)
16. 我觉得决定什么事情很容易	(4)	(3)	(2)	(1)
17. 我感到自己是有用的和不可缺少的人	(4)	(3)	(2)	(1)
18. 我的人生很有意义	(4)	(3)	(2)	(1)
19. 假若我死了别人会过得更好	(1)	(2)	(3)	(4)
20. 我仍旧喜爱自己平时喜爱的东西	(4)	(3)	(2)	(1)

附录 10　Beck 自杀意念量表

指导语:下述项目是一些有关您对生命和死亡想法的问题。请您思考最近一周是如何感觉的,每个问题的答案各有不同,请您注意看清提问和备选答案,然后根据您的情况选择最适合的答案。

1. 您希望活下去的程度如何?

○中等到强烈

○弱

○没有活着的欲望

2. 您希望死去的程度如何?

○没有死去的欲望

○弱

○中等到强烈

3. 您要活下去的理由胜过您要死去的理由吗?

○要活下去胜过要死去

○二者相当

○要死去胜过要活下来

4. 您主动尝试自杀的愿望程度如何?

○没有

○弱

○中等到强烈

5. 您希望外力结束自己生命,即有"被动自杀愿望"的程度如何? (如,希望一直睡下去不再醒来、意外地死去等)

○没有

○弱

○中等到强烈

6. 您的这种自杀想法持续存在多长时间?

○短暂

○一闪即逝

○较长时间

○持续或几乎是持续的

○近一周无自杀想法

7. 您自杀想法出现的频度如何?

○极少、偶尔

○有时

○经常或持续

○近一周无自杀想法

8. 您对自杀持什么态度?

○排斥

○矛盾或无所谓

○接受

9. 您觉得自己控制自杀想法、不把它变成行动的能力如何?

○能控制

○不知能否控制

○不能控制

10. 如果出现自杀想法,某些顾虑(如顾及家人、死亡不可逆转等)在多大程度上能阻止您自杀?

○能阻止自杀

○能减少自杀的危险

○无顾虑或无影响

11. 当您想自杀时,主要是为了什么?

○控制形势、寻求关注、报复

○逃避、减轻痛苦

○解决问题

○前两种情况均有

○近一周无自杀想法

12. 您想过结束自己生命的方法了吗?

○没想过

○想过,但没制订出具体细节

○制订出具体细节或计划得很周详

13. 您把自杀想法落实的条件或机会如何？
○没有现成的方法、没有机会
○需要时间或精力准备自杀工具
○有现成的方法和机会或预计将来有方法和机会
○近一周无自杀想法

14. 您相信自己有能力并且有勇气去自杀吗？
○没有勇气、太软弱
○害怕、没有能力
○不确信自己有无能力、勇气
○确信自己有能力、有勇气

15. 您预计某一时间您确实会尝试自杀吗？
○不会
○不确定
○会

16. 为了自杀，您的准备行动完成得怎样？
○没有准备
○部分完成（如，开始收集药片）
○全部完成（如，有药片、刀片等）

17. 您已着手写自杀遗言了吗？
○没有考虑
○仅仅考虑、开始但未写完
○写完

18. 您是否因为预计要结束自己的生命而抓紧处理一些事情？如买保险或准备遗嘱。
○没有
○考虑过或做了一些安排
○有肯定的计划或安排完毕

19. 您是否让人知道自己的自杀想法？
○坦率主动说出想法
○不主动说出
○试图欺骗、隐瞒
○近一周无自杀想法

附录 11　护士用住院病人观察量表（NOSIE）

指导语：护士用住院病人观察量表（nurses' observation scale for inpatient evaluation，NOSIE），由 Honigteld G 等于 1965 年编制。本量表有 30 项和 80 项两种版本，现介绍的是 30 项版本。

【项目和评定标准】NOSIE 中，每项为一描述性短语，如肮脏，对周围活动感兴趣，自觉一无是处等。本量表为频度量表，按照具体现象或症状的出现频度，分为 0~4 分的 5 级评分法，(0)无;(1)有时是或有时有;(2)较常发生;(3)经常发生;(4)几乎总是如此。

1. 肮脏。

2. 不耐烦。

3. 哭泣。

4. 对周围的活动表示有兴趣。

5. 不引导他活动便坐着。

6. 容易生气。

7. 听到一些不存在的声音。

8. 衣着保持整洁。

9. 对人友好。

10. 不如意便心烦。

11. 拒绝做希望他做的日常事情。

12. 易激动和爱发牢骚。

13. 有忘事的情况。

14. 问而不答。

15. 在听到笑话或见到好笑的事时变笑。

16. 饮食时弄得很肮脏。

17. 与人攀谈。

18. 说他感到沮丧和抑郁。

19. 谈论他的爱好。

20. 看到不存在的东西。

21. 要提醒才能做应做的事。

22. 如不引导他活动便睡觉。

23. 说自己什么都不好。

24. 不大遵守医院规则。

25. 生活不能自理。

26. 自言自语。

27. 行动缓慢。

28. 无故发笑。

29. 容易冒火。

30. 整洁。

【适应范围】用于住院的成年精神患者,特别是慢性的精神患者,包括老年性痴呆患者。

评定注意事项:

1. 应由经量表评定训练的,最好是患者所在病室的护士任评定员。

2. 每位患者由两名评定者(护士)观察评分,计分时,两名评定者分数相加。如只有一名评定者,则将评分乘2。

3. 根据患者近3天(或1周)的情况,对30项进行评分。评定时间为治疗前及治疗后第3和第6周各1次。

4. NOSIE主要通过护士的观察与交谈进行评定。

5. 应根据患者症状存在与否及存在的频度与强度进行评定。

6. 除 30 项各项计分为 0~4 分外,第 31 项系病情严重程度,按评定者经验,计分为 1~7 分;第 32 项,与治疗前比较,即刚入院或开始治疗时比较,同样按 1~7 分评定。

【结果分析】

1. NOSIE 的结果可以归纳成因子分、总积极因素分、总消极因素分和病情总估分(总分)。

2. NOSIE 的因子分计算方法如下。

(1) 社会能力[20-(13、14、21、24、25 项组分和)]×2 ;(2)社会兴趣(4、9、15、17、19 项组分和)×2 ;(3)个人整洁[8+(8、30 项组分和)-(1、16 项组分和)]×2 ;(4)激惹(2、6、10、11、12、29 项组分和)×2 ;(5)迟缓(5、22、27 项组分和)×2 ;(6)抑郁(3、18、23 项组分和)×2。

3. 总消极因素:4、5、6、7 项因子分之和;总积极因素:1、2、3 项因子分之和;病情总估计:(128+ 总积极因素-总消极因素)。

以上结果分析方法,根据量表作者 1975 年对 2 415 名精神分裂症住院患者的 NOSIE 评定因子分析结果,并稍加修正。其中,常数项主要是为了避免负分的出现;"×2"是为了便于一名评定员时的评定结果和规定的 2 名评定员的结果类比,如为 2 名评定员,在因子分计算时只需将二者的评分相加便可。

【应用评价】

1. NOSIE 是由护士依据对患者病情纵向观察进行评定,弥补了仅据交谈进行评定的某些量表的不足。

2. 据不同时间 NOSIE 评定结果所绘制的廓图,能够反映研究治疗中病情的演变及治疗效果。

3. NOSIE 所评定的主要是患者的行为障碍,若要全面评定疗效,还需配合 BPRS 等量表进行全面的分析。

4. NOSIE 作为精神药理学研究的工具还是可靠的、理想的。

护士用住院病人观察量表(NOSIE)

姓名　　　　　　性别　　　　　　年龄　　　　　　编号

文化程度　　　　职业　　　　　　婚姻　　　　　　日期

评分:(0)无 ;(1)有时有 ;(2)常常 ;(3)经常 ;(4)一直是			
1. 肮脏	0 1 2 3 4	11. 拒绝做日常事务	0 1 2 3 4
2. 不耐烦	0 1 2 3 4	12. 易激动发牢骚	0 1 2 3 4
3. 哭泣	0 1 2 3 4	13. 忘记事情	0 1 2 3 4
4. 对周围活动兴趣	0 1 2 3 4	14. 问而不答	0 1 2 3 4
5. 不督促就一直坐着	0 1 2 3 4	15. 对好笑的事发笑	0 1 2 3 4
6. 容易生气	0 1 2 3 4	16. 进食狼藉	0 1 2 3 4
7. 听到不存在的声音	0 1 2 3 4	17. 与人攀谈	0 1 2 3 4
8. 衣着保持整洁	0 1 2 3 4	18. 自觉抑郁沮丧	0 1 2 3 4
9. 对人友好	0 1 2 3 4	19. 谈论个人爱好	0 1 2 3 4
10. 不如意便心烦	0 1 2 3 4	20. 看到不存在的东西	0 1 2 3 4

续表

评分:(0)无;(1)有时有;(2)常常;(3)经常;(4)一直是			
21. 提醒后才做事	0 1 2 3 4	26. 自言自语	0 1 2 3 4
22. 不督促便一直睡着	0 1 2 3 4	27. 行动缓慢	0 1 2 3 4
23. 自觉一无是处	0 1 2 3 4	28. 无故发笑	0 1 2 3 4
24. 不太遵守医院规则	0 1 2 3 4	29. 容易冒火	0 1 2 3 4
25. 难以完成简单任务	0 1 2 3 4	30. 保持自身整洁	0 1 2 3 4

病情总估计：　　　　　　　　　　　　　　备注：

参考文献

［1］沈渔邨,陆林.沈渔邨精神病学［M］.6版.北京:人民卫生出版社,2018.

［2］胡敏,朱京慈.精神科护理技术［M］.北京:人民卫生出版社,2011.

［3］刘哲宁,杨芳宇.精神科护理学［M］.4版.北京:人民卫生出版社,2017.

［4］马莉,柳学华.精神科护理评估手册——思路与实践［M］.北京:北京大学医学出版社,2017.

［5］张明园,何燕玲.精神科评定量表手册［M］.长沙:湖南科学技术出版社,2015.

［6］李栓荣.精神科临床护理实践［M］.郑州:河南科学技术出版社,2016.

［7］许冬梅,马莉.精神卫生专科护理［M］.北京:人民卫生出版社,2018.

［8］杨艳杰,曹枫林.护理心理学［M］.4版.北京:人民卫生出版社,2017.

［9］崔勇,许冬梅.精神障碍康复与护理［M］.北京:中国医药科技出版社,2018.

［10］喻东山,葛茂宏,苏海陵.精神科合理用药手册［M］.南京:江苏凤凰科学技术出版社,2015.

［11］李占江.临床心理学［M］.北京:人民卫生出版社,2014.

［12］陈琦珩,高镇松,杨祺昕.CT与MRI对精神异常待查的诊断意义比较［J］.社区医学杂志,2014,12(15):44-45.

［13］位霞,刘丽琴.特殊患者核磁共振检查的护理［J］.影像研究与医学应用,2019,3(1):9-10.

［14］魏淑兰,张杰,陈婉蓉.长程脑电图监测的注意事项［J］.中国民康医学,2012,24(9):1103-1104.

［15］疏德明.事件相关电位技术实验操作及注意事项［J］.实验技术与管理,2017,34(1):198-202+224.

［16］李天宇,虎伟娟,张佐,等.多导睡眠仪的临床应用现况［J］.世界睡眠医学杂志,2015,2(5):292-296.

［17］张小苹,刘晓敏,刘破资.近红外光谱分析仪在精神疾病中的应用［J］.国际精神病学杂志,2012,39(2):133-136.

［18］李玉焕,孟祥军,张少丽.探究性眼球运动轨迹在精神疾病中的应用［J］.四川精神卫生,2009,22(2):132-134.

［19］陈彦方.CCMD-3相关精神障碍的治疗与护理［M］.济南:山东科学技术出版社,2001.

［20］吴建红,梅红彬,张春娇.现代精神障碍护理学［M］.北京:科学技术文献出版社,2010.

［21］黄杨梅,王红,熊海兵.精神科保护性约束的流程管理［J］.护理学杂志,2015,30(1):38-40.

［22］刘铁榜.精神科常用药物手册［M］.北京:人民卫生出版社,2016.

［23］张红,李金瑞,吴美真.创伤后应激障碍的脑功能磁共振成像研究进展［J］.心理学进展,2017,7(11):1329-1336.

［24］张作记.行为医学量表手册［M］.北京:中华医学电子音像出版社,2005.

［25］章秋萍.精神、心理护理专科实践［M］.北京:人民卫生出版社,2019.

［26］李丽华.心理与精神护理［M］.北京:人民卫生出版社,2009.

［27］栗克清.精神科暴力管理技能与技巧培训手册［M］.北京:人民卫生出版社,2012.

［28］杨宁波,李洁,张国秀,等.青少年情绪障碍患者非自杀性自残行为及其影响因素分析.国际精神病学杂志,2022,49(5):809-811.

［29］姚绍敏,王学义,余艳堂,等.早期营养支持对酒依赖患者临床结局的影响［J］.神经疾病与精神卫生,

2021,21(8):557-561.

[30] 赵天宇,王学义.童年期创伤与边缘型人格障碍[J].神经疾病与精神卫生,2022,22(02):129-133.

[31] 石佳琦,朱延梅,发作性睡病研究[J].脑与神经疾病,2020,28(6):379-382.

[32] 徐萍,金佩莹,张久平,等.少年儿童精神疾病患者病前生活事件分析[J].临床精神医学杂志,2021,31(5):406-409.

[33] HACKER D,BIRCHWOOD M,TUDWAY J,et al.Acting on voices:omnipotence,sources of threat,and safety-seeking behaviours.Br J Clin Psychol,2008,47(Pt 2):201-213.

[34] Morrison AP.The interpretation of intrusions in psychosis:an integrative cognitive approach to hallucinations and delusions.*Behavioural and cognitive psychotherapy*,2001,29,257-276.